国家出版基金项目
NATIONAL PUBLICATION FOUNDATION

「十三五」国家重点图书出版规划项目

中医古籍名家

点评丛书

总主编◎吴少祯

清·王孟英◎撰

杨　进◎点评

温热经纬

中国健康传媒集团
中国医药科技出版社

图书在版编目（CIP）数据

温热经纬／（清）王孟英撰；杨进点评 . —北京：中国医药科技出版社，2020.6

（中医古籍名家点评丛书）

ISBN 978 – 7 – 5214 – 1705 – 0

Ⅰ . ①温…　Ⅱ . ①王…②杨…　Ⅲ . ①温病学说 – 中国 – 清代　Ⅳ . ①R254.2

中国版本图书馆 CIP 数据核字（2020）第 059149 号

美术编辑　陈君杞
版式设计　南博文化

出版　**中国健康传媒集团**│中国医药科技出版社

地址　北京市海淀区文慧园北路甲 22 号

邮编　100082

电话　发行：010 – 62227427　邮购：010 – 62236938

网址　www. cmstp. com

规格　710 × 1000mm $^1/_{16}$

印张　17 $^1/_4$

字数　275 千字

版次　2020 年 6 月第 1 版

印次　2020 年 6 月第 1 次印刷

印刷　三河市万龙印装有限公司

经销　全国各地新华书店

书号　ISBN 978 – 7 – 5214 – 1705 – 0

定价　**56.00 元**

获取新书信息、投稿、为图书纠错，请扫码联系我们。

❀ | 出版者的话

中医药是中国优秀传统文化的重要组成部分之一。中医药古籍中蕴藏着历代名家的思维智慧与实践经验。温故而知新，熟读精研中医古籍是当代中医继承、创新的基石。新中国成立以来，中医界对古籍整理工作十分重视，因此在经典、重点中医古籍的校勘注释，常用、实用中医古籍的遴选、整理等方面，成果斐然。这些工作在帮助读者精选版本、校准文字、读懂原文方面发挥了良好的作用。

习总书记指示，要"切实把中医药这一祖先留给我们的宝贵财富继承好、发展好、利用好"，从而对弘扬中医药学、更进一步继承利用好中医药古籍提出了更高的要求。为此我们策划组织了《中医古籍名家点评丛书》，试图在前人整理工作的基础上，通过名家点评的方式，更进一步凸显中医古代要籍的学术精华，为现代中医药的发展提供借鉴。

本丛书遴选历代名医名著百余种，分批出版。所收医药书多为传世、实用，且在校勘整理方面已比较成熟的中医古籍。其中包括常用经典著作、历代各科名著，以及古今临证、案头常备的中医读物。本丛书致力于将现有相关的最新研究成果集于一体，使之具备版本精良、校勘细致、内容实用、点评精深的特点。

参与点评的学者，多为对所点评古籍研究有素的专家。他们学验俱丰，或精于临床，或文献功底深厚，均熟谙该古籍所涉学术领域的整体状况，又对其书内容精要揣摩日久，多有心得。本丛书的"点评"，并非单一的内容提要、词语注释、串讲阐发，而是抓住书中的主旨精论、蕴含深义、疑惑谬误之处，予以点拨评议，或考证比勘，溯源寻流。由于点评学者各有专擅，因此点评的形式风格也或有不同。但其共同之点是有益于读者掌握、鉴识所论医籍或名家的学术精华，领会临床运用关键点，解疑破惑，举一反三，启迪后人，不断创新。

　　我们对中医药古籍点评工作还在不断探索之中，本丛书可能会有诸多不足之处，亟盼中医各科专家及广大读者给予批评指正。

中国医药科技出版社

2017年8月

余序

　　作为毕生研读整理、编纂古今中医临床文献的一员，前不久，我有幸看到张同君编审和全国诸多相关教授专家们合作编撰《中医古籍名家点评丛书》的部分样稿。感到他们在总体设计、精选医籍、订正校注，特别是名家点评等方面卓有建树，并能将这些名著和近现代相关研究成果予以提示说明，使古籍的整理探索深研，呈现了崭新的面貌。我认为这部丛书不但能让读者系统、全面地传承优秀文化，而且有利于加强对丛书所选名著学验主旨的认识。

　　在我国优秀、靓丽的文化中，岐黄医学的软实力十分强劲。特别是名著中的学术经验，是体现"医道"最关键的文字表述。

　　《礼记·中庸》说："道也者，不可须臾离也。"清代徽州名儒程瑶田说："文存则道存，道存则教存。"这部丛书在很大程度上，使医道和医教获得较为集中的"文存"。丛书的多位编集者在精选名著的基础上，着重"点评"，让读者认识到中医药学是我国优秀传统文化中的瑰宝，有利于读者在系统、全面的传承中，予以创新、发展。

　　清代名医程芝田在《医约》中曾说："百艺之中，惟医最难。"特别是在一万多种古籍中选取精品，有一定难度。但清代造诣精深的名医尤在泾在《医学读书记》中告诫读者说："盖未有不师古而有济于今者，亦未有言之无文而能行之远者。"这套丛书的"师古济今"十分昭著。中国医药科技出版社重视此编的刊行，使读者如获宝璐，今将上述感言以为序。

中国中医科学院

余瀛鳌

2017年8月

目录 | Contents

《温热经纬》由清代著名医学家王孟英编著，约成书于1852年。王孟英为浙江海宁县盐官镇人，名士雄，晚年改字王梦隐（或作梦影），自号半痴山人，曾署名海昌野云氏、华胥小影、随息子、睡乡散人等。生于1808年，卒于1866年（或谓1868年）。该书问世后，一直都是学习中医学、掌握温病学理论的必读书籍。

一、成书背景

自明末清初以来，随着吴有性《温疫论》、叶桂《温热论》、吴瑭《温病条辨》等温病学专著的问世，温病学说逐步形成，但内容较分散，不便学习。王孟英三世以上都精于医，自幼耳濡目染，立志习医，后又潜心研究温病学说，深有心得，故著《温热经纬》。该书收集19世纪60年代以前与温病学有关的文献，上自《内经》《伤寒杂病论》有关条文，下至叶桂《三时伏气外感篇》、薛雪《湿热病篇》、陈平伯《外感温病篇》、余师愚《疫病篇》等编写而成。正如王氏所说，本书"以轩岐仲景之文为经，叶薛诸家之辩为纬"，是当时温病学的集大成之作。该书不仅汇集了这些温病学重要著作的原文，选取了前人对这些原文的解释，而且也提出了许多王氏个人的见解，对温病的理论证治进行了较为系统、深入的论述，特别是对伏气新感、卫气营血理论、暑邪为病、温病证治方法等都有许多发挥。

二、主要学术思想

王氏对临床医学各科、内伤外感诸病的理论证治都有建树，特别是对前人的许多定论，不落窠臼，独具只眼，敢于提出自己的见解。以下主要就其在温病学方面的贡献作一介绍。

1. 辨明暑病性质和治法

前人对六淫中的暑邪，有称其为火邪，有称其必夹湿邪，有认为其致病有阳暑、阴暑之别等，使后人莫衷一是。王氏认为暑邪致病，皆是热证，对暑邪的属性作了明确的规定。对前人"暑必夹湿"之说，王氏认为暑与湿原是二气，暑为日气，湿为土气，霄壤不同。暑与湿可合而为病，但并非暑中必定有湿，不能将暑与湿二者混为一谈，从而澄清了暑温与湿温二类疾病在概念上的混乱。王氏又提出暑与心有同气相求的联系，谓"暑是火邪，心为火脏，邪易入之"，阐明了暑病邪直中心包而致昏厥的发病原理。此外，对于前人所说的静而得之为中暑属阴证，动而得之为中热属阳证之类的观点，还进行了评析。王氏认为暑之属性为热，纯阳无阴，若妄立阴暑、阳暑之名，则会因名乱实。他认为前人所称之"阴暑"，实系因畏暑贪凉而袒胸露腹，夜间露宿或睡卧湿地，或恣嗜生冷，以致感寒湿之邪而病。王氏说："因畏热贪凉而反生寒湿之病，乃暑月之伤寒也。虽在夏令，实非暑证，昔人以阴暑名之，谬矣"。夏月因天气暑热而贪凉致病者甚多，其临床表现多有恶寒、身疼、无汗等表寒症状，治疗必须用辛温之品外散寒邪。所以王氏的论述是切合实际的。

王氏对暑病的治疗也有许多重要的发挥。如对于暑病热在气分阶段的治疗，王氏针对暑病初起邪易犯阳明的特点，归纳其治疗大法为"无湿者白虎汤，夹湿者六一散"。这是因为阳明经多气多血，暑热之邪犯于阳明，则致暑热蒸腾，外而肌腠、内而脏腑，无不受其熏灼。由于热势浮盛于外，所以治宜清透外达，主用白虎汤。在具体用药上，常以米仁易粳米。如夏日因暑贪凉，而致寒邪束表，暑热内郁者，则用白虎汤加香薷、苏叶，既可散表寒，又可清暑热。如暑热耗伤津气者，在白虎汤中加入人参，能补气生津。但如津气虚甚，白虎汤则不甚适用，因其清暑热有余，益气生津之力犹嫌不足。李东垣虽有清暑益气汤之治法，但该方有清暑之名，而少清暑之实。王氏变化其法，拟西洋参、石斛、麦冬、黄连、竹叶、荷叶梗、知母、甘草、粳米、西瓜翠衣等治之，王氏称其"以清暑热而益元气，无不应手取效也"。该方为白虎汤化裁方，用药结构严谨，流传甚广，后世称为王氏清暑益气汤。若见正气大伤，暑热骤退，而津气欲脱者，王氏主张用生脉散益气敛津而固脱，并提出对暑热未尽者不可妄投，恐其具收敛之性，有恋邪之弊。对于暑湿阻滞气分的病证，王氏喜用六一散。该方原出刘河间《伤寒直格》，方中滑石甘淡性寒，擅专清暑，质重体滑，又能利尿渗湿，佐甘草利湿而不伤津，故为治疗暑湿之良药。特别是妇女在夏季新产，因户牖紧闭，暑热内逼，而最易患此病证。对此，王在《王氏医案续编》卷一中说："六一散既清暑热，又行瘀血，当此酷暑之令，诚为产妇第一方"。王氏阐发和推广六一散的应用，实发前人之未发。当然，在临床上，暑湿内蕴的病证表现甚为复杂，虽常用到六一散，但往往要与其他药物配合。至于产后感受暑湿，亦应根据具体情况而用药，并非是单纯用六一散可以胜任的。

暑热之性易耗伤津液，所以常需用养阴生津之品。对于暑热灼伤胃津者，王氏强调"专宜甘寒，以充津液，不当用苦燥"。常用梨汁、蔗浆汁、竹沥、西瓜汁、藕汁等，认为如得蕉花上露更好，如不可得，蕉根汁亦妙。诸品皆取原生药汁，性甘寒而养阴力胜，是治疗暑伤胃津的对症良药。此外，他认为鲜猪肉汤是治疗暑伤胃津妙品，可用鲜猪肉数斤切大块，急火煮清汤，吹净上面的浮油，随意凉饮。此说可供临床参考。

王氏对暑风、暑厥这些危急病证主张必用急救疗法。首先应将病人移到清凉之地，避免暑热继续危害。在《潜斋简效方》中提出：

"暑风，取净黄土铺地上，饮以益元散、鲜竹叶汤立效"。因暑热内闭心包为患，"必以清心之药为君"，以开窍苏神。心包受邪，则营（血）分受热，故当辅以凉营（血）解毒之品。清心开窍用紫雪或武侯行军散，凉营（血）解毒多用叶氏神犀丹（犀角、石菖蒲、黄芩、粪清、连翘、生地、银花、板蓝根、豆豉、玄参、花粉、紫草），或用王氏自制的解毒活血汤（连翘、丝瓜络、淡紫菜、石菖蒲、川连、蚕砂、地丁、益母草、生苡仁、银花、地浆水、生绿豆、生藕汁、白茅根、童便）。对于暑毒内伏，昏愦如迷之证，王氏还主张在药物治疗的同时配合针刺疗法。他说："治法宜刺曲池、委中，以泄营分之毒，再灌以紫雪，清透伏邪，使其外越，或可挽回"。

2. 详论新感伏邪

新感与伏邪是温病的两大类型。在新感学说形成前伏邪学说占主导地位，新感学说形成后，持其论者多不承认有伏邪温病的存在，而持伏气论者亦有不赞同新感温病之说的，所以引起了新感与伏气学说的论争。王氏根据临床实际，确认两类温病的客观存在。他在编著《温热经纬》时，即按新感伏邪分类，书中既有《仲景伏气温病篇》，又有《仲景外感热病篇》；并把叶桂的《温热论》改名为《外感温热篇》，意在突出该篇所论是新感温邪而发为温病者。同时又把节选叶氏《幼科要略》的内容命名为《三时伏气外感篇》，表明所讨论的病种是以伏气温病为主。这样就把伏气温病与新感温病相提并论，持论较为公允而不偏执一方，使温病学的内容较为全面。不论新感温病或伏邪温病，都有卫气营血生理失常而导致的病机演变，但卫、气、营、血的深浅层次变化，不是截然划分的，往往有交错、重叠之处，所以王氏在《王氏医案》中说："然气血流通，经络贯串，邪之所凑，随处可传，其分其合，莫从界限，故临证宜审病机而施活变，弗执死法以困生人"。

3. 立法处方灵活

王氏诊治温病主要遵循叶桂的理论，特别是卫气营血辨证理论而论治。他进一步阐发说："外感温病如此看法，风寒诸感，无不皆然，此古人未达之旨"。对于温病各阶段的治疗，王氏在叶氏论述的基础上提出了自己的见解。如病邪在肺时，王氏认为"治必轻清"，认为这是治疗上焦温病的大法。如邪已传入气分，虽应以清气为大法，但因病因的性质有温热、湿热之异，所以具体治法也不同。以风温为代表的温热类温病，在邪初入气分时，抑郁气机，所以当主用轻清之品展化气机，如气机得以宣布，则邪气可以祛除。此时的用药不可过于寒凉，以免窒滞气机，致邪气不易透泄。他说："若风温流连气分，下文已云到气才可清气。所谓清气者，但宜展气化以轻清，如栀、芩、蒌、苇等味是也。"即指明了初入气分的治法。对湿热之邪流连气分者，治法应根据湿热之偏盛或邪在部位而分别施治。其中如邪久恋气分者，主张疏瀹枢机，再令饮水，通过资助汗源，而助成战汗，战汗后病邪往往可以很快得解。如三焦痰热（或湿热）阻滞，可采用分消走泄之法，即"以杏仁开上、厚朴宣中、茯苓导下"。如湿热秽浊之邪郁伏膜原，用开达膜原法，使邪机松动，正气宣布，鼓荡祛邪而解。王氏在注释叶天士"法宜益胃"时说："可见益胃者，在疏瀹其枢机，灌溉汤水，俾邪气松达，与汗偕行，则一战可以成功也。即暑疫之邪在膜原者，治必使其邪热溃散，直待将战之时，始令多饮米汤或白汤，以助其作汗之资。"对气分邪热传入营血分，火邪劫营，舌色干绛者，主张治以王晋三犀角地黄汤（犀角、连翘、生地、生甘草）加元参、花粉、紫草、银花、丹参、莲子心、竹叶之类。对于气血（营）两燔者，应予清气凉血（营）之法，如叶天士《温热论》中提出对斑出热不解者，治以甘寒，王氏出方白虎汤加生地、黄连、犀角、竹叶、莲子心等，以两清心胃，亦即气营两清。凡此种种，皆按卫气营血辨证而论治，但处方用药则另有心得。

王氏对温病的治疗，还注重邪有出路，特别是强调要使邪有下行之路，应保持大便的通畅。如他说："温热为阳邪，火必克金，故先犯肺，火性炎上，难得下行。若肺气肃降有权，移其邪由腑而出，正是病之去路。……温热病之大便不闭者为易治者，以脏热移腑，邪有下行之路，所谓腑气通则脏气安也"。即使对大便不秘而表现便溏、便稀、便下黄水或黏液者，只要有大便秽臭，解而欠爽，肛门灼热，就是肠腑有热之象，应使肠腑之热从下而去。王氏在阐发薛雪"阳明之邪，仍假阳明为出路"之义时说："盖阳明以下行为顺，邪既犯之，虽不可孟浪攻泻，断不宜截其出路。故温热自利者，皆不可妄行提涩也"。

4. 擅长顾护津液

温邪伤阴是温病全过程的一个重要病机变化。阴液之盈亏存亡对于病情的发展和预后都有重要的影响。正如王氏所说：温热未有不耗阴者，"耗之未尽者，尚有一线之生机可望，若耗尽而阴竭，如旱苗之根已枯矣，沛然下雨，亦曷济耶！"因而在温病的治疗过程中，必须重视对阴液的顾护，其中包括了防止阴液的耗伤与滋养阴液两个方面。王氏常用的养阴药有一定的规律可循。如养肺阴，多用沙参、元参、玉竹、知母、梨汁、百合等。养阴之中对养胃阴尤为重视，如王氏说："凡治感证，须先审其胃汁之盛衰，如邪渐化热，即当濡润胃腑，俾得流通，则热有出路，液自不伤，斯为善治"。他认为救阳明之液，是治疗温病之真诠，首当顾及于此。因中土为后天之本，胃阴得充，则肺阴与肾阴都能得到滋养，也就是其后曹炳章所说的"救胃阴即救肺阴"之理。要顾护胃阴，应注意不可滥用温燥和攻下，而其滋养之法，主用甘凉濡润之品，如石斛、沙参、西洋参、花粉、麦冬、西瓜汁、梨汁、蔗浆汁等。此外，还常用栝蒌、芦根、冬瓜仁等以濡润胃腑，导邪下泄，以防胃燥而形成腑实之证。如胃阴衰亡，见舌光绛无苔者，则用炙甘草汤去姜、桂，加石斛，以蔗浆易饴糖。对于肾精耗损之证，王氏认为《温病条辨》中所列的加减复脉汤、大小定风珠，性味滋腻浓浊，胃难受纳，而喜在犀角地黄汤内佐入女贞、旱莲、阿胶、枸杞、苁蓉，或龟甲、鳖甲、牡蛎等，尤其推崇集灵膏（人参、枸杞子、天冬、麦冬、生地、熟地、怀牛膝，甜水砂锅熬膏，将成加炼白蜜），用以峻滋肝肾之阴，认为其滋补肝肾的作用较好。王氏还善于利用常见的一些食品来代替药物养阴生津，如用青果、萝卜汁（名青龙白虎汤）清养肺胃；用梨汁（名天生甘露饮）养胃阴；用甘蔗汁（名天生复脉汤）养肺胃阴津等。

三、学习要点

1. 注意本书的体例

本书以人民卫生出版社出版的影印同治二年（1863）《温热经纬》版为蓝本，全书各卷名称和顺序按原书不变。该书的理论性较强，文字的阅读理解有一定的难度，故对一些较难理解或较生疏的字词作了简要解释。书中的【点评】对原文的重点、难点进行简要的分析，以便读者理解。《温热经纬》原书中引用了较多的历代文献（如《内经》《伤寒论》等），对这些文献的内容因另有点评专著，故本书一般不再作点评。其中有少数文献的原文可能有些出入，在本书编写时一般不作更改，仍按《温热经纬》的内容。

2. 注意本书的局限性

该书中王氏收集了一些温病学家的代表作，并成为学习温病学的主要参考书之一。但就温病学的内容来看有一定的局限性。王氏的学术思想和治法方药侧重于叶桂、薛雪等江南医家一派，如有关温疫学说的著作，只收了《疫病篇》，而吴有性的《温疫论》、杨栗山的《寒温条辨》等重要著作没有收入，因而反映温疫学说的内容较局限。因此还应多读一些温病学方面著作，以全面掌握温病学的理论和临床诊断治疗。在本书中引用了许多医家的有关论述，其中许多对理解原文很有帮助，也可开拓读者的思路，但有些与王氏观点相左，也有一些片面或错误之处，在学习时应注意分辨和研究。

3. 注意结合临床实际

该书内容多为理论阐述，对具体病症的治疗较少，所以要与有关的临床专著如《温病条辨》等参照。同时应与临床实践联系起来，并通过临床诊疗实践进一步理解和验证这些理论。当然，本书不是纯理论性著作，书中同样包含许多临床实用内容和王氏的经验，值得借鉴学习。

杨进
2019 年 2 月

自序 ◉

《内经》云：天有四时五行，以生长收藏，以生寒、暑、燥、湿、风。夫此五气，原以化生万物，而人或感之为病者，非天气有偶偏，即人气有未和也。《难经》云：伤寒有五，有中风，有伤寒，有湿温，有热病，有温病。此五气感人，古人皆谓之伤寒。故仲圣著论，亦以伤寒统之，而条分中风、伤寒、温病、湿、暍五者之证治，与《内经》《难经》渊源一辙，法虽未尽，名已备焉。《阴符经》云：天有五贼，见之者昌。后贤不见，遂至议论愈多，至理愈晦，或以伤寒为温热，或以温热为伤寒，或并疫于风温，或并风温于疫，或不知有伏气为病，或不知有外感之温，甚至并暑暍二字而不识，良可慨已！我曾王父《随笔》中，首为剖论。兹雄不揣愚昧，以轩岐仲景之文为经，叶薛诸家之辩为纬，纂为《温热经纬》五卷。其中词解，择昔贤之善者而从之，间附管窥，必加"雄按"二字以别之。俾读者先将温、暑、湿、热诸病名，了然于胸中，然后博览群书，庶不为其所眩惑，而知所取舍矣。非敢妄逞意见，欲盖前贤，用质通方，毋嗤荒陋。

咸丰二年壬子春二月海宁王士雄书于潜斋

【点评】王孟英的自序点明了编写《温热经纬》一书的初衷。当时许多医家对外感温热病的认识"议论愈多，至理愈晦"，而王氏希望通过本书能"解其眩惑，知所取舍"。

海宁王士雄孟英　　纂

定州杨照藜素园
乌程汪曰桢谢城　　评

仁和沈宗淦辛甫　　参

《内经》伏气温热篇

《素问·生气通天论》曰：冬伤于寒，春必温病。

张仲景曰：冬时严寒，万类深藏，君子固密，则不伤于寒。雄按：伤而即病者为伤寒，不即病者为温热。

章虚谷曰：冬寒伏于少阴，郁而化热，乘春阳上升而外发者，为实证。

【点评】本节论述春季发生温病的原因，为后世伏气学说"伏寒化温"理论的最早依据。

《金匮真言论》曰：夫精者，身之本也。故藏于精者，春不病温。

王启元曰：精气伏藏，则阳不妄升，故春无温病。

尤拙吾曰：冬伤于寒者，春月温病之由；而冬不藏精者，又冬时受寒之源也。

吴鞠通曰：不藏精非专主房劳说，一切人事①之能动摇其精者皆是。即冬时天气应寒，而阳不潜藏，如春日之发泄，甚至桃李反花②之类亦是也。

章虚谷曰：《经》论温病，有内伏而发外者，有外感随时而成者。其由内伏发外者，又有虚实二证，上条为实证，此条为虚证也。

【点评】这是论述肾精不足是春季发生温病的内在原因，并引用后世注家对《内经》"不藏精"之意的阐发。

《热论篇》曰：凡病伤寒而成温者，先夏至日者为病温，后夏至日者为病暑。暑当与汗出，勿止。

王启元曰：此以热之微甚为义也。阳热未盛，故曰温；阳热大盛，故曰暑。

杨上善曰：冬伤于寒，轻者夏至以前发为温病，重者夏至以后发为暑病。

林观子曰：少阴真气既亏，邪必深入，郁久化热，自内而出。《伤寒序例》云：暑病者热极重于温，是暑病者其实热病也。

沈尧封曰：伤寒有五，热病乃其一耳，余论俱散失矣。

章虚谷曰：此言凡病伤寒，则不独指冬时之寒也。盖寒邪化热，随时皆有也。

雄按：《脉要精微论》曰：彼春之暖，为夏之暑。夫暖即温也，热之渐也。然夏未至则不热，故病发犹曰温。其首先犯肺者，乃外感温邪。若夏至后则渐热，故病发名曰暑。盖六月节日小暑，六月中日大暑，与冬至后之小寒、大寒相对待。是病暑即病热也，乃仲圣以夏

---

① 人事：指人世间的事。
② 桃李反花：指非其时而有其气，冬天非时之暖，导致桃李开花的反常现象。比喻人体冬寒而阳不潜藏，反若春暖而发泄。

月外感热病名曰暍者，别于伏气之热病而言也。《说文》云：暍①，伤暑也。《汉书·武帝纪》云：夏大旱，民多暍死。故暑也、热也、暍也，皆夏令一气之名也。后人不察，妄腾口说②，甚至讲太极，推先天③，非不辨也，其实与病情无涉，而于医理反混淆也。

　　淦按：此言其常也，然春时亦有热病，夏日亦有温病。温，热之轻者也；热，温之重者也。故古人往往互称。

　　【点评】《内经》提出春季的温病和夏季的暑病都是因冬季感受了寒邪而发病，属于伏气温病，只是发病季节不同。但在《内经》后，一些医家逐步把暑病的病因归于感受夏季的暑邪，不再把暑病作为冬感寒邪而引起的伏气温病。而王孟英提出暑病中包括了感受暑邪而发的暍和伏气温病的热病，基本上对热病、暑病、暍的概念作了区分。至于《内经》中以夏至作为两类温热病的时间界限，反映了温热病的发生与季节的关系。

　　《刺热篇》曰：肝热病者，小便先黄，腹痛，多卧，身热。热争④则狂言及惊，胁满痛，手足躁⑤，不得安卧。庚辛甚，甲乙大汗⑥，气逆则庚辛日死⑦。刺足厥阴、少阳，其逆则头痛员员⑧，脉引冲头也⑨。

---

　　① 暍：指伤于暑邪的病。
　　② 妄腾口说：是指荒谬不合理的胡说。腾口，张口放言。
　　③ 讲太极，推先天：这里指《易经》。
　　④ 热争：指热邪与正气相争。张景岳："热入于脏，则邪正相争，故曰争。"下同。
　　⑤ 躁：躁扰不宁。
　　⑥ 庚辛甚，甲乙大汗：指肝热病逢庚辛日病重，逢甲乙日大汗出而热退。因肝属木，庚辛为金，金克木，故病加重。甲乙为木，肝气旺时，故大汗出。此以五行理论推测疾病的转归，以下论其余四脏热病皆仿此。
　　⑦ 气逆则庚辛日死：气逆指邪气盛，即邪甚而致肝气逆乱，又逢庚辛日，故死。其余四脏亦皆仿此。
　　⑧ 员员：即眩晕。张志聪："员员，周转也。"
　　⑨ 脉引冲头也：指热邪循肝脉上冲于头。

吴鞠通曰：肝病小便先黄者，肝脉络阴器，又肝主疏泄，肝病则失其疏泄之职，故小便先黄也。腹痛多卧，木病克脾土也。热争，邪热盛而与正气相争也。狂言及惊，手厥阴心包病也。两厥阴同气，热争则手厥阴亦病也。胁满痛，肝脉行身之两旁，胁，其要路也。手足躁，不得安卧，肝主风，风淫四末；又木病克土，脾主四肢，木病热必吸少阴肾中真阴，阴伤故骚扰不得安卧也。庚辛金日，克木故甚；甲乙肝木旺时，故汗出而愈。气逆，谓病重而不顺，其可愈之理，故逢其不胜之日而死也。厥阴、少阳并刺者，病在脏兼泻其腑也。逆则头痛以下，肝主升，病极而上升之故。自庚辛日甚以下之理，余脏仿此。

【点评】本节论述肝热病的临床表现、预后和针刺治疗方法。以下所论五脏热病的临床表现、预后和针刺治疗方法多从五行生克立论，是否完全符合临床实际尚有待检验。

心热病者，先不乐①，数日乃热。热争则卒心痛，烦闷善呕，头痛面赤，无汗。壬癸甚，丙丁大汗，气逆则壬癸死。刺手少阴、太阳。

吴鞠通曰：心病先不乐者，心包名膻中，居心下，代君用事，《经》谓：膻中为臣使之官，喜乐出焉。心病，故不乐也。卒心痛：凡实痛皆邪正相争，热争，故卒然心痛也。烦闷：心主火，故烦；膻中气不舒，故闷。呕：肝病也，木火同气，热甚而肝病亦见也，且邪居膈上，多善呕也。头痛：火升也。面赤：火色也。无汗：汗为心液，热闭液干，汗不得通也。

章虚谷曰：人身生阳之气，根于肾脏，始发于肝木，木生火、火

---

① 不乐：心中郁闷不悦。

生土、土生金、金生水、水又生木，如是生生不息，则安和无患也。邪伏血气之中，必随生阳之气而动，动甚则病发。然其发也，随气所注而无定处，故《难经》言：温病之脉，行在诸经，不知何经之动也。如仲景所论，或发于阴经，或发于阳经，正合《难经》之言也。今《内经》按生气之序，首列肝，次以心、脾、肺、肾，以明邪随生气而动，其于不定之中，自有一定之理，足以印证《难经》、仲景之言。而轩岐①、越人②、仲景之一脉相承，更可见矣。

【点评】本节论述心热病的临床表现、预后和针刺治疗方法。

脾热病者，先头重，颊痛，烦心，颜③青，欲呕，身热。热争则腰痛，不可用俯仰，腹满泄，而颔痛。甲乙甚，戊己大汗，气逆则甲乙死。刺足太阴、阳明。

吴鞠通曰：脾病，头先重者，脾属湿，土性重。《经》谓：湿之中人也，首如裹。故脾病头先重也。颊，少阳部也。土之与木，此负则彼胜，土病而木病亦见也。烦心，脾脉注心也。颜青、欲呕，亦木病也。腰痛不可用俯仰，脾病则胃不能独治，阳明主约束④而利机关⑤，故痛而至于不可俯仰也。腹满泄，脾经本病。颔痛，亦木病也。

肺热病者，先淅然⑥厥⑦，起毫毛，恶风寒，舌上黄，身热。热

---

① 轩岐：指轩辕黄帝与岐伯。
② 越人：秦越人，即扁鹊。
③ 颜：指额部。
④ 约束：人体部位名。《灵枢·大惑论》"肌肉之精为约束"。
⑤ 机关：指关节。
⑥ 淅然：身感寒冷之貌。
⑦ 厥：寒冷感。

争则喘咳，痛走胸膺、背，不得太息①，头痛不堪，汗出而寒。丙丁甚，庚辛大汗，气逆则丙丁死。刺手太阴、阳明，出血如大豆，立已。

吴鞠通曰：肺病，先恶风寒者，肺主气，又主皮毛。肺病则气膹郁②，不得捍卫皮毛也。舌上黄者，肺气不化，则湿热聚而为黄苔也。章虚谷曰：若外邪初感而非内热，其苔必白。喘，气郁极也。咳，火克金也。胸膺，背之腑也。皆天气主之。肺主天气，肺气郁极故痛也。走者，不定之词。不得太息，热闭肺脏也。头痛不堪，亦天气膹郁，热不得泄，直上冲脑也。郁热而膝开汗出，其热暂泄则寒也。略参章氏。

【点评】本节论述肺热病的临床表现、预后和针刺治疗方法。

肾热病者，先腰痛胻③酸，苦渴数饮，身热。热争则项痛而强，胻寒且酸，足下热，不欲言，其逆则项痛员员澹澹④然。戊己甚，壬癸大汗，气逆则戊己死。刺足少阴、太阳。

吴鞠通曰：肾病，腰先痛者，腰为肾之府，又肾脉贯脊，会于督之长强穴。胻，肾脉入跟中以上腨⑤内，太阳之脉，亦下贯腨内，腨即胻也。酸，热铄液也。苦渴数饮，肾主五液⑥而恶燥，病热则液伤而燥，故苦渴而饮水求救也。项，太阳之脉，从颠入络脑，还出别下项。肾病至于热争，脏病甚而移之腑，故项痛而强也。胻寒，热极为寒也。足下热，肾脉从小指之下，邪趋足心涌泉穴，病甚而热也。不

---

① 太息：深呼吸。
② 膹郁：膹，同"愤"，指气愤懑。郁，郁结，不得发泄。
③ 胻（héng 恒）：胫、腓骨的总称，泛指足胫部。
④ 员员澹澹：此处指头晕目眩，摇晃不定。员员指头目眩晕，似周旋状；澹澹是指水波动荡之貌。
⑤ 腨（shuàn 涮）：指小腿肚子。
⑥ 五液：是指汗、涕、泪、涎、唾而言。

欲言，有无可奈何之苦也。邪气上逆，则项更痛，员员澹澹，一身不能自主，难以形状之病也。略参章氏。

【点评】本节论述肾热病的临床表现、预后和针刺治疗方法。

肝热病者，左颊先赤。心热病者，颜先赤。脾热病者，鼻先赤。肺热病者，右颊先赤。肾热病者，颐①先赤。病虽未发，见赤色者刺之，名曰治未病。

章虚谷曰：此更详五脏热邪未发，而必先见于色之可辨也。左颊、颜、鼻、右颊、颐，是肝、心、脾、肺、肾脏之气，应于面之部位也。病虽未发，其色先见，可见邪本伏于气血之中，随气血流行而不觉，更可印证《难经》所云：温病之脉，行在诸经，不知何经之动也。故其发也，必随生气而动。则先见色于面，良工望而知其邪动之处，乘其始动，即刺而泄之，使邪势杀而病自轻，即《难经》所云：随其经之所在而取之者，是为上工治未病也。用药之法，亦可类推矣。

【点评】本节论述肝热病的临床表现、预后和针刺治疗方法，并提出了"治未病"的重要思想。

治诸热病，以②饮之寒水，乃刺之。必寒衣之，居此寒处，身寒而止③。

章虚谷曰：以其久伏之邪，热从内发，故治之必先饮寒水，从里逐热，然后刺之，从外而泄。再衣以寒，居处以寒，身寒热除而后止。

---

① 颐：腮部。
② 以：《甲乙经》作"先"。
③ 身寒而止：热退身凉而病愈。

雄按：今人不读《内经》，虽温、热、暑、疫诸病，一概治同伤寒，禁其凉饮，厚其衣被，闭其户牖，因而致殆者，我见实多。然饮冷亦须有节，过度则有停饮、肿满、呕利等患，更有愈后手指、足缝出水。速投米仁三两，茯苓三两，白术一两，车前五钱，桂心一钱，名驱湿保脱汤。连服十剂，可免脚趾脱落。此即谚所谓"脱脚伤寒也"，亦不可不知。若饮冷虽多，而汗出亦多，必无后患。

【点评】本节论述了治疗热病主以寒的原则。王氏在文中举出治疗"脱脚伤寒"的驱湿保脱汤，可用于外感热病愈后出现手足肿胀出水之证。

太阳之脉，色荣颧骨①，热病也。荣未交②，曰今且得汗，待时③而已。与厥阴脉争见者，死期不过三日，其热病内连肾。

章虚谷曰：此明外感与伏邪互病之证也，与《热论篇》之两感④，同中有异。彼则内外同时受邪，内外俱病，故不免于死。此则外感先发，伏邪后发者可生。若同发则死期不过三日也。云太阳之脉者，邪受太阳经脉，即一日巨阳受之，头项痛、腰脊强者是也。色荣颧骨者，鲜荣色赤见于颧骨也。盖颧者骨之本，骨者肾所主，肾脏伏热之邪已动，循荣血见色于颧也。荣未交，今且得汗，待时而已者，言太阳经脉外受之邪，与荣血中伏热之邪，尚未相交，今且使其得汗，先解外邪，所谓未满三日可汗之是也。其内伏之邪后发，待脏气旺时可

---

① 色荣颧骨：指赤色现于颧骨部。色，指赤色。荣，表现之意。
② 荣未交：指色泽尚未枯槁不泽。《新校正》："按《甲乙经》《太素》作'荣未夭'，下文的'荣未交'亦作'夭'"。
③ 待时：指待其当旺之时。
④ 两感：表里阴阳两经同时感邪发病，如太阳少阴两感，阳明太阴两感，少阳厥阴两感。

已。如肾热病待壬癸日得大汗而已也。又如所云见赤色者刺之，名治未病亦可也。倘与厥阴经脉病证争见，则肾肝皆有邪热内发，其势必与太阳外邪连合而不可解，故比之两感，死期更速，不过三日也。盖两感病起于经，必待胃气尽六日方死。此则其热病内连肾脏，本元即绝，故死速也。

少阳之脉，色荣颊前，热病也。荣未交，曰今且得汗，待时而已。与少阴脉争见者，死期不过三日。

章虚谷曰：上言肝热病者，左颊先赤，肝为厥阴，胆为少阳，相表里者也。外邪受于少阳经脉，而肝脏伏热之色，荣于颊前。若外内之邪尚未相交，今且使其得汗以解外，其内发之热，可待脏气旺时而已。若与少阴经脉病证争见，则肝连肾热，而内外邪势，必交合难解，死期不过三日也。大抵外内之邪，发有先后而不交合，尚可解救，故要紧在"荣未交"一句，下文病名"阴阳交"，亦即荣已交之义也。经文止举太阳、少阳两证，不及阳明、太阴合病者，余窃度之，以阳明之腑，可用攻泻之法，不至必死。非同太阳、少阳、厥阴，其邪连合而无出路，则必死也。

《评热病篇》：帝曰：有病温者，汗出辄①复热，而脉躁疾②，不为汗衰，狂言不能食，病名为何？岐伯曰：名阴阳交③，交者死也。

叶香岩曰：交者，阴液外泄，阳邪内陷也。

尤拙吾曰：交，非交通之谓，乃错乱之谓也。阴阳错乱而不可复

---

① 辄：即刻之意。

② 躁疾：躁，与"静"相对而言，脉"静"指脉来和缓之意；躁疾则相反。躁，盛也；疾，速也。

③ 阴阳交：指阳热之邪交结于阴分，阴精被劫，邪盛正衰的一种危重病症。

理，攻其阴则阳扞之不得入，攻其阳则阴持之不得通，故曰交者死也。郭氏谓即是两感病，然两感是阴阳齐病，而非阴阳交病也。

章虚谷曰：阴阳之气，本来相交而相生者，今因邪势弥漫，外感阳分之邪，与内发阴分之邪，交合为一，而本元正气绝矣，故病名阴阳交，交者死，非阴阳正气之相交也。下文明其所以然之理。

【**点评**】本节论述温病"阴阳交"的临床表现，而所引注家对阴阳交的含义也作了阐述。

人之所以汗出者，皆生于谷，谷生于精①**。今邪气交争于骨肉而得汗者，是邪却而精胜也。精胜，则当能食而不复热。复热者，邪气也。汗出者，精气也。今汗出而辄复热，是邪胜也。不能食者，精无俾**②**也。病而留者，其寿可立而倾**③**也。且夫《热论》**④**曰：汗出而脉尚躁盛者死。今脉不与汗相应，此不胜其病也，其死明矣。狂言者，是失志，失志者死。今见三死**⑤**，不见一生，虽愈必死也。**

章虚谷曰：汗生于谷，谷生于精者，谓由本元精气化水谷以生津液，发而为汗。邪随汗泄，则邪却而精胜也。精气胜则当能食以化水谷，其邪已泄，则不复热矣。乃复热者，邪气未去也。其所出之汗，精气徒泄也。故汗出而辄复热，是精却而邪胜也。所以不能食，精无俾。俾者，倚借之谓。其病虽留连，其寿可立待而倾也。古论云：汗出而脉躁盛者死，正谓其精却而邪不去也。若邪去而精气存，脉必

---

① 谷生于精：指谷生精。张景岳："谷气内盛则生精，精气外达则为汗"。即汗源于水谷所化之精气。

② 俾：补益。《说文》："俾，益也"。《甲乙经》俾作"裨"。

③ 倾：倾倒，此处引申为危险、破坏。

④ 《热论》：指《灵枢·热病》，其云："热病已得汗出，而脉尚躁、喘，且复热，勿庸刺，喘甚者死"。又云："热病已得汗出而脉尚躁盛，此阴脉之极也，死。"

⑤ 三死：三种死的征象，即不能食、脉躁盛、狂言失志。

静矣。今脉与汗不相应，则精气不胜邪气也，其死明矣。且狂言是失志，失志者死，一也；汗出复热，精却邪胜，二也；汗与脉不相应，三也。今见三死证，不见一生证，虽似愈必死也。

雄按：温证误作伤寒治，而妄发其汗，多有此候。

汪按：此条为温证不可妄表之训，梦隐一语，可谓要言不烦。盖温病误表，纵不成死候，亦必不易愈矣。麻黄、桂枝，人犹胆馁，最误人者，陶节庵之柴葛解肌汤也。

【点评】本节进一步阐述"阴阳交"的发生机制与预后。

《阳明脉解篇》曰：足阳明之脉病，恶①人与火，闻木音则惕然而惊，钟鼓不为动。闻木音而惊，何也？岐伯曰：阳明者，胃脉也。胃者，土也。故闻木音而惊者，土恶木也。帝曰：其恶火何也？岐伯曰：阳明主肉，其脉血气盛，邪客之则热，热甚则恶火。帝曰：其恶人何也？岐伯曰：阳明厥②则喘而悗③，悗则恶人。

章虚谷曰：土被邪困，更畏木克，故闻木音而惊也。钟鼓之音属金，土故不为动也。热甚，故恶火。仲景所云"不恶寒，反恶热也"。邪结而气厥逆，则喘而悗。悗者懊恼④，故恶人也。

【点评】本节以下三节论述阳明经脉病变的临床表现及其预后。

帝曰：或喘而死者，或喘而生者，何也？岐伯曰：厥逆连⑤脏则

---

① 恶：厌恶。
② 厥：气逆。
③ 悗：心中郁闷不舒。《甲乙经》作"闷"。
④ 懊恼：烦恼的意思。
⑤ 连：牵连、波及之意。

死，连经则生。

章虚谷曰：邪结在腑，则气阻而喘，不能循经达于四肢，而又厥逆，盖四肢禀气于脾胃也。邪内入则连脏，故死。外出则连经，故生。

帝曰：病甚则弃衣而走，登高而歌，或至不食数日，逾垣①上屋，所上之处，皆非其素所能也，病反能者何也？岐伯曰：四肢者，诸阳之本也。阳盛则四肢实，实则能登高也。帝曰：其弃衣而走者何也？岐伯曰：热盛于身，故弃衣欲走也。帝曰：其妄言骂詈②，不避亲疏而不欲食，不欲食，故妄走也。

章虚谷曰：四肢禀气于脾胃，胃为脏腑之海，而阳明行气于三阳，故四肢为诸阳之本也。邪盛于胃，气实于四肢，则能登高也。热盛于身，故弃衣欲走，邪乱神明，怒气冲动，故妄言骂詈。胃中邪实，不欲饮食，四肢多力，则妄走也，是大承气汤之证。其邪连经，脉必滑大，下之可生。其邪连脏，脉必沉细。仲景云：阳病见阴脉者死，则虽有下证，不可用下法矣。

雄按：温证，误投热药、补剂，亦有此候。经证，亦有可用白虎汤者。沉细之脉，亦有因热邪闭塞使然。形证实者，下之可生，未可概以阴脉见而断其必死。凡热邪壅遏，脉多细软迟涩，按证清解，自形滑数，不比内伤病服凉药而脉加数者，为虚也。

汪按：大承气证，仲圣谓脉弦者生，涩者死。洄溪则云弦则尚有可生之机，未必尽生，涩则断无不死者也。余所见滑大者，固下之不必顾忌，亦有弦而兼涩，下之而愈者。若大汗淋漓者，可用白虎也。

---

① 逾垣：越墙之意。
② 詈：骂也。

《生气通天论》曰：因于暑，汗，烦则喘喝①，静②则多言。

吴鞠通曰：暑为火邪，与心同气，心受邪迫，汗出而烦。烦从火、从页，谓心气不安，而面若火铄也。喘喝者，火克金故喘。遏郁胸中清廓之气，故欲喝而伸之。其或邪不外张，而内藏于心则静。心主言，暑邪在心，虽静亦欲自言不休也。略参拙意。

【点评】本节论述暑病的临床表现。

《刺志论》曰：气盛身寒，得之伤寒③；气虚身热，得之伤暑④。

林观子曰：虽云身寒，实指身发热言也。要以意得之。雄按：虽发热而仍恶寒，不似伤暑之恶热，故曰身寒。

吴鞠通曰：此伤寒、暑之辨也，《经》语分明如此，奈何世人悉以治寒法治温暑哉！

雄按：不但寒伤形，暑伤气，截然分明，而寒为阴邪，虽有红炉暖阁、羔酒狐裘而患火病者，不可谓寒是阳邪，寒必兼火也。暑为阳邪，虽有袭凉饮冷夹杂阴寒之证，亦人事之兼伤，非天气之本然也。亦如水火之不相射。《经》云：天寒地冻，天暑地热。又云：阴阳之升降，寒暑彰其兆。理极明显，奈后贤道在迩⑤而求诸远，遂不觉其立言之失，而用药之非也。

淦按：云得之者，推原受病之始，分清证因也。伤寒、伤暑，为《内经》两大纲，是从对待说。若春伤于风，夏生飧泄⑥云云，则从四序说。喻氏于《内经》中又补伤燥，可见诸气感人，皆能为病，先圣后贤，论极昭析。何今人治感，不论何证，但以伤寒药治之，而不知

---

① 喘喝(hè 贺)：喘，呼吸困难；喝，形声字，指因喘促而发出的声音。
② 静：此指神昏嗜睡。
③ 气盛身寒，得之伤寒：指伤于外寒，身虽寒而气不衰。
④ 气虚身热，得之伤暑：指伤暑汗出阳越，身虽热而气衰。
⑤ 迩：近。
⑥ 飧(sūn 孙)泻：完谷不化的泄泻。

有温、暑、燥、湿之病，陋矣！

【点评】王氏按语中提及伤于寒有患火病者，而伤于暑也有阴寒之证，但毕竟伤寒与伤暑是两种性质不同的疾病，不可混为一谈。

《热论篇》：帝曰：热病已愈，时有所遗者，何也？岐伯曰：诸病遗者，热甚而强食之，故有所遗也。若此者，皆病已衰而热有所藏，因其谷气相薄①，两热相合，故有所遗也。帝曰：治遗奈何？岐伯曰：视其虚实，调其逆从，可使必已也。帝曰：病热当何禁之？岐伯曰：病热少愈，食肉则复②，多食则遗，此其禁也。

叶香岩曰：因食复、劳复、女劳复而发汗，必致亡阳而死。

章虚谷曰：此言病初愈，余热留藏于经络血气中而未净，因食助气，则两热相合而复炽，故食肉病必复发，多食谷则邪遗留，必淹缠难愈。故当戒口，清淡稀粥渐为调养也。

【点评】本节讨论热病发生复证的原因及有关的禁忌。

《论疾诊尺篇》曰：尺肤③热甚，脉盛躁者，病温也。其脉盛而滑者，病且出也。

吴鞠通曰：《经》之辨温病，分明如是，何世人悉谓伤寒，而悉以伤寒足三阴经温法治之哉！张会卿作《类经》，割裂经文，蒙混成章，由未细心绌绎④也。尺肤热甚，火烁精也。脉盛躁，精被火煎沸也。脉盛而滑，邪机向外也。

---

① 薄：通"搏"，搏结之义。
② 复：复发，反复。
③ 尺肤：指前臂内侧自肘至腕的皮肤。
④ 绌绎：理出头绪来，也作"抽绎"。

此节以下诊温病之法。

【点评】本节论述温病的有关诊断方法。

《平人气象论》曰：人一呼脉三动，一吸脉三动而躁①，尺热②曰病温，尺不热脉滑曰病风，脉涩曰痹。

吴鞠通曰：呼吸俱三动，是六七至脉矣，而气象又急躁，若尺部肌肤热，则为病温。盖温病必伤金水二脏之津液，尺之脉属肾，尺之穴属肺也。此处肌肉热，故知为病温。其不热而脉兼滑者，则为病风。风之伤人也，阳先受之。尺为阴，故不热也。如脉动躁而兼涩，是气有余而血不足，病则为痹矣。

【点评】本节讨论病温、病风和痹证脉象的区别。

《玉版论要》曰：病温虚甚死。

吴鞠通曰：病温之人，精血虚甚，则无阴以胜温热，故死。

【点评】本节讨论温病预后与正气亏虚的关系。

《热病篇》曰：热病三日，而气口静、人迎躁③者，取之诸阳，五十九刺④，以泻其热而出其汗，实其阴⑤以补其不足者。

吴鞠通曰：人迎躁，邪在上焦，故取之诸阳，以泄其阳邪，阳气通则汗随之；实其阴，以补其不足者，阳盛则阴衰，泻阳则阴得安其

---

① 躁：一般指手足躁扰不宁，此处指脉象躁扰不宁。
② 尺热：指尺肤发热。
③ 气口静、人迎躁：气口，即寸口；人迎，指喉结两旁颈总动脉搏动处。气口主阴，人迎主阳。气口静而人迎躁是指邪在阳分而未入阴分。
④ 五十九刺：即治疗热病的五十九个腧穴。
⑤ 实其阴：即补三阴经。

位，故曰实其阴。泻阳之有余，即所以补阴之不足，故曰补其不足也。雄按：用药之道亦如此。

又曰：实其阴以补其不足，此一句实治温热之吃紧大纲。盖热病未有不耗阴者，其耗之未尽则生，尽则阳无留恋，必脱而死也。真能体味斯言，思过半矣。雄按：耗之未尽者，尚有一线之生机可望；若耗尽而阴竭，如旱苗之根已枯矣。沛然①下雨，亦曷济耶？

汪按：叶氏必以保津液为要。细考经文此条，可知其理。奈何恣用升提温燥，重伤其津耶？

【点评】本节及以下 16 节都是讨论热病的针刺方法、禁忌、预后判断等。

身热甚，阴阳皆静②者，勿刺也。其可刺者，急取之，不汗出则泄③。所谓勿刺者，有死征④也。

吴鞠通曰：阳证阴脉，故曰勿刺。

热病七日八日，脉口⑤动，喘而弦⑥者，急刺之，汗且自出，浅刺手大指间⑦。

吴鞠通曰：喘为肺气实，弦为风火鼓荡，故浅刺手大指间，以泄肺热。肺之热痹开则汗出。大指间，肺之少商穴也。

---

① 沛然：充盛貌；盛大貌。
② 身热甚，阴阳皆静：指病人身发高热，而阴阳之脉却出现沉静，是阳证表现阴脉的现象。
③ 不汗出则泄：指立即针刺，虽不发汗，仍然可以泄其病邪。
④ 死征：指上文提到的脉证不符的征象。
⑤ 脉口：原脱，据《灵枢》补，指寸口。原文为"动喘而弦者"。
⑥ 喘而弦："弦"字，《灵枢》本为"短"。喘而弦，指气喘而呼吸迫促。
⑦ 手大指间：指少商穴。

热病七日八日，脉微小，病者溲血①，口中干，一日半而死，脉代②者，一日死。

吴鞠通曰：邪气深入下焦，逼血从小便出，故溲血。肾精告竭，阴液不得上潮，故口中干。脉至微小，不惟阴精竭，阳气亦从而竭矣，死象自明。倘脉实者可治。

热病已得汗出，而脉尚躁，喘且复热，勿刺肤③，喘甚者死。

吴鞠通曰：热不为汗衰，金受火克，喘而化源欲绝，故死。然间有可治者。

热病不知所痛，耳聋，不能自收④，口干，阳热甚，阴颇有寒⑤者，热在骨髓，死，不可治。

吴鞠通曰：不知所痛，正衰不与邪争也。耳聋，阴伤精欲脱也。不能自收，正气惫⑥也。口干、热甚，阳邪独盛也。阴颇有寒，热邪深入阴分，外虽似寒，而热在骨髓也。故曰死不治。其有阴精未至涸竭者，间可侥幸得生。略参拙意。

热病已得汗，而脉尚躁甚，此阴脉之极⑦也，死；其得汗而脉静⑧者，生。

---

① 溲血：小便下血。

② 脉代：指脉象有更代的现象，即在脉跳动中停顿一下又恢复跳动。

③ 勿刺肤：指不要再针刺肤表了，因为身热脉躁的症状没有随汗而解，如再刺肤表，徒伤阳气，所以说"勿刺肤"。刺肤，指浅刺或络刺。

④ 不能自收：指四肢弛缓不收。

⑤ 阴颇有寒：指阴气偏胜而发冷。

⑥ 惫：衰竭；危殆。

⑦ 阴脉之极：出汗后，脉仍躁盛，阴脉虚弱至极，属有阳无阴之候。

⑧ 脉静：出汗后，脉象平静，为邪气已去，正气渐复之候。

吴鞠通曰：汗后脉躁，阴虚之极，故曰死。然虽不可刺，能以甘凉药沃之得法，亦有得生者。

热病者，脉尚躁盛而不得汗者，此阳脉之极①也，死；脉盛躁，得汗静者，生。

吴鞠通曰：脉躁无汗，阳盛之极。阳盛而至于极，阴无容留之地，故亦曰死。虽然较前阴阳俱静有差。此证犹可大剂急急救阴，亦有活者。即已得汗而阳脉躁盛，邪强正弱，正尚能与邪争，若留得一分津液，便有一分生理，贵在留之得法耳！至阴阳俱静，邪气深入下焦阴分，正无扦②邪之意，直听邪之所为，不死何待？

热病不可刺者有九：一曰：汗不出，大颧发赤， 杨按：阴虚劳损，两颧必赤，可与此比类而观。**哕③者，死。**

雄按：汗不出，大颧赤，似属阳盛。哕者，呃忒④也。肺胃之气不降，杨按：此是实证，必颜赤，不仅两颧赤。则呃，呃而上逆也。治以轻清肃化之剂，病似可瘳，何以经文即断为不可刺之死候？殆谓热邪方炽，而肾阳欲匮，阳已无根，病深声哕之证欤！杨按：大颧属肾。发赤是伏藏之阳上脱也，加以哕，则证与色合，顷刻而脱，故不治。则其哕必自下焦而升，病由冬不藏精所致。更察其脉，亦必与上焦阳盛之病有别也。

【点评】本节以下论述热病有九种不宜用针刺治疗的病证，虽然都称为死证，主要是强调这些病证都十分严重，单纯用针刺治疗很难治愈，但实际上其中有的病证经过药物等治疗还是有可能治愈的。

---

① 阳脉之极：指阳脉亢盛至极。
② 扦：捍卫。
③ 哕：俗名"呃忒"，又称"呃逆"，有声无物为哕。
④ 忒（tè 特）：即呃逆之俗称。

二曰：泄而腹满甚者，死。

雄按：腹满者，当泄之。既泄而满甚，是邪尚踞而阴下脱，犹之乎热不为汗衰也，故死。又陈远公云：喘满、直视、谵语、下利，一齐同见者不治；若有一证未见者，或①可望生。宜用人参、麦冬、白芍各一两，石膏五钱、竹茹三钱，名挽脱汤，欲脱未脱时亟②服之，庶几③可挽。

三曰：目不明，热不已者，死。

吴鞠通曰：目不明，精散而气脱也。《经》曰：精散视歧④。又曰：气脱者目不明。热犹未已，仍铄其精而伤其气，不死得乎！

汪按：此目不明，乃《难经》所谓：脱阴者目盲也。阴竭而热犹不已，安得不死？

四曰：老人、婴儿，热而腹满者，死。

雄按：腹满者宜泄之，老人、婴儿，不任⑤大泄，既不任泄，热无出路，老弱阴液不充之体，涸可立待，故曰死。

五曰：汗不出，呕，下血者，死。

雄按：汗不出，热内逼，上干⑥清道⑦以为呕，迫铄于营而下血，阴液两夺，是为死征。

---

① 或：也许，有时。
② 亟：急切。
③ 庶几：差不多，近似。
④ 视歧：证名，指视一物为二物的证候，出自《灵枢·大惑论》，相当于今之复视。
⑤ 任：负担，担当。
⑥ 干：干系，涉及。
⑦ 清道：指气道。

六曰：舌烂，热不已者，死。

吴鞠通曰：阳邪深入，则一阴一阳之火①结于血分，肾水不得上济，故舌本烂。热退犹可生，热仍不止，故曰死也。

汪按：此舌烂乃由肾中虚阳，故断为死候，与肺胃热炽、大热、口舌糜腐者大异。

七曰：咳而衄，汗不出，出不至足者，死。

吴鞠通曰：咳而衄，邪闭肺络，上行清道，汗出邪泄可生，不然，则化源绝矣。

雄按：汗出不至足者，肺气不能下及，亦是化源欲绝之征也。

八曰：髓热者，死。九曰：热而痉者，死。腰折②、瘛疭③、齿噤龂④也。

吴鞠通曰：髓热者，邪入至深，至于肾部也。热而痉，邪入至深，至于肝部也。

此节历叙热病之死征，以禁人之刺，为刺则必死也。然刺固不可，亦有可药而愈者，盖刺法能泄能通，开热邪之闭结最速。至于益阴以存津，杨云：二语乃治温要领。实刺法之所短，而汤药之所长也。

汪按：统观死候九条，大抵由于阴竭者为多，吴氏语破的。

---

① 一阴一阳之火：关于阴火的说法不一致，有认为是阴虚火旺之火，也有认为阴火就是相火，还有认为阴火是心火的，本书取阴虚火旺的说法。

② 腰折：指脊背反张。

③ 瘛疭(chì zòng 赤纵)：指手足抽挛。

④ 齿噤龂(xiè 械)：指牙关不开，咬牙切齿之义。

卷 二

海宁王士雄孟英　　　纂

定州杨照藜素园

乌程汪曰桢谢城　　　评

钱塘顾　俊听泉　　　参

仲景伏气温病篇

《伤寒论》：师曰：伏气之病，以意候之，今月之内，欲有伏气。假令旧有伏气，当须脉之。若脉微弱者，当喉中痛似伤，非喉痹①也。病人云：实咽中痛，虽尔，今复欲下利。

张路玉曰：冬月感寒，伏藏于经，至春当发，故曰以意候之。今月之内，言春分候也。若脉微弱者，其人真元素亏，必不发于阳，而发于阴，以少阴之脉，循喉咙，伏邪始发，热必上升，故必喉中痛似伤。肾司开阖，经之热邪不能外发，势必内攻，其后下利也。

章虚谷曰：此条仲景教人辨冬伏寒邪，春发之温病，当以心意测候之也。如今月之内，欲有发伏气之病者，必无其气而有其病。病与时气不合，即知其病因旧有伏气而发。假令旧有伏气者，须审其脉，知其邪从何处而出也。若脉微弱，知其邪虽化热，未离少阴，循经脉

---

① 喉痹：咽喉闭塞而痛的病症。

而上灼，当喉中痛似伤者，却非外邪入内之喉痹，是内热欲出之喉痛也。何也？若春时外感风邪，脉浮而弦数，先见发热恶寒之外证，今脉微弱，则非外感，而反喉痛，则确知为内发之伏热，是无其气而有其病也。伏热上行，不得外散，势必又从下走，故曰实咽中痛，虽尔，今复欲下利也。然亦有兼外感者，即审其脉证，皆可照此辨之也。观仲景标①中风、伤寒、暑、热等病之脉，与《难经》同。惟《难经》言温病之脉，行在诸经，不知何经之动也，各随其经所在而取之。是言温病初由伏邪，随气血流行在诸经中，及其邪之发也，不知从何经而动。既发之后，各随其邪所在之经而治之。其发无定处，故无一定之脉象可示也。今仲景又教人审脉以辨邪发之经，如脉微弱，即知其邪未离少阴，必当有咽痛、下利等证，正与《难经》互相发明②者也。故如下文云邪出三阳，热势大盛，其脉浮大，上关上③，则是脉随证变，证随脉见。其发也，既无定处，则无定证，既无定证，则无定脉，故《难经》不标脉象也。由是观之，其与外感之邪而有定证、定脉者，迥不同矣，故仲景与《难经》无异也。

【点评】本节讨论伏气温病的证候特点，但伏气温病的种类较多，其临床表现多端，不可一概而论。

少阴病，脉微细，但欲寐也。二三日，咽痛者，可与甘草汤。不差④者，与桔梗汤。

张路玉曰：阴邪为病，其发必暴⑤，所以伏气发于少阴，必咽

---

① 标：用文字或其他事物表明。
② 发明：说明，证明，表明。
③ 上关上：指脉象浮大而长，从关部上至寸口。
④ 差(chài瘥)：同"瘥"，病愈。
⑤ 暴：强大而突然来的，又猛又急的。

痛，仲景遂以缓法治之。甘草味甘，其性最缓，因取以治少阴伏气发温之最急者。盖甘先入脾，脾缓①则阴火之势亦缓，且生用力能泻火，故不兼别味，独用以取专功也。设不差，必是伏邪所发势盛，缓不足以济急，更加桔梗升载其邪，使发②于阳分之阴邪③，尽从阳分而散，不致仍复下陷，入于阴分也。倘治稍失宜，阴津为热邪所耗，即用祛热救阴之药，恐无及也。

叶香岩曰：春夏温热之病，必自内而及外。汪按：此专指伏气之病。

尤拙吾曰：少阴为阴，寒邪亦为阴，以阴遇阴，故得藏而不发。是以伤寒之邪，自太阳递入三阴；温病之邪，自少阴传出三阳。

章虚谷曰：风寒外闭少阴而咽痛者，仲景用半夏散，辛温开泄之法矣。此少阴伏热内发，循经上灼而咽痛，虽不合用辛温开泄，亦不可用凉药以遏其外出之势。故用甘草甘平和中，导邪外达。如不差，更加桔梗上通其气。杨云：据此则桔梗分两宜轻。盖火郁不得外出故痛，通其气，使火外达，则痛自止矣。伤寒之邪，自表入里，故先太阳，而后至少阴。温病之邪，自里出表，故先少阴，而后出太阳。历来不辨源流，故各条次序亦紊，而伤寒、温病，搀混不清也。

淦按：伏气为病，皆自内而之外，不止春温一病。盖四时之气，皆有伏久而发者，不可不知也。

【**点评**】本节论述少阴病咽痛的治疗。但在临床上对于少阴病同时有咽痛者甚少有单用甘草汤或桔梗汤者。

少阴病，下利咽痛，胸满心烦者，猪肤汤主之。

张路玉曰：下利咽痛，胸满心烦，少阴之伏邪，虽发阴经，实为

---

① 脾缓：这里指脾气得以补益。
② 发：这里指伏邪从少阴经透发到阳分。
③ 阴邪：这里指藏于少阴经的伏邪。

热证。邪热充斥，上下中间，无所不到，寒下之药，不可用矣。又立猪肤汤以润少阴之燥，与用黑驴皮之意颇同。阳微者，用附子温经；阴竭者，用猪肤润燥。同具散邪之意，比而观之，思过半矣。

【点评】本节论述少阴病下利咽痛、胸满心烦的治疗。张氏提出该条是对少阴病阴竭之证的治疗，符合辨证治疗之意。

少阴病，得之二三日以上，心中烦，不得卧，黄连阿胶汤主之。

周禹载曰：伏邪未发，津液先已暗耗。今得之二三日以上，虽阴火不升，未见咽痛等证，而心烦不得卧，已知阴液消耗，故以芩、连祛热，胶、芍滋阴，两得之矣。

【点评】本节论述少阴病心烦不得卧的治疗。当然，本证更多见于内科杂病中。

少阴病，下利六七日，咳而呕、渴，心烦不得眠者，猪苓汤主之。 杨云：此当兼有停饮，故方治如此。

章虚谷曰：此不咽痛，其邪由肺直走肠胃而下利，六七日不止，因而热从下陷，不得外透，故逆于肺则咳而呕，乘心则烦、渴、不得眠，以心肺皆通少阴之脉故也。主以猪苓汤，利小便而滋阴，滋其阴则热随利去，利其小便则泻止，而烦渴亦解矣。

【点评】本节论述少阴病下利、咳呕、口渴、心烦不得卧的治疗。

少阴病，得之二三日，口燥咽干者，急下之，宜大承气汤。

张路玉曰：伏气之发于少阴，其势最急，与伤寒之传经热证不同。得病才二三日，即口燥咽干，延至五六日始下，必枯槁难为矣。

故宜急下，以救肾水之燔灼也。按：少阴急下三证：一属传经热邪亢极；一属热邪转入胃腑；一属温热发自少阴，皆刻不容缓之证。故当急救欲绝之肾水，与阳明急下三法，同源异派。

章虚谷曰：上五条，皆邪不离少阴，其病之轻重变化、证之虚实不同有如此者。况又传于他经，而其变证殆无穷尽。观仲景随证设方，辨别施治，其义理①精微②，有难言喻矣。

【**点评**】本节论述阳明腑实证耗及少阴肾水而口燥咽干的治疗。

太阳病，发热而渴，不恶寒者，为温病。

郭白云曰：冬伤于寒，至春发为温病。冬不伤寒，而春自感风温之气而病者，亦谓之温。雄按：自感温病，仲圣未论，详于叶氏，列第三卷。

王安道曰：温病如此，则知热病亦如此。是则不渴而恶寒者，非温热病矣。温热病而有恶风恶寒之证者，重有风寒新中③也。

周禹载曰：温病由伏邪自内发出，一达于外，表里俱热，热势既壮，郁邪耗液，故发而即渴。其表本无邪郁，内方④喜寒，故不恶寒。延至三五日间，或腹满，或下利者，即此证也，与伤寒之先表后里者大异。然犹系太阳，以未显他经之证，明自少阴发出为表里也。

叶香岩曰：发热而渴者，温病热邪自内达外。若误汗之，祸不可言。

沈尧封曰：此条虽不言脉，以后条参之，其尺部必浮也。

章虚谷曰：温病之发而无定处。少阴之表为太阳，热邪从里出

---

① 义理：言辞、文章的含义和观点。
② 精微：精深微妙，也指精微之处。
③ 中：伤也。
④ 方：即又。

表，即有发热、头痛之太阳病也。不恶寒，其非外感之邪可知；渴者，热从内发之证也。仲景恐人错认为太阳伤风寒，故特标是伏热内发之温病也。其少阴温病反不标者，因伏气条内已申明咽痛、下利为少阴初发之温病也。

雄按：汪谢城孝廉①云：吴氏《温病条辨·上焦篇》首引《伤寒论》云：太阳病，但恶热，不恶寒而渴者，名曰温病，桂枝汤主之。今检《伤寒论》，却未见此数语，使此语真出仲景耶？亦当辨其简误。若系吴氏误记，尤不可不为之辩正。余谓非误记也。因喻氏尝云：仲景治温证，凡用表药，皆以桂枝汤，以示微发于不发之意。尤在泾《读书记》云：此喻氏之臆说，非仲景之旧章。鞠通自问跳出伤寒圈子，而不觉已入嘉言套中，又不甘为人下，遂肆改原文，捏为圣训，以窃附于宫墙，而不自知其诬圣误世之罪，亦可慨已。

汪按：鞠通发愤著书，力辟升散温燥之弊，功已不细，然可议处尚多。梦隐此书，去其瑕而存其瑜，乃鞠通之诤友也。

【点评】本节指出太阳病温病的临床特点，但这里所说的温病是指伏气温病，如新感温病在初起时可出现恶寒。汪按指出王孟英敢于指出吴鞠通书中不足之处，亦是王氏认真学术态度的表现。

若发汗已，身灼热者，名曰风温。风温为病，脉阴阳俱浮，自汗出，身重，多眠睡，鼻息必鼾②，语言难出。若被下者，小便不利，直视失溲。若被火③者，微发黄色，剧则如惊痫，时瘛疭④。若火熏

---

① 孝廉：明清时对举人的称呼。
② 鼾(hān 酣)：指鼻息声。
③ 被火：指误用火法治疗。
④ 瘛疭：手足抽搐痉挛。

之，一逆①尚引日，再逆促命期。

张隐庵曰：名曰温者，积寒成热而发也，宜辛凉发散，<small>杨云：此语误矣！非治此证之法。条内无"太阳病"三字，是无表邪也，何必辛凉发散。</small>微汗出而解。若误用辛温之药，发汗已，身反灼然热发者，名曰风温。盖发汗则阴液外泄，风热之邪更甚，而身如烧灼也。脉阴阳俱浮者，风热之邪，自里出表，故浮也。风热伤气，故汗出而身重多眠也。<small>杨云：此证最易出汗，故条中有自汗之文，不必以辛温误散而然也。</small>肺气通于鼻，而主皮毛，风热在表，而睡息必鼾也。夫心主言，肺主声，肺热受伤，故语言难出，此因风热过甚，而阴气消沮②，故为病如是焉。若被妄下，则愈亡阴液于后，而小便不利于前矣。津液伤，则州都之官失守，不能约束而失溲矣。足太阳之脉，入目系而出项，津液内亡，则目系不能转而直视矣。若加以火攻，风火交炽，脾土转病，身必发黄。火攻之甚剧，则神志散越，如惊如痫，时瘛时疭矣。是以一逆尚可苟延时日，如再以火熏之，是再逆促命期矣。<small>杨云：注家皆以此条承上文而来，故所注如此。其实上条乃温病提纲，此条并不与上条连贯也。汪按：杨评极精，然病名风温，而脉浮，参以辛凉，未为过也。自汗固不必由于误表，然误表致成此候者亦有之，后文白虎加人参汤，石膏亦辛甘之味。</small>

沈尧封曰：温热二病，古人往往互称，医者只须认定脉证，拟何方治，不必拘于名式。《难经》云：热病之脉，阴阳俱浮。本条云：风温为病，脉阴阳俱浮。两证脉相同也。三阳合病，但欲眠睡，身重难以转侧。本条身重多眠，两证病相似也。热病合病，俱主以白虎汤，则此条虽无主治，似可从白虎汤拟法。

章虚谷曰：太阳外感之邪，若发汗已，必热退身凉矣。今热邪从少阴而发，既经外发，当清其热，乃误发其汗，反伤津气，助其邪

---

① 逆：指治疗上的错误。

② 消沮：削减，减弱。

势，故身更灼热。因而勾起其肝风，鼓荡其温邪，故名曰风温。其为病也，虚阳外浮，热邪漫溢，故脉阴阳俱浮。津液外泄，自汗不止，气乏神昏，则身重多眠睡。内风上鼓，而机窍窒塞，故鼻息必鼾，语言难出，其非外受风邪之证可见矣。若被下者，谓未经误汗，非谓汗后又下也。盖邪伏少阴，热灼水枯，咽干口燥，法当急下。此热已发出太阳，而少阴空虚，若下之伤阴，则小便不利，而直视失溲，则气亦脱矣。如被汗下，而被火攻者，外火助内热，熏蒸而发黄，剧则火邪扰心如惊痫，肝风炽盛而瘛疭，皆败坏之象也。若止火熏之，一逆尚可引日苟延，若既汗又下，而再逆之，更促其命期也。

雄按：彼冬温、春温之先犯手太阴者，皆曰风温，乃吸受之温风也。此伏邪内发，误汗致逆者，亦曰风温，乃内动之虚风也。然风温在肺，只宜清解。若误以辛热之药汗之，亦有自汗多眠、鼻鼾难语之变。余治梁宜人一案可质也。案载《续编》。

淦按：鼻鼾是肺肾相关，子母同病。自汗出，乃阴不内守，心液外越也。未必尽是少阴一经之证。

【点评】本节提出风温的临床特点和治疗禁忌，但应注意，《伤寒论》中所说的风温系对热病误用发汗法导致热盛阴伤后的一种变证，与后世温病学家所说的感受风热病邪而引起的风温病并不相同。

服桂枝汤，大汗出后，大烦渴不解，脉洪大者，白虎加人参汤主之。

张路玉曰：此本温热病，误认风伤卫，服桂枝汤也。若风伤卫，服汤后必微汗而解矣。不知此本温热，误服桂枝汤，遂至脉洪大，大汗，烦渴不解。若误用麻黄，必变如上条之危殆①。盖桂枝治自外入之风邪，石膏治自内发之热邪，故白虎汤为热邪中暍②之的方，专解内蒸之热，非治在经之热也。大汗伤津，故加人参以救液，则烦渴自解矣。

尤拙吾曰：温邪非发散可愈，即有表证，亦岂辛温可发。桂枝汤为伤寒表病而里和者设，温证邪从里发，而表且未病，误用桂枝，适足以助邪而耗液。盖伏寒化热，少阴之精已被劫夺，更用辛热，是绝其本而资之脱也。若曰少阴本寒标热，邪入其界，非温不散，然温病之发，寒已变热，其欲出之势，有不待引之而自出者，其不能出者，必皆阴精已涸者也，不然，宁有不出者耶？

雄按：先曾祖云：风寒为病，可以桂枝汤发汗而愈。若发汗而热反灼者，乃风温病，温即热之谓也。后人不为详玩，谓风温为汗后坏病，抑何固③耶？夫病本热也，加以桂枝之辛热，故液为热迫而汗大出，液去则热愈灼，故大烦渴而脉洪大，连上条似论一证，主以白虎加人参，正《内经》风淫热淫，治以甘寒之旨也。又《医林改错》谓：发热有汗之证，从未见桂枝汤治愈一人，是亦温病也。

【**点评**】本节讨论误用桂枝汤后引起阳明热盛兼津气受伤证的治疗。王氏按语中指出《伤寒论》中所说的风温并不属于温病，而温病初起不宜用桂枝汤之类。

太阳与少阳合病自下利者，与黄芩汤，若呕者，黄芩加半夏生姜汤主之。

张路玉曰：黄芩汤乃温病之主方。即桂枝汤以黄芩易桂枝而去生

---

① 危殆：危险，危急。
② 中暍：指伤于暑热的病证。
③ 固：见识鄙陋。

姜也。盖桂枝主在表风寒，黄芩主在里风热，不易之定法也。其生姜辛散，非温热所宜，故去之。温病始发，即当用黄芩汤去热为主。伤寒传至少阳，热邪渐次入里，方可用黄芩佐柴胡解之，此表里寒热之次弟也。

周禹载曰：明言太少二阳，何不用二经药？非伤寒也。伤寒由表入里，此则自内发外，无表何以知太少二阳？或胁满，或头痛，或口苦引饮，或不恶寒而即热，故不得谓之表也。如伤寒合病，皆表病也。今不但无表，且有下利里证，伤寒协热利，必自传经而入，不若此之即利也。温何以即利？外发未久，内郁已深，其人中气本虚，岂能一时尽泄于外，势必下走作利矣。

雄按：少阳胆木，挟火披猖，呕是上冲，利由下迫，何必中虚始利，饮聚而呕乎？半夏、生姜专开饮结，如其热炽，宜易连、茹。杨云：此法精当，非前注所及。

【点评】本节讨论太阳少阳合病而致下利的证治。

三阳合病，脉浮大，上关上，但欲眠睡，目合则汗。

周禹载曰：温气发出，乃至三阳皆病，其邪热溷①实，不言可知，故其脉浮大也。意②邪伏少阴时，则尺脉亦已大矣。今因由内发外，由下达上，而浮大见于关以上，故曰"上关上"也。邪虽上见阳位，少阴之源未靖③，则欲眠，尚显本证。而目合则汗，即为盗汗，又显少阳本证。何以独见少阳？因母虚子亦虚，而少阴邪火与少阳相火同升燔灼也。所以稍异热病者，但目合则汗，不似热病之大汗不止也。然何以不言太阳、阳明二经证？以浮为太阳经脉，大为阳明经脉也。

---

① 溷（hùn 混）：肮脏，混浊。
② 意：意料，料想。
③ 靖：安定，未靖指不安定。

雄按：御纂《医宗金鉴·正误篇》云：浮大上之"上"字，当是"弦"字，始合三阳合病之脉。至治法，缪仲淳拟用百合一两，麦冬五钱，知母、栝蒌根、白芍药各二钱，鳖甲三钱，炙甘草一钱，竹叶五十片。

杨云：此条与"发汗已，身灼热之风温"，正是一串。初起为此病，汗后则为风温证。徐亚枝云：杨侯尝语余曰：《伤寒论》当逐条分读，不必固求连缀次序。其意以洄溪《伤寒类方》"但当因证以论方，不必循经而论证"为直截了当。盖逐条分读，则其间脉络贯通处自见，若泥次序求连缀，不免凿矣。及读此评，益服其读书另具只眼。

【点评】本节讨论三阳合病的临床表现，王氏提出了对该证的治疗方剂。

《金匮》曰：温疟者，其脉如平，身无寒但热，骨节疼烦，时呕，白虎加桂枝汤主之。

尤拙吾曰：此与《内经》论疟文不同，《内经》言其因，此详其脉与证也。瘅①疟、温疟俱无寒，但热，俱呕，而其因不同。瘅①疟者，肺素有热，而加外感，为表寒里热之证，缘阴气内虚，不能与阳相争，故不作寒也；温疟者，邪气内藏少阴，至春夏而始发，为伏气外出之证，寒蓄久而变热，故亦不作寒也。脉如平者，病非外感，故脉如其平时也。骨节疼烦、时呕者，热从少阴出外，舍于肾之所合②，而上并于阳明也。白虎甘寒除热，桂枝则因势而达之耳！

雄按：喻氏谓仲景论疟，既云弦数者多热矣。而复申一义曰弦数者风发。见多热不已，必至于极热，极热则生风，风生则肝木侮土，而传其热于胃，坐③耗津液，此非可徒求之药，须以饮食消息，止其

---

① 瘅(dàn 但)：热气盛的意思。
② 肾之所合：指骨，《素问·五脏生成篇》载："肾之合骨也"。
③ 坐：徒然。

炽热，即梨汁、蔗浆生津止渴之属，正《内经》"风淫于内，治以甘寒"之旨也。

【点评】本节讨论温疟的证治。

仲景伏气热病篇

《伤寒论》曰：阳明病，脉浮而紧，咽燥口苦，腹满而喘，发热汗出，不恶寒，反恶热，身重。若发汗则躁，心愦愦①，反谵语②。若加烧针，必怵惕③，烦躁不得眠。若下之，则胃中空虚，客气动膈，心下懊侬④；舌上胎⑤者，栀子豉汤主之。若渴欲饮水，口干舌燥者，白虎加人参汤主之。若脉浮，发热，渴欲饮水，小便不利者，猪苓汤主之。

周禹载曰：浮紧，伤寒脉也。何以为热病？以其发于夏，不恶寒，反恶热也。又何以独言阳明？以夏时湿热上蒸，邪从胃发，且腹满而喘，种种皆阳明证也。然咽燥非少阴证耶？不知阳明为从出之途，少阴其伏藏之地也。夫既阳明热病，曷又为脉反浮紧？正以夏时肌腠本开，人本多汗，风邪袭入，致腠理反闭而无汗，故夏之风脉，每似冬之寒脉也。今云汗出而脉亦浮紧者，正因浮甚有力，热邪盛而致也。若不知者，以辛热汗之，耗其精液，必至躁妄昏昧。火劫温针，燥其阴血，必至惊扰无寐。下之必亡其阴，必至胃虚邪陷，心中懊侬。此皆误治，将何以救之乎？观舌上胎滑者，则外邪尚在，以栀

---

① 心愦愦（kuì 愧）：心中烦乱不安。
② 谵语：说胡话，同"谵语"。
③ 怵惕：恐惧不安。
④ 懊侬（ào náo 奥挠）：烦乱。
⑤ 胎：同"苔"，下同。

子解热，香豉祛邪，是为合法。若渴饮浆水，口干舌燥，知其外邪亦入，总以白虎汤为治，加人参者，以误治而精液大伤也。设使紧脉去而浮在，发热引水，小便不利，则其浮为虚，而热已入膀胱，入膀胱者，曷不饮以四苓，而主以猪苓耶？伤寒之小便不利，结于气分；热病之小便不利，由于血分者也。因邪郁既深，耗液日久，故必以阿胶补虚，滑石祛热，而无取乎白术也。

沈尧封曰：未经误治之时，本是白虎汤主治。

【点评】王氏在本书中列出"伏气温病"和"伏气热病"两节分别讨论，但这两部分的内容并不能截然分开。本节讨论阳明病热郁胸膈、津气受伤、水热结于膀胱而阴伤等证的证治。

阳明病，汗出多而渴者，不可与猪苓汤。以汗多胃中燥，猪苓汤复利其小便故也。

周禹载曰：渴而小便不利，本当用猪苓汤，然汗多在所禁也。此与"伤寒入腑，不令溲数"同意。盖邪出阳明，已劫其津，汗出复多，更耗其液，津液曾几①，更可下夺耶？当以白虎加人参去其热，则小便之不利者，津回而自利矣。

沈尧封曰：谷食在胃，全赖津液充足，方能滑润达下，若津液一枯，谷食即燥结难下，故阳明非燥不病。然燥者五气之一，而五气中风与热，亦能致燥。《易》曰：燥万物者，莫熯②乎火。又曰：风自火出。此三义皆因乎天者。若人之致燥有二：汗与小便是也。苟过多则亦未有不燥者矣。

【点评】本节讨论阳明病使用猪苓汤的禁忌。临床上对于热盛

---

① 津液曾几：意思是津液还能有多少呢。
② 熯(hàn 汉)：烧，烘烤。

而津伤口渴者一般都不宜猪苓汤，不限于阳明病。

三阳合病，腹满身重，难以转侧，口不仁①而面垢②、谵语、遗溺。发汗则谵语。下之则额上生汗，手足逆冷。若自汗出者，白虎汤主之。雄按："发汗则谵语"下，似脱一"甚"字。

马元仪曰：此证发汗则偏于阳而津液伤，攻下则偏于阴而真气损，惟有白虎一法，主解热而不碍表里。但三阳病脉当浮大，而亦有微弱不起者，以邪热抑遏，不得外达，待清其壅则脉自起，勿谓阳衰故脉微也。雄按：更不可误以为阳证见阴脉。

章虚谷曰：此条邪热更重，弥漫三阳，而致腹满身重，难以转侧。口不仁者，不知味也，由胃中浊壅熏蒸，故又面垢也。热甚神昏，则谵语遗溺。若未经误治而自汗出者，主以白虎汤。雄按：仲淳云：宜加百合。此倒装文法，谓非误发其汗之汗，故名自汗出。雄按：尤在泾注云："若自汗出"句，顶"腹满身重"四句来。若误发其汗，而致谵语。雄按：白虎加人参汤或可救也。或下之，额上生汗者，是绝汗③也。手足逆冷，阳气将亡，即所谓再逆促命期，非白虎所可治也。

【点评】本节讨论阳明病邪热弥漫三阳经的证治和治法禁忌。

仲景外感热病篇

太阳中热者，暍是也。其人汗出恶寒，身热而渴也。

---

① 口不仁：言语不利，食不知味。
② 面垢：面部油垢污浊。
③ 绝汗：阳气欲脱之时，额上汗出如油珠，是阳气将绝的征象。

王安道曰：暑热者，夏之令也。大行①于天地之间，人受伤而为病，名曰中暑，亦曰中热，一也。_{叶香岩曰：热地如炉，伤人最速。}

赵以德曰：汗出恶寒，身热而不渴者，中风也。渴者，中暍也。

周禹载曰：冬月有寒，则能伤人，名中寒；夏月有热，亦能伤人，名中热。此是外来之热，故曰中，非即伏寒发出，夏必病热之热也。然而同用白虎者，总以所伤在气，则所主在金，所病在热。生金者土，金生者水，金病则我母我子俱病，故与伏气之在少阴，发出之由②阳明者无异。要③皆并主一汤，全不因冬月之伏，与夏月之中为二义也。又全不以伏气之渴，与今病之渴为稍异也。呜呼！圣人于此，有意立方，无心表异，以千古之前，自有此理，万世之下，自有此悟也。_{雄按：古人但以寒为肃杀之气，而于暑热甚略，是阙文④也。}

徐洄溪曰：凡汗出多之病，无不恶寒者，以其恶寒汗出而误认为寒，妄用热剂，则立危矣。

何报之曰：汗大泄，不止亡阳，且令肾水竭绝，津液内枯，是谓亡阴，急当滋水之上源。三伏之义，为金受囚也。金遇丙丁⑤，失其清肃，而壬水绝于巳，癸水⑥绝于午，西北之寒⑦清绝矣。前人有谓夏月宜补者，乃补天元之真气，非补热火也，令人夏食寒是也。

沈尧封曰：此是热病证据，《素问》在天为热，在地为火。热者火之气也，故热乃五气之一。而热病即伤寒有五之一。《伤寒论》以

---

① 大行：普遍流行。

② 由：经过，经历。

③ 要：应该，必须。

④ 阙文：丢缺的文字。

⑤ 丙丁：丙丁属五行中之火，因称火为"丙丁"。

⑥ 壬水……癸水：五行中壬癸属水，壬水是癸水的发源，为昆仑之水，癸水是壬水的归宿，为扶桑之水。

⑦ 西北之寒：肺金在方位上对应西方，肾水在方位上对应北方，所以西北之寒指的就是肺金和肾水的寒气。

《难经》"热"字，恐与下文"温"字相混，故特指出曰："暍"是也。感烈日之气而病，即《素问》寒、暑、燥、湿、风之暑病。或曰：暍是阳邪，暑是阴邪，土润溽暑①，热兼湿言也，似与暍有异。曰：寒往则暑来，与寒对待，非专言热而何？古人称"暑、暍、热"，一也。若湿热并至之病，《难经》名曰湿温，不名暑。迨至隋唐后，皆指湿热为暑，于是真暑之名失，而暍之名更不知为何病矣？雄按：《北齐书·后主纪》：六月游南苑，从官暍死者六十人。《千金须知》云：热死曰暍，是唐时尚知暑、暍之为热也。

雄按：《内经》云：在天为热，在地为火，其性为暑。又云：岁火②太过，炎暑流行。盖暑为日气，其字从日，曰炎暑，曰酷暑，皆指烈日之气而言也。夏至后有小暑、大暑；冬至后有小寒、大寒。是暑即热也，寒即冷也。暑为阳气，寒为阴气，乃天地间显然易知之事，并无深微难测之理，而从来歧说偏多，岂不可笑！更有调停其说者，强分动得、静得为阴阳。夫动静惟人，岂能使天上之暑气，随人而判别乎？况《内经》有阴居避暑之文，武王有樾荫③暍人之事，仲景以白虎汤为热病主方，同条共贯，理益彰彰。何后贤之不察，而好为聚讼④以紊道，深文以晦道耶！若谓暑必兼湿，则亢旱之年，湿难必得，况兼湿者，何独暑哉？盖湿无定位，分旺四季，风湿寒湿，无不可兼，惟夏季之土为独盛，故热湿多于寒湿。然暑字从日，日为天气。湿字从土，土为地气。霄壤不同，虽可合而为病，究不可谓暑中原有湿也。

【点评】本节论述夏季暍病的主要临床特点，特别是对暑邪的性质进行了分析，再一次对"暑必兼湿"之说提出了不同见解，

---

① 土润溽暑：土壤浸润，空气湿热，这是指降雨多，土壤、空气湿度大，是季夏的物候。
② 岁火：吴中习俗，除夕每家在门口烧柴满盆以取暖，叫岁火。
③ 樾荫：林荫。
④ 聚讼：众说纷纭，久无定论。

所论较为平允。

伤寒，脉浮滑，此表有热，里有寒，白虎汤主之。

王三阳曰：经文"寒"字，当作"邪"字解，亦热也。

方中行曰：世本作"表有热，里有寒"，必系传写之误。夫白虎本为治热病、暑病之药，其性大寒，安得里有寒者可服之理？详本文脉浮滑，不但无紧，且复多滑，乃阳气甚而郁蒸，此里有热也。里热甚，必格寒于外，多厥逆身凉而为亢害①之证，此表有寒也。《厥阴篇》中"脉滑而厥者，里有热也，白虎汤主之"。则知此"表里"二字，为错误可知，当为上下②更易。

魏念庭曰：此"里"尚为经络之里，非脏腑之里也。

沈尧封曰：里有寒之"寒"字，乃"喝"字之误。如果里有寒，何以反用石膏、知母乎？表有热，即身热也。上节止言病名，不言脉证，此节详言脉证，出方主治，两节本是相承，叔和校订时，此节幸有"寒"字之误，不被摘出。若见"喝"字，早已摘置别论中矣。程郊倩云：喝病脉不浮。不思《伤寒论》之喝，即《难经》之热病也。《难经》云：热病之脉，阴阳俱浮。浮之而滑，沉之散涩。此是紧要处，岂可模糊读过。本条脉浮滑，与《难经》热病脉合，则白虎的是热病主方，而"寒"字的是"喝"字之误。

雄按：杨素园大令③云：此条"寒"字，诸家所辩，未能妥贴。徐君亚枝谓当作"痰"字解，于义较协。余谓徐君此解，可称千古只眼。夫本论无"痰"字，如湿家胸中有寒之"寒"字，亦作"痰"字解。盖痰

① 亢害："亢害承制"源于《素问·六微旨大论》，指六气相承制约，是万物生化的重要保证，如失于相承而无所制约，必致过亢为害。
② 上下：古书是直排本，所以说是"上下"更换。
③ 大令：县官尊称。

本作"淡"，会意二火搏水成痰也。彼湿家火微湿盛，虽渴而不能饮，是为湿痰。此暍病火盛铄液，脉既滑矣，主以白虎汤，则渴欲饮水，可知是为热痰。凡痰因火动，脉至滑实而口渴欲饮者，即可以白虎治之，况暍家乎？汪按：《灵》《素》两经，亦但曰水曰寒，无一痰字。

【点评】本节讨论阳明热盛证的脉象特点。对原文中所说的"里有寒"，诸注家基本都认为是误写。王氏引用杨氏之说，认为可作"痰"字解，但即使里有热痰，也不是白虎汤的适应证，此说也较牵强。

伤寒，脉滑而厥者，里有热也，白虎汤主之。

张路玉曰：滑，阳脉也，故其厥为阳厥。里热郁炽，所以其外反恶寒、厥逆，往往有唇面爪甲俱青者，故宜白虎以清里而除热也。

【点评】本节讨论阳明热盛证因阳热内郁而出现肢厥的脉象特点及治法。

伤寒，无大热，口燥渴，心烦，背微恶寒者，白虎加人参汤主之。

张兼善曰：白虎专治大烦、大渴、大燥、大热之证，惟恐表证未罢，而早用之。若背微恶寒及时时恶风二条，因其中烦、渴、燥、热已甚，非白虎不能遏也。

沈尧封曰：背为阳，背微恶寒者，阳虚证也。但阳有不同，真水、真火，是肾中之阴阳也；气血，是营卫之阴阳也。此条口燥渴、心烦，则暍热内炽，仍是白虎证。惟暍热伤其卫气，致背微恶寒，故加人参，补其卫也。至若少阴病，口中和，其背恶寒者，则卫阳与肾阳并伤，故人参与附子并用，以两补之也。

雄按：吴鹤皋云：背微恶寒者，但觉微寒而不甚也。既有燥渴，则白虎加参，用可无疑。若背恶寒，而不燥渴者，不可用也。余谓以下条参之，必有汗，故可用也。

【点评】本节讨论阳明热盛证热势已减而津气受伤的证治。

伤寒，脉浮，发热无汗，其表不解者，不可与白虎汤。渴欲饮水，无表证者，白虎加人参汤主之。

沈尧封曰：此承上文，言烦渴、背恶寒，固当用白虎加人参汤，但亦有中暍，而外复伤风寒，亦能令恶寒、发热、脉浮，更当于有汗无汗上，辨表证解不解，以定此方之可用不可用耳！

【点评】本节讨论白虎汤对表证未解者禁用白虎汤及白虎加人参的适应证，但不是全面论述白虎汤的使用禁忌。

伤寒病，若吐下后，七八日不解，热结在里，表里俱热，时时恶风，大渴，舌上干燥而烦，欲饮水数升者，白虎加人参汤主之。

张路玉曰：详此条表证，比前较重，何以亦用白虎加参耶？本文"热结在里，表里俱热"二句，已自酌量。惟热结在里，所以表热不除。邪火内伏，所以恶风大渴，舌燥而烦，欲饮水不止，安得不以生津解热为急耶！

雄按：御纂《医宗金鉴·正误篇》，"时时恶风"，作"时汗恶风"，当遵之。又沈亮宸云：舌干且燥，谓视之无液也。然则温热之审舌苔以察津液，仲师已逗其倪①矣。

【点评】本节也是讨论白虎加人参汤的适应证。张氏所注表证较重，实际上这里所说的表里俱热是指热势盛于里外，是阳明热

---

① 已逗其倪：指已经引出一个端倪了。逗，引。倪，端倪。

盛的表现，而非指表证。

太阳中暍者，身热疼重，而脉微弱，此以夏月伤冷水，水行皮中所致也。一物瓜蒂汤主之。

皇甫士安曰：脉盛身寒，得之伤寒；脉虚身热，得之伤暑。盖寒伤形而不伤气，所以脉盛；热伤气而不伤形，所以脉虚。雄按：所云身寒者，虽发热而仍恶寒，不似暑热病之喜凉恶热也。

朱奉议曰：夏月发热，恶寒，头痛，身体肢节痛重，其脉洪盛者，热病也。夏月自汗恶寒，身热而渴，其脉微弱者，中暑也。雄按：此注之热病，乃夏至后所发之伏邪也。《内经》亦谓之暑病。中暑者，夏月外感之热病，亦曰中暍。病有内外之殊，脉有洪微之别，是微弱本暍脉，惟身重为湿候，后条虽亦身重，而口开齿燥，暑热内炽已极，似宜急与甘寒救液也。

方中行曰：夏日则饮水，人之常事，而曰伤，何哉？良①由暑迫，饮之过多，或得之冷水澡洗，暑反入内也。

张路玉曰：此条言因热伤冷之病，乃中暍之变证。喻氏谓无形之热，伤其肺金，则用白虎加人参汤以救之；有形之湿，伤于肺金，则用瓜蒂汤救之。各有所主也。

【点评】本节讨论瓜蒂汤的适应证。

太阳中暍者，发热恶寒，身重而疼痛，其脉弦细芤迟；小便已，洒洒然毛耸②，手足逆冷，小有劳身即热，口开，前板齿燥。若发汗，则恶寒甚。加温针，则发热甚。数下之，则淋甚。

成聊摄③曰：病有在表者，有在里者，有表里俱病者，此则表里

---

① 良：诚然，的确。

② 洒洒然毛耸：小便后洒淅恶寒颤抖貌。

③ 成聊摄：指成无己，宋代聊摄（今山东阳谷县）人，靖康（1126）后，聊摄地入于金，遂为金人，金代伤寒学家。

俱病者也。发热恶寒，身重疼痛者，表中暍也；脉弦细芤迟者，中暑脉虚也；小便已洒洒然毛耸，手足逆冷者，太阳经气不足也。小有劳，身即热者，谓劳动其阳，而暍即发也。口开，前板齿燥者，里有热也。雄按：即此一端，可见其为热炽津枯之候。虽身重恶寒，岂可再投清暑益气汤、五苓散、藿香正气丸等辛温燥烈以重劫其阴液乎？东垣、虚谷之言贻误后人不浅。《内经》云：因于暑，汗，烦则喘喝。口开，谓喘喝也，以喘喝不止，故前板齿燥。若发汗以去表邪，则阳气外虚，故恶寒甚。若以温针助阳，则火热内攻，故发热甚。若下之以除里热，则内虚而膀胱燥，故淋甚。雄按：观此治法之三禁，则仲景虽未立方，而甘凉撤热存津之当用，已可不言而喻矣。赵氏、方氏主用白虎加人参汤，殆从三阳合病比例而出，似亦近理。

沈尧封曰：此言精气素亏而中暍者。

【点评】本节讨论太阳中暍的临床表现及治疗禁忌，王氏提出主用甘凉撤热存津之法，较合法度。

伤寒，脉结代，心动悸者，炙甘草汤主之。一名复脉汤。脉按之来而缓，时一止复来者，名曰结。又脉来，动而中止，更来，小数中有还者反动，名曰结阴也。脉来动而中止，不能自还，因而复动者，名曰代阴也。**得此脉者必难治。**

方中行曰：脉结代而心动悸者，虚多实少，譬如寇欲退散，主弱不能遣发，而反自彷徨也。复脉乃核①实义之名，然则是汤也，必欲使虚者加进，而驯至于实，则实者自退散，而还复于元之义也。

喻嘉言曰：脉者，气血之先，仲景于津液内亡之脉，名之曰结阴、代阴，又名无阳，原有至理，何可不知？聊为四言俚句，以明其义：胃藏津液，水谷之海，内充脏腑，外灌形骸。津多脉盛，津少脉

———————

① 核：核实。

衰，津结病至，津竭祸来。脉见微弱，宜先建中，汗则津越，下则津空。津耗脉细，不可妄攻，小便渐减，大便自通。阳明内实，急下救焚，少缓须臾，津液无存。阳明似实，稍用调承①，驱热存津，此法若神。肾中真阳，阴精所裁；胃中真阳，津液所胎。阴枯津盛，冽泉②可溉，阴精衰薄，瓶罄罍哀③。何谓结阴？无阳脉阖；何谓代阴？无阳脉夺。经揭无阳，津液欲竭，较彼亡阳，天地悬阔。

沈尧封曰：此论精气素亏而感微邪之治。前节有脉证而无方治，此未必即是前节主方。然观方中药，又宁必不可以治前证。

【点评】本节讨论炙甘草汤的适应证，该证在热性病中可见，在内科杂病中也较常见，对其中属气阴不足者，也可用炙甘草汤治疗。

脉浮而芤，浮为阳，芤为阴。浮芤相搏，胃气生热，其阳则绝。

方中行曰：浮为气上行，故曰阳；芤为血内损，故曰阴。胃中生热者，阴不足以和阳，津液干而成枯燥也。雄按：沈氏云：浮为邪，芤为阴血虚。以余论之，凡见浮芤相搏之脉，多是暑热伤津。

沈尧封曰：卫气为阳，人之所知也；津液为阳，人之所未知也。《经》云：上焦出气，宣五谷味，熏肤，充身，泽毛，若雾露之溉，是谓气。卫气即津液也。故在外之津液少，则曰无阳，不能作汗。在内亡津液，则曰阳绝于里。要④之言阳也，即言卫气也，即言津液也。

---

① 调承：即调胃承气汤。
② 冽泉：冰冷的泉水。
③ 瓶罄罍(léi 雷)哀：意思是瓶里的酒喝完了，酒樽只有悲哀。罄，尽的意思。古代刻着云雷花纹的酒樽。
④ 要：如果，倘若。

【点评】本节讨论浮芤脉的产生机制及预后。

仲景湿温篇

太阳病，关节疼痛而烦①，脉沉而细者，此名湿痹②。其候小便不利，大便反快，但当利其小便。

沈尧封曰：《伤寒论·原序》云：撰用《素》《难》，当即以《素》《难》释之。《难经》伤寒有五，即《素问》寒、暑、燥、湿、风之五气为病也，故仲景于太阳论中，五证并列，挨次剖析。此论湿痹，即《难经》之湿温证也。《素问》：在天为湿，在地为土，湿乃土之气也。故湿为五气之一，湿温乃伤寒有五之一。编《伤寒》者，以湿暍为非伤寒，置之别论，然则中风亦非伤寒，何以独存卷首耶？《难经》云：湿温之脉，阳③濡而弱，阴④小而急。与此稍异。

又曰：伤寒既以头痛、胃实等项分六经。即以"汗"字判"风寒"，"渴"字认"燥热"，"小便不利"认"湿气"。纵横辨别，邪无遁形矣。读者当于此等著实处留心。

【点评】本节讨论湿痹的临床表现。对本病的治疗提出了"利其小便"的原则。

湿家之为病，一身尽疼，发热，身色如熏黄。

倪冲之《伤寒汇言》：此湿家为病之总纲也。《金锦》盖体气素以湿

---

① 烦：指疼痛剧烈。
② 湿痹：指由湿邪引起的痹证，以关节疼痛固定而重着为特点。
③ 阳：指的是关半之前至寸口部的脉象，轻按即得。
④ 阴：指关半以后至尺部的脉象。

为事者，是为湿家。《条辨》其痛与痹痛不同，湿在关节而疼，故曰痹。今一身尽疼，而表有热，故聊摄称曰在经。熏黄与橘子黄，同是湿热，彼以热胜者黄而明，此以湿胜者黄而晦，宜茵陈五苓散主之。海藏以熏黄为阴黄。盖既湿胜，则次传寒中，小便自利者有之。雄按：此由但清其热，不治其湿，故次传寒中①。术附汤主之。折衷。

沈尧封曰：丹溪云：如造曲②然，湿热郁久，则发黄也。

雄按：湿热发黄，名曰黄疸，皆是暴病。故仲景以十八日为期。其余所因甚多，有谷疸、酒疸、女劳疸，黄汗及冷汗。便溏气虚之阴黄，身面浮肿，睛白能餐；劳倦之弱黄，神志不足；猝受恐吓，胆气外泄之惊黄；肝木横肆，脾胃伤残，土败而色外越之痿黄。皆与暴病不同，不可概目为湿热病矣。

【点评】本节虽然有医家称为湿家为病的总纲，但主要是讨论湿邪引起的黄疸。王氏提出，黄疸为病不止湿热一因，而湿热所致的黄疸多属暴病，符合临床实际。

湿家，其人但头汗出，背强，欲得被覆向火③。若下之早则哕④，胸满、小便不利、舌上如胎⑤者，以丹田⑥有热，胸中有寒，渴欲得水而不能饮，则口燥烦也。

尤在泾曰：寒湿居表，阳气不得外通，而但上越，为头汗出，为背强，欲得被覆向火，是宜用温药以通阳，不可与攻法以逐湿。乃反下之，则阳更被抑，而哕乃作矣。或上焦之阳不布而胸中满，或下焦

---

① 寒中：寒在里中。

② 曲：酿酒或制酱时引起发酵的东西。

③ 被覆向火：因为感觉冷而想盖被子，靠近火以取暖。

④ 哕（yuě）：呃逆。

⑤ 舌上如胎：舌上有湿润白滑之物，似苔非苔。

⑥ 丹田：这里泛指下焦，与胸中相对。

之阳不化而小便不利，随其所伤之处而为病也。舌上如胎者，本非胃热，而舌上津液燥聚，如苔之状，实非苔也。盖下后，阳气反陷于下，而寒湿仍聚于上，于是丹田有热，而渴欲得水，胸中有寒，而复不能饮，则口舌燥烦，而津液乃聚耳！

雄按：胸中有寒之"寒"字，当作"痰"字解。胸中有痰，故舌上如苔。其津液为痰所阻，故口燥烦。而痰饮乃水之凝结，故虽渴而不能饮也。杨云：此注极明确，凡《伤寒论》言"胸中有寒者"，俱作痰解。

【点评】本节讨论湿邪，特别是寒湿为病的部分临床表现及治疗的一些禁忌。王氏再次提出原文中的"寒"当作"痰"解，但作"寒"解亦无不可。

湿家，下之，额上汗出，微喘，小便利者，死。若下利不止者，亦死。

尤在泾曰：湿病在表者，宜汗出；在里者，宜利小便。苟非湿热蕴积成实，未可遽①用下法。杨云：湿证不可妄下。额汗出，微喘，阳已离而上行；小便利，下利不止，阴复决而下走。阴阳离决，故死。一作小便不利者，死。谓阳上浮而阴不下济也，亦通。

雄按：张石顽云：自此而推之，虽额汗出微喘，若大小便不利者，是阴气未脱，而阳之根犹在也。下虽大小便利，若额上无汗不喘，是阳气不越，而阴之根犹在也。则非离决，可以随其虚实而救之。至于下利不止，虽无头汗喘逆，阳气上脱之候，亦死。亦有下利不止，小便反闭，而额上汗出者，谓之关。《经》云：关格不通，头无汗者，可活；有汗者，死。

①　遽(jù具)：就，竟。

【点评】本节讨论对湿邪为病者误用下法的不良后果及预后的判断。至于对"死证"的判断，主要是在攻下之后见"额上汗出，微喘"，是阳气外脱的表现，其中下利不止者，固然是阳气外脱的征象，又有小便不利更是气阴大亏的表现。文中说"小便利者，死"，应不是指一般的小便通利，而是小便不能自禁或小便过多等阳气不能固摄的症状。

问曰：风湿相搏，一身尽疼痛，法当汗出而解。值天阴雨不止，医云此可发汗，汗之病不愈者何也？答曰：发其汗，汗大出者，但风气去，湿气在，是故不愈也。若治风湿者，发其汗，但微微似欲汗出者，风湿俱去也。汪按：古人即表汗，亦须有节度如此，奈何近人必令其汗，又欲令其多耶？此与《伤寒论》桂枝汤下语，亦可互参。

倪冲之《伤寒汇言》：湿家不惟不可误下，亦不可误汗。惟风湿相搏一证郊倩，风从前来，湿伤卑下①，两至②搏击，一身尽为疼痛。子繇。此是微挟表邪，法当汗出而病方解。郊倩。然时值淫雨，隐庵，不免湿气盛行，纯一。医云此可发汗。若发大汗而病不愈，不惟风湿之邪不解，而且伤真气矣。郊倩。况风之乘罅③也速，湿之侵人也渐。子繇。然风在外而湿在内，且大汗出而渍衣被，汗转为湿，风气虽去，而湿气仍隐伏而存留，是故不愈也。纯一。使之微微似欲汗出，则正气宣发，充身，泽毛，若雾露之灌溉，与病相应。斯正气行而邪气却，营卫和而风湿并解矣。忠可。

章虚谷曰：治风湿者，必通其阳气，调其营卫，和其经络，使阴阳表里之气周流，则其内湿随三焦气化，由小便而去，表湿随营卫流

---

① 卑下：低洼之处。
② 至：最，极。
③ 乘罅(xià 下)：利用机会。

行，化微汗而解。阴湿之邪既解，风邪未有不去者。若大发其汗，阳气奔腾。风为阳邪，随气而泄，湿邪阴滞，故反遗留而病不愈也。此治风湿与治风寒不同者。虽寒湿同为阴邪，而寒清湿浊，清者易散，浊者粘滞，故汗法大有区别也。

【点评】本节论述风湿的汗解原则。

湿家病，身疼痛，发热，面黄而喘，头痛鼻塞而烦，其脉大，自能饮食，腹中和无病。病在头中寒湿，故鼻塞。内①药鼻中则愈。

章虚谷曰：此所谓雾露清邪中于上也。三阳经脉，上头而行于身表，头中寒湿，则表气不宣，故身疼发热。肺开窍于鼻，而行气于皮毛，邪从鼻入，湿遏其阳而上蒸，则面黄。气闭则喘，气壅则头痛鼻塞而烦，皆肺气窒塞，不得下降，故脉反大。其与湿中于下，而在阴之脉沉细者，迥不同也。肺通喉，胃通咽，邪在肺不在胃，故自能饮食，腹中和无病。止②头中寒湿，故鼻塞。当用辛香苦泄之药纳鼻中，如近世之痧药③。雄按：鼻烟亦可用。古人惟用瓜蒂散，使肺气通达，其湿邪化水，从鼻中出则愈。汪按：瓜蒂末嚏，则水从鼻出，若汤饮则吐。

【点评】本节讨论风湿痹证的临床表现，但并不代表风湿痹证都会出现这些症状，且王氏提出用瓜蒂散治疗，也非必愈之法。

伤寒，瘀热在里，身必发黄，麻黄连翘赤小豆汤主之。

章虚谷曰：表邪未解，湿热内瘀，身必发黄，故以麻黄解表，连翘、赤豆等味利肺气以清湿热，其邪在经络，故从表解之。

---

① 内：即"纳"，义同。
② 止：又。
③ 痧药：泛指搐鼻法所用的通关散之类。痧，泛指霍乱、吐泻、中暑等急性病，俗称发痧。

雄按：余治夏月湿热发黄，而表有风寒者，本方以香薷易麻黄辄效。杨云：夏月用香薷，与冬月用麻黄，其理正同。

【点评】以下四节都是讨论瘀热发黄的证治，其中有麻黄连翘赤小豆汤、栀子柏皮汤和茵陈蒿汤三个方剂，所治的病证各有不同。

伤寒，身黄，发热者，栀子柏皮汤主之。

尤在泾曰： 此热瘀而未实之证。热瘀故身黄，热未实故发热而腹不满。栀子彻热于上，柏皮清热于下，而中未及实，故须甘草以和之耳。

沈尧封曰： 栀柏汤清热利小便，治湿热之主方也。程扶生以麻连小豆汤为湿热主方，不思麻连小豆汤发汗之方，惟外兼风寒者宜之。栀柏汤，利小便之方也。杨云：分析极清。若以麻连小豆汤为主方，不惟栀柏汤无著落，即论内"但当利小便"句，亦无着落。

伤寒，七八日，身黄如橘子色，小便不利，腹微满者，茵陈蒿汤主之。

尤在泾曰： 此则热结在里之证也。身黄如橘子色者，色黄而明，为热黄也；若阴黄则色黄而晦矣。热结在里，为小便不利、腹满，故宜茵陈蒿汤下热通瘀为主也。

阳明病，发热汗出，此为热越①，不能发黄也。但头汗出，身无汗，剂颈而还②，小便不利，渴饮水浆者，此为瘀热在里，身必发黄，茵陈蒿汤主之。

---

① 热越：里热发越于外。

② 剂颈而还：指汗出到颈部为止。剂，同"齐"。

尤在泾曰：热越，热随汗而外越也。热越则邪不蓄而散，安能发黄哉？若但头汗出而身无汗，剂颈而还，则热不得外达。小便不利，则热不得下泄。而又渴饮水浆，则其热之蓄于内者方炽，而湿之引于外者无已。湿与热合，瘀郁不解，则必蒸发为黄矣。茵陈蒿汤，苦寒通泄，使病从小便出也。

阳明病，面合赤色①，不可攻之。攻之必发热，色黄，小便不利也。

沈尧封曰：此是寒邪外束之湿温证也，麻连小豆汤是其主方。除却恶寒，即是栀柏证。更加腹微满，即是茵陈蒿证。

章虚谷曰：上明发黄之证，此又明致黄之由也。面赤者，热郁在经，当以汗解。若攻之，伤其腑气，则在经之热，反从内走，与水谷之气郁蒸发黄，三焦闭塞，而小便不利也。

【**点评**】本节以下三节都是讨论阳明病发黄的原因和机制。

阳明病，无汗，小便不利，心中懊恼者，身必发黄。

章虚谷曰：虽未误下，而无汗、小便不利，其邪热闭结，心中懊恼，与胃中水液郁蒸，而身必发黄也。

阳明病，被火②，额上微汗出，小便不利者，必发黄。

喻嘉言曰：湿停热郁而误火之，则热邪愈炽，津液上奔，额虽微汗，而周身之汗与小便，愈不可得矣。发黄之变，安能免乎？

---

① 面合赤色：满面颜色通红。
② 被火：误用火法，如烧针、火灸之类。

仲景疫病篇

寸口脉阴阳俱紧者，法当清邪①中于上焦，浊邪②中于下焦。清邪中上，名曰洁也；浊邪中下，名曰浑也。阴中于邪，必内栗③也。表气微虚，里气不守，故使邪中于阴也。阳中于邪，必发热头痛，项强颈挛，腰痛胫酸，所谓阳中雾露之气。故曰清邪中上，浊邪中下。阴气为慄，足膝逆冷，便溺妄出。表气微虚，里气微急，三焦相溷④，内外不通，上焦怫郁，藏气相熏，口烂食断⑤也。中焦不治，胃气上冲，脾气不转，胃中为浊，营卫不通，血凝不流。若卫气前通者，小便亦黄，与热相搏，因热作使，游于经络，出入脏腑，热气所过，则为痈脓。若阴气前通者，阳气厥微，阴无所使，客气入内，嚏而出之，声嗢⑥咽塞。寒厥相逐，为热所拥，血凝自下，状如豚肝。阴阳俱厥，脾气孤弱，五液⑦注下，下焦不阖，清便下重，令便数难，脐筑⑧湫痛⑨，命将难全。

此一节言受疫之源。疫者，即寒、暑、燥、湿、风夹杂而成，清浊不分，三焦相溷。其曰中上、中下者，是就邪之清浊而言；曰阴中、阳中者，亦即邪之中上、中下而言。扼要全在中焦得治为主。中

---

① 清邪：指雾露之邪。
② 浊邪：指水湿之邪。
③ 内栗：心中自觉惕惕然寒栗。
④ 溷：混乱不分。
⑤ 食断：指齿龈腐烂。食同"蚀"，断同"龂"。
⑥ 声嗢(wū屋)：指声音混浊短促难出。
⑦ 五液：五脏所化生的五种体液。
⑧ 脐筑：筑为一种竹制乐器，形容脐部悸动如筑。
⑨ 湫(jiǎo绞)痛：指拘急绞痛。湫，气聚于底，停滞不散的意思。又音秋，凉貌。

焦者，脾胃是也。脾胃之气有权，若卫气前通者，邪可从经而汗解。若营气前通者，邪可从腑而下解。倘脾胃之气不足，邪必内陷伤藏，五液注下，便难脐痛，命将难全矣。为痈脓下豚肝，指其重者而言，未必定当如是也。所以疫证最怕邪伏募原，内壅不溃，为难治。

【点评】本节论述疫病某些症状发生的原因，但其所述并非特指疫病，以疫病而言，所述内容也不全面，仅供参考。而"仲景疫病篇"所述内容对于一般的外感热病甚至内伤杂病的治疗都有参考意义。

伤寒，脉阴阳俱紧，恶寒发热，则脉欲厥。厥者，脉初来大，渐渐小，更来渐渐大，是其候也。杨云：疫病乃秽邪弥漫，其脉恒模糊不清，此所云渐渐大，渐渐小，正其候也。**如此者恶寒，甚者翕翕汗出，喉中痛。热多者，目赤脉多，睛不慧**①。杨云：凡疫证，目睛必不了了②。**医复发之，咽中则伤。若复下之，则两目闭，寒多者便清谷**③**，热多者便脓血。若熏之，则身发黄。若熨之，则咽燥。若小便利者，可救之；小便难者，为危殆。**

此节言疫邪初起之证与脉也。阴阳俱紧，恶寒发热，与伤寒同。而渐小渐大之厥脉，是疫之所异也。因邪气深伏，正气不得宣通，所以先必恶寒，而甚则又形热状，汗出，喉痛目赤也。若因恶寒而发汗，则助热上蒸而咽伤。若因内热而下之，则阳气内陷而目闭。阴邪多则便清谷；阳邪多则便脓血。熏之，则湿热郁蒸而身黄。熨之，则热燥津液而咽燥。总因邪伏募原，故汗、下、熏、熨皆误也。其可救与不救，当于小便利不利验之也。杨云：温病小便利，则阴气未竭；疫证小便

---

① 睛不慧：视物不明了。

② 目睛必不了了：眼睛视物不清。

③ 清谷：指泻下粪便如清水，伴有未消化的食物

利，则腑气尚通。邪有出路，故俱可治。

【点评】本节论述疫病初起的临床表现，但其内容较片面，并不代表所有的疫病初起时都出现这些症状。

伤寒，发热头痛，微汗出。发汗，则不识人。熏之，则喘，不得小便，心腹满。下之，则短气，小便难，头痛背强。加温针，则衄。

此节言清邪之中上者，故阳分之证居多。清邪中上，直入募原也。其发热、头痛、微汗，为邪热熏蒸，非在表也。故发汗则热盛而神昏；杨云：汗为心液，过汗则心虚，而邪蔽清阳。熏之，则热壅而作喘；杨云：熏之则以热益热，而伤水之上源。不得小便，心腹满者，气不通也，亦非在里。短气，小便难，头痛背强者，下伤津液也。衄者，温针伤络也。杨云：邪热入营，故衄。治当先达募原，不致此变。

【点评】本节讨论清邪中于上者，误用发汗、火熏、攻下、温针所引起的变证。

伤寒，发热，口中勃勃①**气出，头痛，目黄，衄不可制。贪水者，必呕。**杨云：水积而不运，故呕。**恶水者，厥。**杨云：热盛而无制，故厥。**若下之，咽中生疮。**杨云：热遗于上，故生疮。**假令手足温者，必下重便脓血。**杨云：四末属脾，温则热邪充斥脾胃，故下脓血。**头痛目黄者，若下，则两目闭。**杨云：温邪非荡涤所能驱，而反虚其正，故目闭。**贪水者，脉必厥，其声嘤，咽喉塞。**杨云：亦水积泛溢之象。**若发汗，则战栗，阴阳俱虚。**杨云：邪在里，不在表，汗之则徒虚其表。**恶水者，若下之，则里冷不嗜食，大便完谷出。**杨云：恶水则湿盛热微，下之则伤其中气。**若发汗，则口中伤，舌上白苔。**杨云：津液外竭，则秽邪上蒸。**烦躁，脉数实。**杨云：热盛于内。**不大便，**

---

① 勃勃：旺盛之意。勃勃气出，形容呼吸很粗。

六七日后必便血。若发汗，则小便自利也。 <small>杨云：太阳膀胱主津液，汗之则正虚而不能约束。</small>

此节言浊邪之中下者，故阴分之证居多。浊邪中下者，非下受也。仍从募原分布。谓①阴邪归阴也。邪并于阴，则阴实阳虚，故有勃勃气出，头痛目黄，衄不可制，贪水咽疮，下重便脓血诸证，此阴实也。其目闭脉厥，声嘤咽塞，战栗不嗜食，大便完谷，小便自利②者，此阳虚也。实为真实，虚为假虚。故非偏阴偏阳可治。

【点评】本节讨论浊邪中于下者的临床表现及误用攻下、发汗等法所引起的变证。

病人无表里证，发热七八日，虽脉浮数者，可下之。假令已下，脉数不解，合热③则消谷善饥，至六七日不大便者，有瘀血也，宜抵当汤。若脉数不解，而下利不止，必协热而便脓血也。

此疫邪之分传者，病无表里证，邪在募原，此指初起而言。脉数者，热盛于内也；浮者，热蒸于外也。发热七八日而不从汗解，其内热已深，故曰可下，此指见在而言。假令已下，是指下后言也。若下后脉数不解，热传于阳，则消谷善饥，为卫气前通也；热传于阴，必伤血成瘀，为营气前通也。宜抵当汤，即下如豚肝之类。若脉数不解，而下利便脓血者，已成脾气孤绝，五液注下，为不治之证也，勿作寻常协热利看。

【点评】本节讨论疫病无表里证时的治法，注中提出本证属邪在募原，但与吴又可《温疫论》中所述之邪在募原证显然不是同

---

① 谓：因为。
② 小便自利：这里指小便失禁。
③ 合热：指热邪合于血分。

一病证。其所论似为热瘀结于下焦，但究竟属何病证不甚明确，现代临床上也难见到，待考。

病在阳，应以汗解之，反以冷水潠①之，若灌之，其热被却不得去，弥更②益烦，肉上粟起③，意欲饮水，反不渴者，服文蛤散。杨云：此条温热俱有之，不独疫病。若不瘥者，与五苓散。寒实结胸，无热证者，与三物小陷胸汤，白散亦可服。

此疫邪之传表者。"却"字疑是"劫"字之误。徐亚枝云：却，不得前也，热被冷抑，不得外出，转而内攻，故弥更益烦。"却"字似非误。杨云：是。文蛤散当属文蛤汤。病在阳者，谓疫邪已传阳分也，传于阳当从汗解。潠，喷也；灌，溉也。疫邪热极，原可饮冷水得大汗而解者，乃以之潠灌皮毛，内热被冷水外劫，故内烦益甚，肉上粟起也；欲饮而不渴者，内热为外水所制也。文蛤，性寒气燥，合之麻杏石甘，去外水而清内热，五苓散亦具利水彻热之功。"小陷胸汤"及"亦可服"七字，疑衍。

【点评】本节指出病之初起邪在表时当用汗解之法，并论及误治后产生变证和寒实结胸的治疗。

伤寒，哕而腹满，视其前后，知何部不利，利之则愈。

此疫邪之传里者。哕，在伤寒多寒，在疫证为热。况见有腹满、前后不利可据，其为邪气壅蔽无疑。前后，二便也。利二便，即疏里法也。

【点评】本节论述病邪传里致哕而腹满的治法。至于哕证在伤

---

① 潠(xùn 迅)：用水喷洗。

② 弥更：更加。

③ 肉上粟起：因寒栗而起鸡皮疙瘩。

寒多寒，在疫证为热的说法似欠妥，即使是感寒邪而病，化热者亦不少，而伤寒过程中出现哕证属热者也常见。

得病六七日，脉迟浮弱，恶风寒，手足温，医二三下之，不能食而胁下满痛，面目及身黄，颈项强，小便难者，与柴胡汤，后必下重。本渴而饮水呕者，柴胡汤不中与也。食谷者哕。

此疫邪之越于三阳者。得病六七日，恶风寒而脉浮弱，非表虚也。手足温而脉迟，非里寒也。合之为疫邪内伏不溃之证，医者重于疏里，乃二三下之，不能食，小便难，不无伤中。而胁下满痛，少阳也；面目及身黄，阳明也；颈项强，太阳也。邪已越于三阳，斯时但于清解热毒剂中，按经据证，略加引经达表之药足矣。若拘于胁痛为少阳，与柴胡汤，参、甘、姜、枣锢蔽疫邪，必下重作利也。若先渴后呕，为水饮内停，非少阳喜呕，柴胡汤必不可与。食谷者哕，亦属邪蔽使然，非内寒也。末句之义，似有脱简。

【点评】本节讨论了病邪内伏不溃证而误用攻下和解法后的变证。

太阳病未解，脉阴阳俱停，先必振栗汗出而解。但阳脉微者，先汗出而解；但阴脉微者，下之而解。若欲下之，宜调胃承气汤。

此疫邪之越于太阳者。太阳病不解，系疫邪浮越，非太阳经病也。停，匀也。脉阴阳俱停，是尺寸、浮、沉、迟、速、大、小同等也。其正气有权，足以化邪，故从汗解。振栗者，战汗也。脉微，谓邪气衰也。阳邪先退，先从汗解。阴邪先退，先从下解。汗法不一，而下法宜调胃承气，以疫邪虽热，不必尽实也。

【点评】本节讨论疫病出现太阳病而脉阴阳俱停时的证治，对文中的脉阴阳俱"停"当从"匀"解。

太阳病，下之而不愈，因复发汗，以此表里俱虚，其人因致冒，冒家①汗出自愈。所以然者，汗出表和故也。得里未和，然后下之。

此言疫邪传表，先下后汗之误。疫邪达表，当从汗解，乃拘于疏里而先下之，徒虚其里，故不愈。因复发汗，是又虚其表，故汗出而作冒也。必俟表气已和，再和里气。疫证汗后，往往有宜下者，有下后必汗出而始解者，总由邪气分传，而无一定之治法也。

【点评】本节讨论太阳病表里俱虚证出现头目昏眩的预后和处理。

太阳病下之，其脉促，不结胸者，此为欲解也。脉浮者，必结胸也；脉紧者，必咽痛；脉弦者，必两胁拘急；脉细数者，头痛未止；脉沉紧者，必欲呕；脉沉滑者，协热利；脉浮滑者，必下血。

此言疫邪误下之变。治疫虽宜疏里，但既越于太阳，自当从表，一误下之，其变有不可胜言者。促为阳盛，下之必致结胸。不结者，阳邪外散也，为欲解。浮为在表，下之则内陷为结胸。紧为邪实，下之则邪上浮为咽痛。弦者挟风，下之则引风入肝，故两胁拘急。细数者，热郁于内也，下之则邪火上冲，故头痛未止。沉紧多饮，下之必动其饮，故欲呕。沉滑者，热为湿滞也，下之则湿热下流，故协热利。浮滑者，热盛于表也，下之则热邪内攻，故下血。

【点评】本节讨论对疫病太阳病误用下法后出现的各种变证。

阳毒之为病，面赤斑斑如锦纹，咽喉痛，唾脓血。五日可治，七日不可治。升麻鳖甲汤主之。

阳毒者，疫邪犯于阳分也。阳邪上壅，故面赤。热极伤血，故遍

---

① 冒家：头目昏蒙的患者。冒，头目昏蒙之意。

体斑斑如锦纹也。咽喉痛，唾脓血，皆邪热铄津，有立时腐败之势。五日经气未周，毒犹未遍，故可治。七日则邪气遍而正气消矣，故曰不可治。方用升麻鳖甲者，所以解阳分之毒，即所以救阴分之血也。

【点评】本节讨论阳毒的证治。此处讨论的阳毒、阴毒都可属温毒范畴，但当前临床上难以见到，也少有临床验案。

阴毒之为病，面目青，身痛如被杖，咽喉痛。五日可治，七日不可治。升麻鳖甲汤去雄黄蜀椒主之。

阴毒者，疫邪入于阴分也。阴中于邪，故面目青。邪闭经络，故身痛如被杖。咽喉痛者，阴分热毒上壅也。故其日数与阳经同，而治法原方去雄黄、蜀椒者，阴分已受热邪，不堪再用热药也。

雄按：王安道云：阴者，非阴寒之病，乃感天地恶毒异气，入于阴经，故曰阴毒耳！后人谓阴寒极盛，称为阴毒。引仲景所叙"面目青，身痛如被杖，咽喉痛"数语，却用附子散、正阳散等药。窃谓阴寒极盛之证，固可名为阴毒，然终非仲景所以立名之本意。后人所叙阴毒，与仲景所叙阴毒，自是两般，岂可混论？盖后人所叙阴毒，是内伤生冷，或暴寒所中，或过服寒凉药，或内外俱伤于寒而成，非天地恶毒异气所中也。又赵养葵云：此阴阳二毒，是感天地疫疠非常之气，沿家传染，所谓时疫也。

又按：雄黄、蜀椒二物，用治阳毒，解者谓毒邪在阳分，以阳从阳，欲其速散也。余谓雄黄尚属解毒之品，用之治毒，理或有之。至蜀椒，岂面赤发斑、咽痛、唾血所可试乎？必有错简，未可曲为之说也。杨云：通人①之论，《伤寒论》中，此类甚多，俱不必强作解事也。

又按：倪冲之《伤寒汇言》附载袁云龙云：仲景之书，前叙六经

---

① 通人：学识渊博，贯通古今的人。

诸条，其中文义，前后起止，多有阙失，历代医哲，并未深勘。至于阳毒、阴毒二条，更可诧异，俱用升麻鳖甲汤，阴毒但无雄黄、蜀椒，此坊刻①之伪本也。宋庞安常阴毒、阳毒概用全方，阴毒不去椒、黄，于理稍近。余于万历乙亥，得南阳旧本，其阴毒条，于去雄黄下作倍蜀椒加半主之，于理为是。盖阳毒、阴毒二证，良②由平素将息③失宜，耗疲精髓，逆乱气血，所以猝受山林、水泽、瘴厉恶气④所中，感而成疾。余当壮年北游燕邸⑤，以及辽阳之外，南游闽、广、黔、甸，以及交趾之区。大抵南方多阳毒，北方多阴毒。时医按法施治，曾无一验。中州⑥等处，有人患此，亦罕能救。细按二证，俱有"咽喉痛"三字，以余窃论，疡科书有锁喉风、缠喉风、铁蛾缠三证，其状相似。有面色赤如斑者，有面色青而凄惨者，有吐脓血者，有身痛如被杖者，有气喘急促者，有发谵语烦乱者。虽有兼证如此，总以咽喉闭痛为苦，猝发之间，三五日可治，至七日不减，即无生理，岂非阳毒、阴毒二证之类乎？再察其脉，缓大者生，细数紧促者死。余见此二证，不论阳毒、阴毒，概用喉科方，以硼砂二钱，火硝六分，米醋一盏，姜汁小半盏，用鹅翎探入喉中，吐痰碗许，活者百数。据袁公之论，则阳毒为阳邪，阴毒为阴邪矣。阴邪固宜倍蜀椒之半，而以蜀椒施之阳邪，终嫌未妥，改从喉科法引吐却稳当。以余度之，阳毒即后世之烂喉痧耳！叔和谓之温毒是已。治法忌用温散，宜用清化。陈继宣《疫痧草》专论此证。

---

① 坊刻：坊间所刻，坊本。

② 良：诚然，的确。

③ 将息：调养休息，保养。

④ 瘴厉恶气：泛指具有强烈传染性的病邪。瘴疠，即山岚瘴气。恶气，即时行邪气。

⑤ 邸：旧指旅馆。

⑥ 中州：旧指居全国中心的今河南省一带，中原。

【点评】本节讨论阴毒的证治。以上所论的阳毒和阴毒一般认为是感受疫毒所致，故归于疫病之中，只是前者病在体表较浅部位，而后者病变偏里。其治都主以清热、解毒、散瘀。

论曰：百合病者，百脉一宗①，悉致其病也。意欲食复不能食，常默默②，欲卧不能卧，欲行不能行，饮食或有美时，或有不用，得药则剧吐利，如有神灵者。身形如和，其脉微数。每溺时头痛者，六十日乃愈。若溺时头不痛淅淅然③者，四十日愈。若溺快然，但头眩者，二十日愈。其证或未病而预见，或病四五日而出，或二十日、或一月微见者，各随证治之。杨云：《金匮》中论此证，最为明显完善。

百合病者，皆缘时疫新愈，其三焦腠理荣卫之交，余热未清，正气困乏，不能流畅。如人在云雾之中，倏④清倏浑。如日月被蚀之后，或明或暗，故有种种不可名言之状。而其口苦、小便赤、脉微数，乃余热的证也。病不在经络脏腑，杨云：此句欠酌。治不能补泻温凉，惟以清气为主。气归于肺，而肺朝百脉，一宗者，统宗于一，即悉致其病之谓也。溺时头痛者，小便由于气化，水去则火上冲也，其病为重，六十日愈，月再周而阴必复也。溺时淅淅然者，膀胱腑气一空，表气亦因之失护也。但头眩者，阳气不能上达也。热渐衰，病渐轻，故愈日渐速也。曰其证，指溺时头痛诸证而言。曰未病预见，谓未成百合病，先见头痛等证也。百合清热养阴，专润肺气，治以百合，即以百合名病也。

雄按：此病仲景以百合主治，即以百合名其病。其实余热逗留肺

---

① 百脉一宗：指全身血脉，同出于一源。
② 默默：不说话，沉默。
③ 淅淅然：小便时打寒战的样子。
④ 倏(shū 书)：极快地，忽然。

经之证，凡温暑湿热诸病后皆有之，不必疫也。肺主魄，魄不安则如有神灵，肺失肃清，则小便赤，百合功专清肺，故以为君也。杨云：前注已平正通达，读此更亲切不易，觉前注尚隔一层。余尝谓孟英学识，前无古人，试取其所注，与古人所注较论之，当知余言之非阿所好也。忆辛丑暮春，于役兰溪，在严州舟次，见一女子患此证，其父母以为崇也。余询其起于时证之后，察其脉数，第百合无觅处，遂以苇茎、麦冬、丝瓜子、冬瓜皮、知母为方。汪按：百合本治肺之品，从此悟入，可谓在人意中，出人意外矣。服之，一剂知，二剂已。

【点评】本节讨论百合病的临床表现。王氏提出本病不是疫病才有，并举一医案，说明本病在内科杂病中也是常见的。

百合病，见于阴者，以阳法救之；见于阳者，以阴法救之。见阳攻阴，复发其汗，此为逆；见阴攻阳，乃复下之，此亦为逆。

此推究致百合病之源。见于阴者，即阴中于邪也，阴既受邪，不即与阳气通调，则阴邪愈闭，法当攻阳以救其阴也；见于阳者，即阳中于邪也，阳既受邪，不即与阴气通调，则阳邪不化，法当攻阴以救其阳也。若不攻阴救阳，复发其汗，是为见阳攻阳；不知攻阳救阴，复下之，是为见阴攻阴。二者均之为逆，皆因治不如法，阴阳未能透解，所以致有百合之病。若于百合病中并无汗下之证，毋用汗下之法也。下之，汗、吐、下皆此意。此处"阴阳"二字，但就营卫讲，不说到气血脏腑上。

【点评】本节讨论百合病的治疗原则和禁忌。

百合病，发汗后者，百合知母汤主之。

得之汗后者，其阳分之津液必伤，余热留连而不去，和阳必以阴，百合同知母、泉水，以清其余热，而阳邪自化也。

按：初病邪重，故上节言救、言攻，此病后余邪，当用和法。

【点评】本节讨论百合病误用汗法而伤津液，余邪未去的治法。

百合病，吐之后者，百合鸡子黄汤主之。

其得之吐后者，吐从上逆，较发汗更伤元气，阴火得以上乘，清窍为之蒙蔽矣。故以鸡子黄之纯阴养血者，佐百合以调和心肺，是亦用阴和阳矣。

【点评】本节讨论百合病误用吐法而耗气伤阴的治法。

百合病，下之后者，百合滑石代赭汤主之。

其得之于下后者，下多伤阴，阴虚则阳往乘之，所以有下焦之热象，百合汤内加滑石、代赭，取其镇逆利窍以通阳也。是谓用阳和阴法。

【点评】本节讨论百合病误用下法后的治法。

百合病，不经吐、下、发汗，病形如初者，百合地黄汤主之。

不经吐、下、发汗，正虽未伤，而邪热之袭于阴阳者，未必透解，所以致有百合病之变也。病形如初，指百合病首节而言。地黄取汁，下血分之瘀热，故云大便当如漆，非取其补也。百合以清气分之余热，为阴阳和解法。

【点评】本节讨论百合病常用的治疗方法。

百合病，一月不解，变成渴者，百合洗方主之。

百合病，至一月不解，缠绵日久，变成渴者，津液消耗，求水以自滋也。渴而不致下消，病犹在肺，肺主皮毛，故以百合汤洗之，使毛脉①合行精气于腑也。食煮饼②，假麦气以助津液。勿以盐豉③，恐夺津增渴也。

【点评】本节讨论百合病日久伤津者的外治法。

百合病，渴不瘥者，栝蒌牡蛎散主之。杨云：此条证比上条较重。

雄按：尤在泾曰：病变成渴，与百合洗方而不瘥者，热盛而津液伤也。栝蒌根苦寒，生津止渴。牡蛎咸寒，引热下行，不使上铄也。此注已极该括④，陈注较逊，故从尤本。

【点评】本节讨论百合病日久伤津者的服药治法。

百合病，变发热者，百合滑石散主之。

变发热者，余邪郁久，淫于肌表，热归阳分也。百合清金退热，加滑石以利窍通阳。曰当微利，指小便利言，谓热从小便去也。

【点评】本节讨论百合病日久郁热者的治法。

狐惑之为病，状如伤寒，默默欲眠，目不得闭，卧起不得安。蚀于喉为惑，蚀于阴为狐。不欲饮食，恶闻食臭也。其面目乍赤、乍黑、乍白。蚀于上部则声嗄⑤，甘草泻心汤主之。蚀于下部则咽干，苦参汤洗之。蚀于肛者，雄黄熏之。

百合病是余热留连于气机者，狐惑病是余毒停积于幽阴者。狐

---

① 毛脉：皮毛与血脉。
② 煮饼：这里是指代面条。饼，古代面食的通称。
③ 盐豉：腌制的豆豉，指调味品。
④ 该括：概括。
⑤ 声嗄：声音嘶哑。

惑，水虫也。原疫邪不外湿热久留不散，积而生虫。顾听泉云：疫邪久留，人不活矣。"久留"上宜加"余邪"二字。喉与二阴为津液湿润之处，故虫生于此也。声嗄因知其蚀于喉，咽干而知其蚀于阴者，因其热郁于下，津液不能上升也。余热内郁，故状似伤寒。内热，故默默欲眠。内烦，故目不得闭，卧起不安。面目乍赤、乍黑、乍白，以热邪隐见不常，非虫动也。苦参、雄黄，皆燥湿杀虫之品。甘草泻心，不特①使中气运而湿热自化，抑亦②苦辛杂用，足胜杀虫之任也。略参尤氏。

【点评】本节讨论狐惑的临床表现及治法。现代认为本病类似西医学所说的"白塞病"，临床上也有用半夏泻心汤治愈的报道，但一般不属疫病。

病者脉数，无热，微烦，默默但欲卧，汗出。初得之三四日，目赤如鸠眼，七八日，目四眦③黑。若能食，脓已成，赤豆当归散主之。

此疫邪热毒蕴伏于内也。故有脉数，身不热，微烦，欲卧之证。初得之汗出，表气尚通也。至三四日，目赤如鸠眼，热伤血分也。七八日，目四眦黑，血已腐败也。能食者，病不在胸腹，脓成于下也。赤小豆，清热去湿，兼以解毒。当归和血化脓，使毒从下解也。

先辈喻嘉言将《辨脉篇》中"清邪中上焦，浊邪中下焦"一节，为仲景论疫根据，可谓独具只眼者矣。其治法以逐秽为第一义。上焦如雾，升而逐之，兼以解毒；中焦如沤，疏而逐之，兼以解毒；下焦如渎，决而逐之，兼以解毒。此论识超千古。雄按：林北海亦云：喻氏论疫，高出千古，直发前人所未发。盖仲景于吐利、霍乱等，不过感一时冷热之气

---

① 特：单单，特地。
② 抑亦：也许，或许。
③ 四眦：两眼内外眦。

者，犹且论及，而谓疫病之为流行大毒者，反不之及耶！然则《伤寒论》中之必有疫证，是非臆说，坤学识浅陋，不敢妄自搜罗，扰乱经旨，但将《伤寒》《金匮》中证治，与风寒等法不合，寓有毒意者，均归之疫！雄按：守真论温，风逵论暑，又可论疫，立言虽似创辟，皆在仲景范围内也。

杨按：此篇搜辑甚佳，俱古人所未及。然原论不可解处甚多，其用方与病不相登对处亦有之，读者师其意，而于其不可解者，勿强事穿凿则善矣。汪按：此评大妙，如此方不为昔人所愚，所谓尽信书不如无书也。

【点评】本节讨论狐惑化脓的证治。

海宁王士雄孟英　　纂

定州杨照藜素园　　评
乌程汪曰桢谢城

钱塘许兰身芷卿　　参

叶香岩外感温热篇

章虚谷曰：仲景论六经外感，止有风、寒、暑、湿之邪。论温病由伏气所发，而不及外感。或因书有残阙，皆未可知。后人因而穿凿附会，以大青龙、越脾等汤证治为温病，而不知其实治风寒化热之证也。其所云太阳病发热而渴为温病，是少阴伏邪出于太阳。以其热从内发，故渴而不恶寒。若外感温病，初起却有微恶寒者，以风邪在表也。亦不渴，以内无热也。似伤寒而实非伤寒，如辨别不清，多致误治，因不悟仲景理法故也。盖风为百病之长，而无定体，如天时寒冷，则风从寒化而成伤寒。温暖则风从热化而为温病。以其同为外感，故证状相似，而邪之寒热不同，治法迥异，岂可混哉！二千年来，纷纷议论，不能剖析明白，我朝叶天士始辨其源流，明其变化，不独为后学指南，而实补仲景之残阙，厥功大矣。爰释其义，以便览焉！

温邪上受，首先犯肺，逆传心包。肺主气属卫，心主血属营。辨营卫气血虽与伤寒同，若论治法，则与伤寒大异也。

华岫云曰：邪从口鼻而入，故曰上受。但春温，冬时伏寒藏于少阴，遇春时温气而发，非必上受之邪也。则此所论温邪，乃是风温、湿温之由于外感者也。

吴鞠通曰：温病由口鼻而入，自上而下，鼻通于肺。肺者，皮毛之合也。《经》云：皮应天，为万物之大表。天属金，人之肺亦属金。温者火之气，风者火之母，火未有不克金者，故病始于此。

诸邪伤人，风为领袖，故称百病之长，即随寒、热、温、凉之气变化为病。故《经》言其善行而数变也。身半以上天气主之，为阳；身半以下地气主之，为阴。风从寒化属阴，故先受于足经；风从热化属阳，故先受于手经。所以言温邪上受，首先犯肺者，由卫分而入肺经也。以卫气通肺，营气通心，而邪自卫入营，故逆传心包也。《内经》言：心为一身之大主而不受邪，受邪则神去而死。凡言邪之在心者，皆心之包络受之，盖包络为心之衣也。心属火，肺属金，火本克金，而肺邪反传于心，故曰逆传也。风寒先受于足经，当用辛温发汗；风温先受于手经，宜用辛凉解表。上下部异，寒温不同，故治法大异。此伤寒与温病，其初感与传变皆不同也。标注：本篇中不标姓氏者，皆章氏原释。

雄按：《难经》"从所胜来者为微邪"，章氏引为逆传心包①解，误矣。盖温邪始从上受，病在卫分，得从外解，则不传矣。第四章云：不从外解，必致里结，是由上焦气分以及中、下二焦者为顺传。惟包络上居膻中，邪不外解，又不下行，易于袭入，是以内陷营分者为逆

---

① 逆传心包：温病早期，犯于肺卫之邪未传入阳明气分，而直接传入心包出现神昏谵语、舌蹇肢厥等症状，属逆证。

传也。然则温病之顺传，天士虽未点出，杨云：肺与心相通，故肺热最易入心，天士有见于此，故未言顺传，而先言逆传也。而细绎其议论，则以邪从气分下行为顺，邪入营分内陷为逆也。杨云：二语最精确。汪按：既从气分下行为顺，是必非升提所宜矣。俗医辄云"防其内陷"，妄用升提，不知此内陷乃邪入营分，非真气下陷可比。苟无其顺，何以为逆？章氏不能深究，而以生克为解，既乖本旨，又悖经文，岂越人之书竟未读耶？

【点评】本条概括了温病的病因、感邪途径、发病部位、传变趋势以及温病和伤寒治法的区别。文中指出，温病的感邪途径为邪从"上受"。但不能把这作为所有温病的感邪途径和起病方式，必须从每一种温病的起病表现的诊察入手，进行具体的分析，以判断病邪首犯的部位和起病的部位，其中有起于肺卫的，有起于脾胃的，有起于气分的，有起于营、血分的。

关于"逆传心包"是指邪从肺经（肺与卫分）传到心包的病变。王氏所论逆传心包的含义较为确切。

盖伤寒之邪，留恋在表，然后化热入里，温邪则热变雄按：唐本作"化热"。**最速。未传心包，邪尚在肺，肺主气，其合皮毛，**唐本作"肺合皮毛而主气"。**故云在表。在表**唐本无此二字。**初用辛凉**何以首节章释改"辛平"，今订正之。**轻剂**①，**挟风则加入**唐本无"则""入"二字。**薄荷、牛蒡之属；挟湿加芦根、滑石之流。或透风于热外，或渗湿于热下，不与热相搏，势必孤矣。**

伤寒邪在太阳，必恶寒甚，其身热者，阳郁不伸之故，而邪未化热也。传至阳明，其邪化热，则不恶寒，始可用凉解之法。若有一分

---

① 辛凉轻剂：此指具辛凉之性可轻清疏泄在表温热之邪的方剂，如后世所用的银翘散、桑菊饮之类。此与《温病条辨》中辛凉轻剂专指桑菊饮含义不同。

恶寒，仍当温散。盖以寒邪阴凝，故须麻桂猛剂。若温邪为阳，则宜轻散。倘重剂大汗而伤津液，反化燥火，则难治矣。始初解表用辛凉，须避寒凝之品，恐遏其邪反不易解也。或遇阴雨连绵，湿气感于皮毛，须解其表湿，使热外透易解。否则湿闭其热而内侵，病必重矣。其挟内湿者，清热必兼渗化之法，不使湿热相搏，则易解也。_略参拙意。

【点评】本条论述了伤寒与温病传变的不同，并提出温邪在表及其挟风挟湿的不同治法。叶氏所说："温邪则热变最速"，作为与伤寒在传变上的最主要区别。但"热变"的快慢只是相对而言的，是指一般的情况，不可视为绝对之辞。把温病以挟风与挟湿为据而分为两大类型，对后世的影响很大，直到现在，温病仍是分为温热与湿热两大类。

不尔，风挟温热而燥生，清窍①**必干，为水主之气**②**不能上荣，两阳相劫**③**也。湿与温合，蒸郁而蒙蔽于上，清窍为之壅塞，浊邪害清**④**也。其病有类伤寒，其**唐本无此字**。验之之法，伤寒多有变证，温热虽久，在一经不移，以此为辨**唐本作"总在一经为辨"；章本作"而少传变为辨"较妥。

胃中水谷，由阳气化生津液。故阳虚而寒者，无津液上升；停饮于胃，遏其阳气，亦无津液上升，而皆燥渴。仲景已备论之。此言风热两阳邪劫其津液，而成燥渴，其因各不同，则治法迥异也。至风雨

---

① 清窍：这里是指头面眼、耳、鼻、口等诸窍。
② 水主之气：即津液。
③ 两阳相劫：风邪和热邪都属阳邪，易伤阴液，风与热相合后更易劫伤津液。
④ 浊邪害清：湿邪属阴浊之邪，性上蒙下流，易妨碍头面清阳之气，致清窍出现一些壅塞的症状。

雾露之邪受于上焦，与温邪蒸郁，上蒙清窍，如仲景所云"头中寒湿，头痛鼻塞，纳药鼻中"一条，虽与温邪蒙蔽相同，又有寒热不同也。伤寒先受于足经，足经脉长而多传变；温邪先受于手经，手经脉短故少传变。是温病、伤寒之不同，皆有可辨也。

雄按：上第一章，统言风温、湿温与伤寒证治之不同，而章氏分三节以释之也。

【点评】本条进一步阐述温热挟风挟湿的不同证候表现，以及温热夹湿者与伤寒的鉴别。应注意的是，本条所说的"温热"是指温热夹湿，即湿热而言，故与伤寒初起临床见证有某些相似之处，如发热、恶寒、身重疼痛，口多不渴，苔白等。叶氏从传变快慢对二者进行区别，但在临床上还应根据全面的临床表现来区别。至于章氏从手经短、足经长来解释传变的快慢，并不足为凭。

前言辛凉散风，甘淡驱湿，若病仍不解，是渐欲入营也。营分受热，则血液受章本作"被"**。劫，心神不安，夜甚无寐，成斑点隐隐，即撤去气药。如从风热陷入者，用犀角、竹叶之属；如从湿热陷入者，**唐本"者"下有"用"字**，犀角、花露**①**之品，参入凉血清热方中。若加烦躁，大便不通，金汁**②**亦可加入。老年或平素有寒者，以人中黄代之，急急**唐本作"速"**透斑为要。**

热入于营，舌色必绛。风热无湿者，舌无苔，或有苔亦薄也。热兼湿者，必有浊苔而多痰也。然湿在表分者，亦无苔。雄按：亦有薄苔。

---

① 花露：一指银花露，也有指晨间花上之露水。

② 金汁：又称粪清。系粪水过滤后，装入新瓦罐里密闭埋在地下经年后取出，性苦寒。古代医家多用以治疗温热病热毒亢盛者，今已不用。

其脉浮部必细涩也。此论先生口授及门，以吴人气质薄弱，故用药多轻淡，是因地制宜之法，与仲景之理法同，而方药不同。或不明其理法，而但仿用轻淡之药，是效颦也。或又以吴又可为宗者，又谓叶法轻淡如儿戏不可用，是皆坐井论天者也。雄按：又可亦是吴人。

雄按：仲景论伤寒，又可论疫证，麻桂、达原不嫌峻猛。此论温病，仅宜轻解。况本条所列，乃上焦之治，药重则过病所。吴茭山云：凡气中有热者，当行清凉薄剂。吴鞠通亦云：治上焦如羽，非轻不举也。观后章论中、下焦之治，何尝不用白虎承气等法乎？章氏未深探讨，曲为盖护，毋乃视河海为不足，而欲以泪益之耶？华岫云尝云：或疑此法仅可治南方柔弱之躯，不能治北方刚劲之质。余谓不然，其用药有极轻清、极平淡者，取效更捷。苟能悟其理，则药味分量，或可权衡轻重，至于治法则不可移易。盖先生立法之所在，即理之所在，不遵其法，则治不循理矣。南北之人强弱虽殊，感病之由则一也。其补泻温凉，岂可废绳墨而出范围之外乎？况姑苏商旅云集，所治岂皆吴地之人哉！不必因其轻淡而疑之也。又叶氏《景岳发挥》云：西北人亦有弱者，东南人亦有强者，不可执一而论。故医者必先议病而后议药。上焦温证治必轻清，此一定不易之理法，天士独得之心传，不必章氏曲为遮饰也。

汪按：急急透斑，不过凉血清热解毒。俗医必以胡荽、浮萍、樱桃核、西河柳为透法，大谬。

【点评】本条论述温病热邪陷入营分的主证和治法。叶氏指出了治疗营分证的三个主要原则：一是撤去气药。这里所说的"气药"是泛指治疗卫分、气分的药物；二是主用清营凉血透热，以犀角为主药，视病证的性质而配合不同的药物，或重在透泄热邪，或重在清泄芳化；三是重视清火解毒。文中所说的"急急透斑为要"，实际是指透达热邪之意，与"透热转气"的治疗意图是

一致的，并不是用升散提透之法。王氏对南北之人体质差异与用
药关系的论述颇为中肯，指出用药轻重取决于病情，不可仅凭患
者的南北之分。

若斑出热不解者，胃津亡也。主以甘寒，重则如玉女煎，唐本无
"如"字，**轻则如梨皮、蔗浆之类。或其人肾水素亏，虽未及下焦**，唐本
"虽"上有"病"字，**先自彷徨①矣**，唐本作"每多先事彷徨"。**必验之于舌。**唐本
"必"上有"此"字。**如甘寒之中，加入咸寒，务在先安未受邪之地，恐其
陷入易易②**唐本无此二字。**耳。**

尤拙吾曰：芦根梨汁蔗浆之属，味甘凉而性濡润，能使肌热除而
风自息，即《内经》"风淫于内，治以甘寒"之旨也。斑出则邪已透发，
理当退热，其热仍不解，故知其胃津亡，水不济火，当以甘寒生津。
若肾水亏者，热尤难退，故必加咸寒，如元参、知母、阿胶、龟板之
类，所谓壮水之主，以制阳光也。如仲景之治少阴伤寒，邪本在经，
必用附子温脏，即是先安未受邪之地，恐其陷入也。热邪用咸寒滋
水，寒邪用咸热助火，药不同而理法一也。验舌之法详后。

王孟英按：此虽先生口授及门之论，然言简义赅，不可轻移一
字，本条主以甘寒，重则如玉女煎者，言如玉女煎之石膏、地黄同
用，以清未尽之热，而救已亡之液，以上文曾言邪已入营，故变白虎
加人参法，而为白虎加地黄法。杨云：慧心明眼，绝世聪明。不曰白虎加地
黄，而曰如玉女煎者，以简捷为言耳！唐本删一"如"字，径作重则
玉女煎，是印定为玉女煎之原方矣。鞠通、虚谷因而袭误。岂知胃液

———————
① 彷徨：犹疑不决，去向难以决定之谓。此处指邪热将可能传入下焦而尚未传入
之时。
② 易易：前一易字为容易之意，后一易字为变化之意，即容易发生变化（传变）的
部位。

虽亡，身热未退，熟地、牛膝安可投乎？余治此证，立案必先正名，曰白虎加地黄汤，斯为清气血两燔之正法。至必验之于舌，乃治温热之要旨，故先发之于此，而后文乃详言之，唐氏于"必"上加一"此"字，则验舌之法，似仅指此条而言者，可见一言半语之间，未可轻为增损也。汪按：此条辨析甚当，心细如发，斯能胆大于身也。

【点评】本条论斑出热不解的病变机理和治疗大法，并提出了"务在先安未受邪之地"的治疗观点。叶氏指出斑已出而热势不解的原因是"胃津亡"，即热毒炽盛，消烁胃津，津伤不能济火而热势炽盛。在强调胃热阴伤的同时，还要考虑到邪热炽盛、正气虚衰等病机。王氏对该证的治法方药有精辟的论述，指出对其中重证的治法即用白虎加地黄汤，该方并可用于气血两燔之证，对临床甚有指导意义。

叶氏提出"先安未受邪之地"是指从疾病的传变趋势、患者体质、治疗效果等方面进行综合分析，对有可能发生传变者，预先用药，采取"治未病"的方法来予以阻止，但并非对所有的病人都用"提前用药"的方法来治疗。

若其邪始终在气分流连者，可冀其战汗①透邪，法宜益胃，令邪与汗并，热达腠开，邪从汗出。解后胃气空虚，当肤冷一昼夜，待气还自温暖如常矣。盖战汗而解，邪退正虚，阳从汗泄，故渐肤冷，未必即成脱证。此时宜令病者唐本无此三字。**安舒静卧，以养阳气来复，旁人切勿惊惶，频频呼唤，扰其元神，**唐本作气。**使其烦躁。**唐本无此句。**但诊其脉，若虚软和缓，虽倦卧不语，汗出肤冷，却非脱证；若脉急**

---

① 战汗：指热势持续日久的患者，突然出现战栗、爪甲青紫、脉沉伏，继则全身大汗淋漓，热势随之消退。

疾，躁扰不卧，肤冷汗出，便为气脱之证矣。杨云：辨证精悉。**更有邪盛正虚，不能一战而解，停一二日再战汗而愈者，不可不知。**

魏柳洲曰：脉象忽然双伏或单伏，而四肢厥冷，或爪甲青紫，欲战汗也，宜熟记之。

邪在气分，可冀战汗，法宜益胃者，以汗由胃中水谷之气所化，水谷气旺，与邪相并而化汗，邪与汗俱出矣。故仲景用桂枝汤治风伤卫，服汤后令啜稀粥以助出汗。若胃虚而发战，邪不能出，反从内入也，故要在辨邪之浅深。若邪已入内而助胃，是助邪反害矣。故如风寒温热之邪，初在表者，可用助胃以托邪。若暑疫等邪，初受即在膜原而当胃口，无助胃之法可施，虽虚人亦必先用开达。若误补，其害匪轻也。战解后，肤冷复温，亦不可骤进补药，恐余邪未净，复炽也。至气脱之证，尤当细辨。若脉急疾，躁扰不卧，而身热无汗者，此邪正相争，吉凶判在此际。如其能正胜邪却，即汗出身凉，脉静安卧矣。倘汗出肤冷而脉反急疾，躁扰不安，即为气脱之候，或汗已出而身仍热，其脉急疾而烦躁者，此正不胜邪，即《内经》所云"阴阳交，交者死也"。

雄按：上第二章，以心肺同居膈上，温邪不从外解，易于逆传，故首节言内陷之治，次明救液之法，末言不传营者，可以战汗而解也。第邪既始终流连气分，岂可但以初在表者为释？盖章氏疑益胃为补益胃气，故未能尽合题旨。夫温热之邪，迥异风寒，其感人也，自口鼻入，先犯于肺，不从外解，则里结而顺传于胃。胃为阳土，宜降宜通，所谓腑以通为补也。故下章即有分消走泄，以开战汗之门户云云。可见益胃者，在疏瀹其枢机，灌溉汤水，俾邪气松达，与汗偕行，则一战可以成功也。杨云：此与章注，均有至理，不可偏废，学人兼观并识，而于临证时择宜而用之，则善矣。即暑疫之邪在膜原者，治必使其邪热溃散，直待将战之时，始令多饮米汤或白汤，以助其作汗之资。审如章氏之言，则疫证无战汗之解矣。且战汗在六七朝或旬余者居多，岂竟未之见耶？若待补益而始战解者，间亦有之，以其正气素弱耳，然亦必非初在表之候也。

【点评】本条论述温邪流连气分的治法，重点讨论了战汗的原因、病理、临床表现、处理方法、预后与脱证的鉴别要点等。王氏对文中所说的"法宜益胃法"，提出不能仅按字面理解为补益胃气，而是以轻清之品清气生津，宣展气机，并灌溉汤水，使能作汗，经过战汗，使气机宣通，热达于外而愈。此说甚有见地。

原文提出对战汗与脱证的鉴别关键是辨脉象与神志：如表现脉静，神清安卧者是邪退气虚之象；脉急疾，甚或沉伏，或散大不还，或虚而结代，且神志不清，躁扰不安，则属正气外脱的脱证。在临床上还不可忽视全身症状的诊察，需结合测血压等方法进行鉴别。

再论气病有不传血分，而邪留三焦①，**亦如**唐本作"犹之"。**伤寒中少阳病也。彼则和解表里之半，此则分消上下之势，随证变法，如近时杏、朴、苓等类，或如温胆汤之走泄。因其仍在气分，犹可望其**唐本作"犹有"。**战汗之门户，转疟之机括**。唐本有"也"字。

沈尧封曰：邪气中人，所入之道不一。风寒由皮毛而入，故自外渐及于里；温热由口鼻而入，伏于脾胃之膜原，与胃至近，故邪气向外，则由太阳少阳转出。邪气向里，则径入阳明。

《经》言三焦膀胱者，腠理毫毛其应，而皮毛为肺之合，故肺经之邪，不入营而传心包，即传于三焦，其与伤寒之由太阳传阳明者不

---

① 邪留三焦：此处三焦是指六腑之一的三焦，为水谷通行的道路。病邪留于三焦也属半表半里之证，性质属温邪兼湿。

同。伤寒传阳明，寒邪化热，即用白虎等法，以阳明阳气最盛故也。凡表里之气，莫不由三焦升降出入，而水道由三焦而行。故邪初入三焦，或胸胁满闷，或小便不利，此当展其气机，虽温邪不可用寒凉遏之。如杏、朴、温胆之类，辛平甘苦以利升降而转气机，开战汗之门户，为化疟之丹头。此中妙理，非先生不能道出，以启后学之性灵也。不明此理，一闻温病之名，即乱投寒凉，反使表邪内闭，其热更甚，于是愈治而病愈重，至死而不悟其所以然，良可慨也。

雄按：章氏此释，于理颇通，然于病情尚有未协也。其所云分消上下之势者，以杏仁开上，厚朴宣中，茯苓导下，似指湿温，或其人素有痰饮者而言，故温胆汤亦可用也。杨云：此释精确，胜章注远甚。试以《指南》温湿各案参之自见。若风温流连气分，下文已云到气才可清气。所谓清气者，但宜展气化以轻清，如栀、芩、蒌、苇等味是也。虽不可遽用寒滞之药，而厚朴、茯苓亦为禁剂。彼一闻温病，即乱投寒凉，固属可慨，汪按：今人畏凉药，并轻清凉解每多疑虑，至温补升燥。则恣用无忌，实此等医人阶之厉也。而不辨其有无湿滞，概用枳、朴，亦岂无遗憾乎？至转疟之机括一言，原指气机通达，病乃化疟则为邪杀也，从此迎而导之，病自渐愈。奈近日市医，既不知温热为何病，柴、葛、羌、防，随手浪用，且告病家曰：须服几剂柴胡，提而为疟，庶无变端。病家闻之，无不乐从，虽至危殆，犹曰提疟不成，病是犯真，故病家死而无怨，医者误而不悔，彼此梦梦，亦可慨也夫。汪按：此辨尤精当明析，切中时弊。

又按：五种伤寒，惟感寒即病者为正伤寒，乃寒邪由表而受，治以温散，尤必佐以甘草、姜、枣之类，俾助中气以托邪外出，亦杜外邪而不使内入。倘邪在半表半里之界者，治宜和解，可使转而为疟。其所感之风寒较轻而入于少阳之经者，不为伤寒，则为正疟，脉象必弦，皆以小柴胡汤为主方。设冬伤于寒而不即病，则为春温、夏热之证，其较轻者，则为温疟、瘅疟。轩岐仲景，皆有明训，何尝概以小柴胡汤治之耶？若感受风温、湿温、暑热之邪者，重则为时感，轻则为时疟。而温、热、暑、湿诸感证之邪气流连者，治之得法，亦可使之转疟而出。统而论之，则伤寒有五，疟亦有五。盖有一气之感证，即有一气之疟疾，不过重轻之别耳。今世温热多而伤寒少，故疟亦时疟多而正疟少。温热暑湿既不可以正伤寒法治之，时疟岂可以正疟法治之哉？其间二日而作者，正疟有之，时疟亦有之，名曰三阴疟。以邪入三阴之经也，不可误解为必属阴寒之病。医者不知五气皆能为疟，颠顶施治，罕切病情，故世人患疟，多有变证，或至缠绵岁月，以致俗人有疟无正治，疑为鬼祟等说。然以徐洄溪、魏玉横之学识，尚不知此，况其他乎！惟叶氏精于温热暑湿诸感，故其治疟也，一以贯之。余师其意，治疟鲜难愈之证。曩陈仰山封翁询余曰：君何治疟之神哉？殆别有秘授也？余谓：何秘之有？第不惑于昔人之谬论，而辨其为风温、为湿温、为暑热、为伏邪，仍以时感法清其源耳！近杨素园大令重刻余案，评云：案中所载多温疟、暑疟，故治多凉解。但温疟、暑疟虽宜凉解，尤当辨其邪之在气在营也。缪仲谆善治暑疟，而用当归、牛膝、鳖甲、首乌等血分药于阳明证中，亦属非法。若湿温为疟与暑邪挟湿之疟，其湿邪尚未全从热化者，极要留意。况时疟之外，更有瘀血，顽痰、阳维为病等证，皆有寒热如疟之象，最宜谛审，案中诸治略备，阅者还须于凉解诸法中，缕析其同异焉。

　　【点评】本条讨论了温邪挟湿留于三焦的治疗大法和转归。邪留三焦证多见于湿热性疾病，叶氏提出"分消上下之势"，即用开上、宣中、渗下之法，以宣展三焦气机，利湿化痰，祛除上中下之病邪。原文又提出了邪留三焦证的两个转归：一是如治疗得法，气机宣通，痰湿得化，有望通过战汗而愈；二是病证转为寒热往来如疟状，以逐渐外达而解。但文中所说的"转疟"不能机械地认为转变为疟疾，而是从原来湿热在三焦日久不解之证转为寒热往来类似疟疾之证，因湿邪已去，治疗较为容易，所以预后也是较好的。

大凡看法，卫之后方言气，营之后方言血。在卫汗之可也，到气才可唐本作"宜"。**清气，入营**唐本作"乍入营分"。**犹可透热转气，**唐本作"仍转气分而解"，**如犀角、元参、羚羊角等物，**唐本有"是也"二字，**入血**唐本作"至入于血"，**就**唐本作"则"，**恐耗血动血，直须凉血散血，加生地、丹皮、阿胶、赤芍等物。**唐本有"是也"二字。**否则**唐本作"若"。**前后**唐本无此二字。**不循缓急之法，虑其动手便错，**唐本有"耳"字，**反致慌张矣。**唐本无此句。

仲景辨六经证治，于一经中皆有表里浅深之分，温邪虽与伤寒不同，其始皆由营卫，故先生于营卫中又分气血之浅深，精细极矣。凡温病初感，发热而微恶寒者，邪在卫分；不恶寒而恶热，小便色黄，已入气分矣。若脉数舌绛，邪入营分。若舌深绛，烦扰不寐，或夜有谵语，已入血分矣。邪在卫分汗之，宜辛凉轻解。雄按：首章本文云：初用辛凉轻剂。华岫云注此条云：辛凉开肺，便是汗剂。章氏注此云：宜辛平表散，不可用凉。何谬妄乃尔，今特正之。清气热不可寒滞，反使邪不外达而内闭，则病重矣。故虽入营，犹可开达转出气分而解，倘不如此细辨施治，动手便错矣。故先生为传仲景之道脉，迥非诸家之立言所能及也。雄按：诚如君言，何以屡屡擅改初用辛凉之文乎。

雄按：外感温病，如此看法，风寒诸感，无不皆然，此古人未达之旨。近惟王清任知之。若伏气温病，自里出表，乃先从血分而后达于气分。芷卿云：论伏气之治，精识直过前人，然金针虽度，其如粗工之聋聩何。故起病之初，往往舌润而无苔垢，但察其脉软而或弦、或微数，口未渴而心烦恶热，即宜投以清解营阴之药，迫邪从气分而化，苔始渐布，然后再清其气分可也。伏邪重者，初起即舌绛咽干，甚有肢冷脉伏之假象，亟宜大清阴分伏邪，继必厚腻黄浊之苔渐生，此伏邪与新邪先后不同处。更有邪伏深沉，不能一齐外出者，虽治之得法，而苔退舌淡之后，逾一二日舌复干绛，苔复黄燥，正如抽蕉剥茧，层出不穷，不比外感温邪，由卫及气、自营而血也。杨云：阅历有得之言，故语语精实，学人所当领悉也。秋月伏暑证，轻浅者邪伏膜原，深沉者亦多如此。苟阅历不多，未必知其曲折乃尔也，附识以告留心医学者。余医案中，凡先治血分，后治气分者，皆伏气病也，虽未点明，读者当自得之。

【点评】本条讨论温病的传变规律并确立了卫气营血辨治纲领。

王氏对温病的演变过程进行了补充，指出叶氏原文关于卫气营血传变顺序的论述主要是针对新感温病的，但伏气温病的传变有所不同，初起有发于气分或营血分者。另外，卫气营血传变虽然反映了温病的发展阶段，但并不包括温病的全过程，如在营血分证之后，还可出现虚多邪少阶段，即温病的后期的阴虚及恢复阶段。

且吾吴①湿邪害人最广，唐本作"多"。如面色白者，须要顾其阳气，湿胜则阳微也，法应清凉。唐本"法"上有"如"字。然唐本作"用"。到十分之六七，即不可过于寒唐本无此二字。凉，恐成功反弃。何以故耶？唐本无此二句，有"盖恐"二字。湿热一去，阳亦衰微也。面色苍者，须要顾其津液，清凉到十分之六七，往往热减身寒者，不可就唐本作"便"。云虚寒而投补剂，恐炉烟虽息，灰中有火也。须细察精详，方少少与之，慎

---

① 吾吴：指叶天士的家乡苏州，因苏州古称吴，亦可泛指江南水乡等水湿较盛的地区。

不可直率唐本作"漫然"。而往唐本作"进"。也。又有酒客①里湿素盛，外邪入里，里湿为合。唐本作"与之相搏"。在阳旺之躯，胃湿②恒多；在阴盛之体，脾湿③亦不少，然其化热则一。热病救阴犹易，通阳最难。救阴不在唐本有"补"字。血，而在津与汗；唐本作"养津与测汗"；通阳不在温，而在利小便。然唐本无此字。较之杂证，则唐本无此字。有不同也。

六气之邪，有阴阳不同。其伤人也，又随人身之阴阳强弱变化而为病。面白阳虚之人，其体丰者，本多痰湿。若受寒湿之邪，非姜、附、参、苓不能去。若湿热亦必粘滞难解，须通阳气以化湿，若过凉则湿闭而阳更困矣。面苍阴虚之人，其形瘦者，内火易动，湿从热化，反伤津液，与阳虚治法正相反也。胃湿、脾湿虽化热则一，而治法有阴阳不同。如仲景云：身黄如橘子色而鲜明者，此阳黄胃湿，用茵陈蒿汤。其云：色如熏黄而沉晦者，此阴黄脾湿，用栀子柏皮汤。或后世之二妙散亦可。救阴在养津，通阳在利小便，发古未发之至理也。测汗者，测之以审津液之存亡，气机之通塞也。雄按：热胜于湿，则黄如橘子色而鲜明；湿胜于热，则色沉晦而如熏黄，皆属阳证，而非阴黄也。

雄按：所谓六气，风、寒、暑、湿、燥、火也。分其阴阳，则《素问》云：寒暑六入。暑统风、火，阳也。寒统燥、湿，阴也。言其变化，则阳中惟风无定体，有寒风、有热风。阴中则燥、湿二气，有寒有热。至暑乃天之热气，流金烁石，纯阳无阴。或云阳邪为热，阴邪为暑者，甚属不经。《经》云：热气大来，火之胜也。阳之动，始于温，盛于暑。盖在天为热，在地为火，其性为暑，是暑即热也，并非二气。或云暑为兼湿者亦误也。暑与湿原是二气，虽易兼感，实非暑中必定有湿也。譬如暑与风亦多兼感，岂可谓暑中必有风耶？若

---

① 酒客：指嗜好饮酒的人。
② 胃湿：指湿热之邪已化热而形成热重湿轻之证，病位偏于阳明胃。
③ 脾湿：指湿热之邪尚未化热而呈湿重热轻之证，病位偏于太阴脾。

谓热与湿合，始名为暑，然则寒与风合，又将何称？更有妄立阴暑阳暑之名者，亦属可笑。如果暑必兼湿，则不可冠以"阳"字。若知暑为热气、则不可冠以"阴"字。其实彼所谓阴者，即夏月之伤于寒湿者耳！设云暑有阴阳，则寒亦有阴阳矣。不知寒者水之气也，热者火之气也。水火定位，寒热有一定之阴阳。寒邪传变，虽能化热而感于人也，从无阳寒之说。人身虽有阴火，而六气中不闻有寒火之名。暑字从日，日为天上之火。寒字从仌①，仌为地下之水。暑邪易入心经，寒邪先犯膀胱，霄壤不同，各从其类。故寒暑二气，不比风、燥、湿，有可阴可阳之不同也。况夏秋酷热，始名为暑。冬春之热，仅名为温。而风、寒、燥、湿，皆能化火。今日六气之邪，有阴阳之不同，又随人身之阴阳变化，毋乃太无分别乎。至面白体丰之人，既病湿热，应用清凉，本文业已明言，但病去六七，不可过用寒凉耳！非谓病未去之初不可用凉也。今云与面苍、形瘦之人治法正相反，则未去六七之前，亦当如治寒湿之用姜、附、参、术矣。阳奉阴违，殊乖诠释之体。若脾湿阴黄，又岂栀柏汤苦寒纯阴之药可治哉？本文云救阴不在血，而在津与汗，言救阴须用充液之药，以血非易生之物，而汗需津液以化也。唐本于"血、津"上加"补养"字，已属蛇足，于汗上加"测"字，则更与"救"字不贯，章氏仍之，陋矣！上第三章。

又按：寒、暑、燥、湿、风，乃五行之气合于五脏者也。惟暑独盛于夏令，火则四时皆有，析而言之，故曰六气。然三时之暖燠，虽不可以暑称之，亦何莫非丽日之煦照乎？须知暑即日之气也，日为众阳之宗，阳燧承之，火立至焉。以五行论，言暑则火在其中矣，非五气外另有一气也。若风寒燥湿悉能化火，此由郁遏使然，又不可与天之五气统同而论矣。

---

① 仌(bīng 兵)：古同"冰"。

又按：茅雨人云：本文谓湿胜则阳微，其实乃阳微故致湿胜也。此辨极是，学者宜知之。

【点评】本条主要阐述湿邪致病及其治疗大法和注意点。

叶氏指出湿邪致病的两个主要特点：一是具有明显的地域性，即地处地势卑湿，气候潮湿的地域较易感染湿邪为患。二是湿邪伤人多为外湿与里湿相合而为病，即"外邪入里，里湿为合"。同时，不同体质者感受湿邪后有不同的发展趋势：一方面素体阳虚者，感受湿邪易转为虚寒证；素体阴虚火旺者，感受湿邪后易化燥而加重了阴虚火旺。另一方面素体阳旺者，湿邪多从热化而多以阳明胃热为主，呈热重于湿，易化燥伤阴；素体阴盛者，感受湿邪后化热较慢，病邪多留恋在太阴脾，呈湿重于热。而在临床上，素体阳气不足的人如感受湿邪，阳气更易被湿邪所伤，有可能导致湿胜阳微，治疗时尤应注意顾护阳气；而阴虚火旺之人感受湿邪后，易化燥伤阴，治疗时应特别注意顾护津液，切忌盲目温补。

此外，王氏在按语中强调了暑邪的火热性质，并指出了"暑必兼湿"之说的片面性，对于临床辨治有重要的指导价值。

再论三焦不得唐本无此字。**从外解，必致成**唐本无此字。**里结。里结于何？在阳明胃与肠也。亦须用下法，不可以气血之分，就**唐本作"谓其"。**不可下也。但**唐本作"惟"。**伤寒邪热在里，劫烁津液，下之宜猛；此多湿邪内搏，下之宜轻。伤寒大便溏为邪已尽，不可再下；湿温病大便溏为邪未尽，必大便硬**。慎唐本作"乃为无湿，始"。**不可再攻也，以粪燥为无湿矣**。唐本无此句。

胃为脏腑之海，各脏腑之邪，皆能归胃，况三焦包罗脏腑，其邪之入胃尤易也。伤寒化热，肠胃干结，故下宜峻猛。湿热凝滞，大便本不干结，以阴邪瘀闭不通，若用承气猛下，其行速而气徒伤，湿仍胶结不去，故当轻法频下。如下文所云小陷胸、泻心等，皆为轻下之法也。

雄按：伤寒化热，固是阳邪，湿热凝滞者，大便虽不干结，黑如胶漆者有之，岂可目为阴邪？谓之浊邪可也。惟其误为阴邪，故复援温脾汤下寒实之例，而自诩下阳虚之湿热为深得仲景心法，真未经临证之言也。似是而非，删去不录。

【点评】本条讨论湿热在三焦并里结于阳明的治法，以及湿热病与伤寒在运用下法方面的区别。本条所说的伤寒与温病在下法方面不同，实际是湿热性温病与伤寒两类病证出现热结阳明病证运用下法的区别。然而在临床上，温病的阳明腑实证当然多用峻下，而湿热性温病在化燥后也同样会形成阳明腑实证而可以用峻下之法。

再人之体，脘在腹上，其地位处于中，唐本作"其位居中"。**按之痛，或自痛，或痞胀，当用苦泄，以其入腹近也。必验之于舌，或黄或浊，可与小陷胸汤，或泻心汤，随证治之。或**唐本作"若"。**白不燥，或黄白相兼，或灰白不渴，慎不可乱投苦泄。其中有外邪未解，里先结者，或邪郁未伸，或素属中冷者，虽有脘中痞闷，宜从开泄，宣通气滞，以达归于肺，如近俗**唐本作"世"。**之杏、蔻、橘、桔等，是轻苦微辛，**唐本无"是"字。**具流动之品可耳。**

此言苔白为寒，不燥则有痰湿，其黄白相兼，灰白而不渴者，皆阳气不化，阴邪壅滞。故不可乱投苦寒滑泄以伤阳也。其外邪未解而里先结，故苔黄白相兼而脘痞，皆宜轻苦微辛，以宣通其气滞也。

雄按：凡视温证，必察胸脘，如拒按者，必先开泄。若苔白不渴，多挟痰湿。轻者，橘、蔻、菖、薤；重者，枳实、连、夏，皆可用之。虽舌绛神昏，但胸下拒按，即不可率投凉润，必参以辛开之品，始有效也。上第四章，唐本并以第十一章连为一章，今订正之。连上章皆申明邪在气分之治法，而分别营卫气血之浅深，身形肥瘦之阴阳，苔色黄白之寒热，可谓既详且尽矣。而下又申言察苔以辨证，真千古开群朦也。

【点评】本条论述湿热痰浊蕴阻于胃脘的主症、治法，及多种类型痞证的证治鉴别。文中提出了湿热性温病痞证治用开泄与用苦泄法。苦泄法是针对湿热痰浊之邪阻脘，治用苦寒泄降之品；开泄法是针对脘腹湿阻气滞者，治用轻苦微辛之品。王氏强调对温病的诊断应"察胸腹"，通过切诊了解病情和病证性质，值得重视。

再唐本无此字。前云舌黄或渴唐本此下有"当用陷胸泻心"六字。须要有地之黄。若光滑者，乃无形湿热中有虚象，唐本作"已有中虚之象"。大忌前法。其脐以上为大腹，或满，或胀，或痛，此必邪已入里矣，唐本无"矣"字。表证必无，或十只存一。唐本作"或存十之一二"。亦要唐本作"须"。验之于舌，或黄甚，或如沉香色，或如灰黄色，或老黄色，或中有断纹，皆当下之，如小承气汤，用槟榔、青皮、枳实、元明粉、生首乌等。唐本此下有"皆可"二字。若未见此等舌，不宜用此等法，唐本作"药"。恐其中有湿聚，太阴为满，或寒湿错杂为痛，或气壅为胀，又当以别法治之。唐本有"矣"字。

舌苔如地上初生之草，必有根。无根者为浮垢，刮之即去，乃无形湿热，而胃无结实之邪，故云有中虚之象。若妄用攻泻伤内，则表邪反陷，为难治矣。即使有此等舌苔，亦不宜用攻泻之药。又如湿为阴邪，脾为湿土，故脾阳虚，则湿聚腹满，按之不坚，虽见各色舌苔而必滑，色黄为热，白为寒，总当扶脾燥湿为主。热者佐凉药；寒者，非大温，其湿不能去也。若气壅为胀，皆有虚实寒热之不同，更当辨别以利气和气为主治也。

雄按：上第五章，唐本移作第六章，今订正之。章氏所释白为寒，非大温其湿不去是也。然苔虽白而不燥，还须问其口中和否？如口中自觉黏腻，则湿渐化热，仅可用厚朴、槟榔等苦辛微温之品。口中苦渴者，邪已化热，不但大温不可用，必改用淡渗苦降微凉之剂矣。或渴喜热饮者，邪虽化热，而痰饮内盛也，宜温胆汤加黄连。杨云：原论已极郑重周详，此更辨别疑似，细极毫芒。可见心粗胆大者，必非真学问人也。

【点评】本条进一步讨论痞证用苦泄法和腑实证用下法的辨舌要点，即痞证见舌苔黄浊者，且苔垢紧贴舌面刮之不去。王氏对章氏注中所说"色黄为热，白为寒"提出异议，诚如王氏所说，还应结合口中是否"和"，见白苔也有湿渐化热者，未必都属寒证。

再黄苔不甚厚而滑者，热未伤津，犹可清热透表。若虽薄而干者，邪虽去而津受伤也，苦重之药当禁，宜甘寒轻剂可也。唐本"可也"作"养之"。

热初入营，即舌绛苔黄。其不甚厚者，邪结未深，故可清热，以辛开之药，从表透发。舌滑而津未伤，得以化汗而解。若津伤舌干，虽苔薄邪轻，亦必秘结难出，故当先养其津，津回舌润，再清余邪也。

雄按：上第六章，唐本移作第七章，今订正之。此二章，论黄苔各证治法之不同。

【点评】本条论述从黄苔的厚薄润燥判别津伤与否，并确定相应的治疗方法。

再论其热传营，舌色必绛。绛，深红色也。初传，绛色中兼黄白色，此气分之邪未尽也，泄卫透营，两和可也。纯绛鲜色者，包络受病唐本作"邪"。也，宜犀角、鲜生地、连翘、郁金、石菖蒲等。唐本此下有"清泄之"三字。延之数日，或平素心虚有痰，外热一陷，里络就唐本作"即"。闭，非菖蒲、郁金等所能开，须用牛黄丸、至宝丹之类以开其闭，恐其昏厥为痉也。

何报之曰：温热病一发便壮热烦渴，舌正赤而有白苔者，虽滑即当清里，切忌表药。

绛者，指舌本也；黄白者，指舌苔也。舌本通心脾之气血，心主营，营热故舌绛也。脾胃为中土，邪入胃则生苔，如地上生草也。然无病之人，常有微薄苔如草根者，即胃中之生气也。杨云：论舌苔之源甚佳。若光滑如镜，则胃无生发之气，如不毛之地，其土枯矣。胃有生气而邪入之，其苔即长厚，如草根之得秽浊而长发也。故可以验病之虚实寒热，邪之浅深轻重也。脾胃统一身之阴阳，营卫主一身之气血。故脾又为营之源，胃又为卫之本也。苔兼白，白属气，故其邪未离气分，可用泄卫透营，仍从表解，勿使入内也。纯绛鲜泽者，言无苔色，则胃无浊结，而邪已离卫入营，其热在心包也。若平素有痰，必有舌苔。雄按：绛而泽者，虽为营热之征，实因有痰，故不甚干燥也。问若胸闷者，尤为痰据，不必定有苔也。菖蒲、郁金亦为此设，若竟无痰，必不甚泽。其心虚血少者，舌色多不鲜赤，或淡晦无神，邪陷多危而难治，于此可卜吉凶也。若邪火盛而色赤，宜牛黄丸。痰湿盛而有垢浊之苔者，宜至宝丹。略参拙意。

雄按：上第七章，唐本移为第八章，今订正之。连下二章，辨论种种舌绛证治，是统风温、湿温而言也。

【点评】本条论述了绛舌的意义及热初传营与包络受病的绛舌的辨治。从全篇论述舌诊的条文来看，邪在卫分、气分多见舌苔的变化，邪在营分、血分多见舌质的变化，而在营分阶段舌色多绛，在血分阶段舌色每可转紫或暗红。这是叶氏总结的温病舌象特点，甚切临床实际。但应注意，绛舌主病还有一些不同的病证，如肺胃或肝肾阴液耗伤等，不能都用营分证来统括。在目前临床上，由于输液疗法的广泛运用，水电解质平衡紊乱得以及时纠正，所以当邪入营分后，也有不出现绛舌者。

再色绛而舌苔中心干者，乃心胃火燔，劫烁津液，即黄连、石膏亦可加入。若烦渴烦热，舌心干，四边色红，中心或黄或白者，此非血分也，乃上焦气热烁津，急用凉膈散散其无形之热，再看其后转变可也。慎勿用血药，以滋腻难散。至舌绛望之若干，手扪之原有津液，此津亏湿热熏蒸，将成浊痰蒙闭心包也。

热已入营则舌色绛，胃火烁液则舌心干，加黄连、石膏于犀角、生地等药中，以清营热而救胃津，即白虎加生地之例也。雄按：此节章氏无注，今补释之。

其舌四边红而不绛，中兼黄白而渴，故知其热不在血分，而在上焦气分，当用凉膈散清之。勿用血药引入血分，反难解散也。盖胃以通降为用，若营热蒸其胃中浊气成痰，不能下降，反上熏而蒙蔽心包。望之若干，扪之仍湿者，是其先兆也。

雄按：上第八章，唐本与第九章颠倒窜乱，今订正之。

【点评】本条论述了绛舌、红舌而中心干，及绛舌望之干，扪之有津液等几种舌象的病机及治疗。叶氏提出表现为属于气分证舌象时其用药"慎勿用血药"。此处所说的血药实质是指清营凉血、滋养阴血之品。但在气分阶段，并非所有的养阴药都不能用，如知母、石斛、麦冬等在气分证中热盛阴伤时都常用之，即使是生地，在热盛阴伤证或阴伤腑实证中也常用。所以叶氏之原意只是强调邪在气、在营血时用药应有所区别，而不是把两个阶段的用药截然分开。

再有热传营血，其人素有瘀伤宿血在胸膈中，挟热而搏，_{唐本无此}四字。**其舌色必紫而暗，扪之湿。当加入散血之品，如琥珀、丹参、桃仁、丹皮等。不尔，瘀血与热为伍，阻遏正气，遂变如狂、发狂之证。若紫而肿大者，乃酒毒冲心。若紫而干晦者，肾肝色泛也，难治。**

何报之曰：酒毒内蕴，舌必深紫而赤，或干涸。若淡紫而带青滑，则为寒证矣。须辨。

舌紫而暗，暗即晦也。扪之潮湿不干，故为瘀血。其晦而干者，精血已枯，邪热乘之，故为难治。肾色黑，肝色青，青黑相合而见于舌，变化紫晦，故曰肾肝色泛也。_{雄按：此舌虽无邪热，亦难治。}酒毒冲心，急加黄连清之。

雄按：此节唐本作第十章。

【点评】本条主要论述紫舌的辨证意义及三种紫舌的辨治。舌紫而干晦，多为热邪深入下焦，劫烁肝肾之阴，肝肾脏色外露的表现，多见于温病后期，预后不良，故叶氏说"难治"。

舌色绛而上有黏腻似苔非苔者，中挟秽浊之气，急加芳香逐之。舌绛欲伸出口而抵齿，难骤伸者，痰阻舌根，有内风也。舌绛而光亮，胃阴亡也。急用甘凉濡润之品。若舌绛而干燥者，火邪劫营，凉血清火为要。舌绛而有碎点白黄者，当生疳也。大红点者，热毒乘心也，用黄连、金汁。其有虽绛而不鲜，干枯而痿者，肾阴涸也。急以阿胶、鸡子黄、地黄、天冬等救之。缓则恐涸极而无救也。

尤拙吾曰： 阳明津涸，舌干口燥者，不足虑也，若并亡其阳则殆矣。少阴阳虚，汗出而厥者，不足虑也，若并亡其阴则危矣。是以阳明燥渴，能饮冷者生，不能饮者死。少阴厥逆，舌不干者生，干者死。

挟秽者，必加芳香，以开降胃中浊气而清营热矣。痰阻舌根，由内风之逆，则开降中又当加辛凉咸润以息内风也。脾肾之脉皆连舌本，亦有脾肾气败而舌短不能伸者，其形貌面色，亦必枯瘁，多为死证，不独风痰所阻之故也。其舌不鲜，干枯而痿，肾阴将涸，亦为危证，而黄连、金汁，并可治痉也。

*雄按：光绛而胃阴亡者，炙甘草汤去姜、桂，加石斛，以蔗浆易饴糖。干绛而火邪劫营者，晋三犀角地黄汤加元参、花粉、紫草、银花、丹参、莲子心、竹叶之类。若尤氏所云，不能饮冷者，乃胃中气液两亡，宜复脉汤原方。*汪按：以蔗浆易饴糖，巧妙绝伦。盖温证虽宜甘药，又不可滞中也。

【点评】本条进一步讨论绛舌的治疗。王氏对绛舌属胃阴大伤、火劫营阴、胃中气阴两亡等不同病证补充了具体用药，特别提出了炙甘草汤加减的使用。该方加减不仅可用于胃阴亏损者，在《温病条辨》中该方加减的加减复脉汤更是治疗肾阴不足的代表方。

其有舌独中心绛干者，此胃热心营受灼也。当于清胃方中，加入清心之品，否则延及于尖，为津干火盛也。舌尖绛独干，此心火上炎，用导赤散泻其腑。

其干独在舌心、舌尖，又有热邪在心、兼胃之别。尖独干，是心热。其热在气分者必渴，以气热劫津也。热在血分，其津虽耗，其气不热，故口干而不渴也。多饮能消水者为渴，不能多饮，但欲略润者为干。又如血分无热而口干者，是阳气虚不能生化津液，与此大不同也。

雄按：上第九章，唐氏窜入第八章，今厘正之。舌心是胃之分野，舌尖乃心之外候，心胃两清，即白虎加生地、黄连、犀角、竹叶、莲子心也。津干火盛者，再加西洋参、花粉、梨汁、蔗浆可耳。心火上炎者，导赤汤入童溲尤良。

【点评】本条继续提出了某些绛舌的治法。而王氏又补充了具体的药物，可供临床参考。

再舌苔白厚而干燥者， 此胃燥气伤也，滋润药中加甘草，令甘守津还之意。**舌白而薄者，外感风寒也，当疏散之。若白干薄** 唐本作"白薄而干"。**者，肺津伤也，加麦冬、花露、芦根汁等轻清之品，为上者上之也。若白苔绛底** 唐本作"苔白而底绛"。**者，湿遏热伏也。当先泄湿透热，防其就** 唐本作"即"。**干也。勿忧之，** 唐本作"此可勿忧"。**再从里** 唐本下有"而"字。**透于外，则变润矣。初病，舌就** 唐本作"即"。**干，神不昏者，急加养正透邪之药。若神已昏，此内匮矣，** 唐本"矣"字在下句之末。**不可救药。**

苔白而厚，本是浊邪，干燥伤津，则浊结不能化，故当先养津而后降浊也。肺位至高，肺津伤，必用轻清之品，方能达肺。若气味厚重而下走，则反无涉矣。故曰"上者上之也"。雄按：此释甚明白，何以第二章释为因地制宜，而讥他人效颦也。湿遏热伏，必先用辛开苦降以泄其湿，湿开热透，故防舌干，再用苦辛甘凉从里而透于外，则胃气化而津液输布，舌即变润，自能作汗，而热邪亦可随汗而解。若初病舌即干，其津气素竭也，急当养正，略佐透邪。若神已昏，则本元败，而正不胜邪，不可救矣。雄按：有初起舌干而脉滑脘闷者，乃痰阻于中，而液不上潮，未可率投补益也。

【点评】本条论述温病中若干白苔的主病及治法。

又不拘何色，舌上生芒刺者，皆是上焦热极也。当用青布拭冷薄荷水揩之，即去者轻，旋即生者险矣。

生芒刺者，苔必焦黄或黑。无苔者，舌必深绛。其苔白或淡黄者，胃无大热，必无芒刺。或舌尖，或两边，有小赤瘰，是营热郁结，当开泄气分以通营清热也。上焦热极者，宜凉膈散主之。

雄按：秦皇士云：凡渴不消水，脉滑不数，亦有舌苔生刺者，多是表邪挟食，用保和加竹沥、莱菔汁，或栀豉加枳实并效。若以寒凉抑郁，则谵语发狂愈甚，甚则口噤不语矣。有斑疹内伏，连用升提而不出，用消导而斑出神清者。若荤腥油腻，与邪热斑毒纽结不解，唇舌焦裂，口臭牙疳，烦热昏沉，与以寻常消导，病必不解，徒用清里，其热愈甚，设用下夺，其死更速。惟用升麻葛根汤以宣发之，重者非升麻清胃汤不能清理肠胃血分中之膏粱积热，或再加山楂、槟榔，多有生者。愚谓：病从口入，感证夹食为患者不少。秦氏著《伤寒大白》，于六法外，特补消导一门，未为无见。所用莱菔汁，不但能消痰食，即燥火闭郁，非此不清，用得其当，大可起死回生，郭云台极言其功，余每与海蛇同用，其功益懋。

【点评】本条论述舌生芒刺的病机及检测病情轻重的方法。引起舌上生芒刺的原因主要是上焦热极，所以治疗主以清解上焦邪热为法。但后世医家对该证发生及治法作了补充，表明在临床上还需针对不同病机进行辨治，不可一见芒刺即径投寒凉。

舌苔不燥，自觉闷极者，属脾湿盛也。或有伤痕血迹者，必问曾经搔挖否。不可以有血而便为枯证，仍从湿治可也。再有神情清爽，舌胀大不能出口者，此脾湿胃热，郁极化风，而毒延口也。用大黄磨

入当用剂内，则舌胀自消矣。

何报之曰：凡中宫有痰饮水血者，舌多不燥，不可误认为寒也。

三焦升降之气，由脾鼓运，中焦和则上下气顺，脾气弱则湿自内生。湿盛而脾不健运，浊壅不行，自觉闷极，虽有热邪，其内湿盛而舌苔不燥。当先开泄其湿，而后清热，不可投寒凉以闭其湿也。神情清爽而舌胀大，故知其邪在脾胃。若神不清，即属心脾两脏之病矣。邪在脾胃者，唇亦必肿也。

雄按：上第十章，唐氏析首节为第五章，次节为第十二章，末节为第十三章，今并订正。

【点评】本条论述脾湿盛、脾湿胃热郁极化风的舌苔特点及其治法。文中所说"舌苔不燥"，结合"自觉闷极，属脾湿盛"的表现，是指白厚而腻之苔，乃湿邪内阻之征象。

再唐本作"又有"。舌上白苔黏腻，吐出浊厚涎沫，口必甜味也，唐本作"其口必甜"。为脾瘅病，唐本作"此为脾瘅"。乃湿热气聚，与谷气相搏，土有余也。盈满则上泛，当用省头草，唐本作"佩兰叶"。芳香辛散以逐之则退。唐本无此二字。若舌上苔如碱者，胃中宿滞挟浊秽郁伏，当急急开泄，否则闭结中焦，不能从膜原达出矣。

脾瘅而浊泛口甜者，更当视其舌本，如红赤者为热，当辛通苦降以泄浊；如色淡不红，由脾虚不能摄涎而上泛，当健脾以降浊也。苔如碱者，浊结甚，故当急急开泄，恐内闭也。

雄按：浊气上泛者，涎沫厚浊，小溲黄赤。脾虚不摄者，涎沫稀粘，小溲清白，见证迥异。虚证宜温中以摄液，如理中或四君加益智之类可也。何亦以降浊为言乎？疏矣！上第十一章，唐氏并入第四章，今订正之。此二章辨别种种白苔证治之殊，似兼疫证之舌苔而详论之，试绎之，则白苔不必尽属于寒也。

【点评】本条论述了脾瘅病的病理及辨治。脾瘅病及其治疗早在《内经》中就有记载，每用佩兰为主药。而对这类病证的治疗，王氏又补充了脾虚不摄者的治疗，足以补充临床之用。

若^{唐本无此字。}舌无苔，而有如烟煤隐隐者，不渴，肢寒，知挟阴病。^{唐本移二句在"若润者"上。}如口渴烦热，^{唐本下有"而燥者"三字。}平时胃燥舌^{唐本无"舌"字。}也，不可攻之。若燥者^{唐本作"宜"。}甘寒益胃。若^{唐本此下有"不渴肢寒而"五字}润者，甘温扶中，此何^{唐本此下有"以"字。}故? 外露而里无也。

凡黑苔，大有虚实寒热之不同，即黄白之苔，因食酸味，其色即黑，尤当问之。^{雄按：此名染苔，食橄榄能黑，食枇杷白苔能黄之类，皆不可不知也。}其润而不燥，或无苔如烟煤者，正是肾水来乘心火，其阳虚极矣。若黑而燥裂者，火极变水色，如焚木成炭而黑也。虚实不辨，死生反掌耳。^{雄按：虚寒证虽见黑苔，其舌色必润而不紫赤，识此最为秘诀。}

雄按：更有阴虚而黑者，苔不甚燥，口不甚渴，其舌甚赤，或舌心虽黑，无甚苔垢，舌本枯而不甚赤，证虽烦渴便秘，腹无满痛，神不甚昏，俱宜壮水滋阴，不可以为阳虚也。若黑苔望之虽燥而生刺，但渴不多饮，或不渴，其边或有白苔，其舌本淡而润者，亦属假热，治宜温补。其舌心并无黑苔，而舌根有黑苔而燥者，宜下之，乃热在下焦也。若舌本无苔，惟尖黑燥，为心火自焚，不可救药。上第十二章，唐本移为第十四章，今订正之。

【点评】本条论述舌上黑如烟煤隐隐者的寒热虚实辨证及其治疗。叶氏所论，足见温病中见黑苔，有寒热虚实之别。而王氏又进一步补充了阴虚者当养阴、假热者当温补、热在下焦者当攻下等多种证治内容，可供临床参考。

若 _{唐本无此字。}舌黑而滑者，水来克火，为阴证，当温之。若见短缩，此肾气竭也，为难治。欲救之，_{唐本作"惟"。}加人参、五味子，勉希 _{唐本作"或救"。}万一。舌黑而干者，津枯火炽，急急泻南补北。若 _{唐本此下有"黑"字。}燥而中心厚 _{唐本无此字。}者，土燥水竭，急以咸苦下之。

何报之曰：暑热证夹血，多有中心黑润者，勿误作阴证治之。

黑苔而虚寒者，非桂、附不可治，佐以调补气血，随宜而施。若黑燥无苔，胃无浊邪。_{雄按：非无苔也，但不厚耳。}故当泻南方之火，补北方之水，仲景黄连阿胶汤主之。黑燥而中心厚者，胃浊邪热干结也，宜用硝、黄咸苦下之矣。

雄按：上第十三章，唐本移为第十五章，今订正之。此二章言黑苔证治之有区别也。

又按：茅雨人云：凡起病发热、胸闷，遍舌黑色而润，外无险恶情状，此胸膈素有伏痰也，不必张皇，止用薤白、栝蒌、桂枝、半夏一剂，黑苔即退，或不用桂枝，即枳壳、桔梗亦效。

【点评】本条又论述了三种黑苔的证治。

舌淡红无色者，或干而色不荣者，当是胃津伤而气无化液也，当用炙甘草汤。不可用寒凉药。

何报之曰：红嫩如新生，望之似润而燥渴殆甚者，为妄行汗下，以致津液竭也。

淡红无色，心脾气血素虚也。更加干而色不荣，胃中津气亦亡也，故不可用苦寒药。炙甘草汤养气血以通经脉，其邪自可渐去矣。

雄按：上第十四章，唐氏移为第十一章，今订正之。此章言虚多邪少之人，舌色如是，当培气液为先也。

【点评】本条论述淡红舌的病机和治法。

若舌白如粉而滑，四边色紫绛者，温疫病初入膜原，未归胃腑，急急透解，莫待传陷而入，为险恶之病。且见此舌者，病必见凶，须要小心。凡斑疹初见，须用纸捻照见胸背两胁，点大而在皮肤之上者，为斑；或云头隐隐，或琐碎小粒者，为疹。又宜见而不宜见多。按方书谓斑色红者属胃热，紫者热极，黑者胃烂，然亦必看外证所合，方可断之。

温疫白苔如积粉之厚，其秽浊重也，舌本紫绛，则邪热为浊所闭，故当急急透解。此五疫中之湿疫，又可主以达原饮，亦须随证加减，不可执也。舌本紫绛，热闭营中，故多成斑疹。斑从肌肉而出，属胃；疹从血络而出，属经。其或斑疹齐见，经胃皆热。然邪由膜原入胃者多，或兼风热之入于经络，则有疹矣。不见则邪闭，故宜见。多见则邪重，故不宜多。但斑疹亦有虚实，虚实不明，举手杀人，故先生辨之如后。

雄按：温热病，舌绛而白苔满布者，宜清肃肺胃。更有伏痰内盛，神气昏瞀者，宜开痰为治。黑斑、蓝斑，亦有可治者。余治胡季权、姚禄皆二案，载续编。徐月岩室案，附曾大父《随笔》中。

【点评】本条讨论湿热疫邪入膜原的证治、预后及斑疹的鉴别和临床意义。叶氏所说的温疫病实是指湿热秽毒之邪所致的湿热疫，也就是吴又可《温疫论》中所论及的温疫。叶氏提出的治法，针对温疫初起，当急急透解，使病邪有外达之机，可用吴又可达原饮治之。

本条又一重要内容是叶氏对斑疹的论述，包括斑疹的区别和预后判断。现代临床上，以充血性皮疹者为疹，出血性皮疹者属斑，至于形状之大小不是主要的标准。斑疹外发，标志着营血分之邪热有外达之机，所以说"宜见"。但如斑疹外发过多过密，则又说明营血分热盛毒重，故又"不宜见多"。至于从斑疹红、紫、黑三种色泽判断热邪的轻重及预后，还必须结合全面证候进行综合分析，才能作出正确的诊断。所以叶氏强调："必看外证所合，方可断之。"

然而春夏之间，湿病俱发疹为甚，且其色要辨。唐本无此句。**如淡红色，四肢清，口不甚渴，脉不洪数，非虚斑即阴斑。或胸微见数点，面赤足冷，或下利清谷，此阴盛格阳于上而见，当温之。**

此专论斑疹不独温疫所有，且有虚实之迥别也。然火不郁不成斑疹。若虚火力弱而色淡，四肢清者，微冷也。口不甚渴，脉不洪数，其非实火可征矣，故曰虚斑。若面赤足冷，下利清谷，此阴寒盛格拒其阳于外，内真寒，外假热，郁而成斑，故直名为阴斑也。须附、桂引火归元，误投凉药即死。实火误补亦死，最当详辨也。

【点评】本条论虚斑、阴斑的辨治。至于对原文中提出的"春夏之间，湿病俱发疹为甚"之说不可拘泥，一方面春夏之间确有一些湿热性温病如湿温容易出现斑疹，另一方面在春、夏、秋、冬季也有一些温热性温病容易出现斑疹，如冬春季的风温、春温、冬温等。

若斑色紫唐本下有"而"字。**小点者，心包热也。点大而紫，胃中热也。黑斑而光亮者，热胜毒盛，**唐本作"热极毒炽"。**虽属不治，若其人气血充者，或依法治之，尚可救。若黑而晦者，必死。若黑而隐隐，四旁赤色，火郁内伏，大用清凉透发，间有转红成可救者。若夹斑带疹，皆是邪之不一，各随其部而泄。然斑属血者恒多，疹属气者不**

少，斑疹皆是邪气外露之象，发出唐本下有"之时"二字。宜神情清爽，为外解里和之意。如斑疹出而昏者，正不胜邪，内陷为患，或胃津内涸之故。

此论实火之斑疹也。点小即是从血络而出之疹，故热在心包；点大从肌肉而出为斑，故热在胃。黑而光亮者，元气犹充，故或可救；黑暗则元气败，必死矣。四旁赤色，其气血尚活，故可透发也。斑疹夹杂，经胃之热，各随其部而外泄。热邪入胃，本属气分，见斑则邪属于血者多矣。疹从血络而出，本属血分，然邪由气而闭其血，方成疹也，必当两清气血以为治也。既出而反神昏，则正不胜邪而死矣。

雄按：上第十五章，详论温疫中斑疹证治之不同，唐氏移为第十六章，今订正之。

再有一种白㾦，小粒如水晶色者，杨云：平人夏月亦间有之。此湿热伤肺，邪虽出而气液枯也，必得甘药补之。或未至久延，伤及气液，乃湿郁卫分，汗出不彻之故，当理气分之邪。或白如枯骨者多凶，为气液竭也。

雄按：湿热之邪，郁于气分，失于轻清开泄，幸不传及他经，而从卫分发白㾦者，治当清其气分之余邪。邪若久郁，虽化白㾦，而气液随之以泄，故宜甘濡以补之。苟色白如枯骨者，虽补以甘药，亦恐不及也。上第十六章，唐氏移为第十七章，今订正之。

杨按：湿热素盛者，多见此证，然在温病中为轻证，不见有他患。其白如枯骨者，未经阅历，不敢臆断。

汪按：白㾦，前人未尝细论，此条之功不小。白如枯骨者，余曾见之，非惟不能救，并不及救，故俗医一见白㾦，辄以危言恐吓病家。其实白如水晶色者，绝无紧要，吾见甚多，然不知甘濡之法，反投苦燥升提，则不枯者亦枯矣。

【点评】本文论述白㾦的形态、病机、治法及预后。白㾦若反复发出，邪气虽得以外解，气液必受耗伤。因此，当白㾦发出数次已透解后，当予甘平清养之剂以增补气液。若气液耗伤过甚以致枯竭而见白㾦色如枯骨，则为正虚危候，预后不良。文中"气液枯"之枯应作"伤"解，与枯㾦之气液竭不同。"必得甘药补之"所指为甘平清养之药，而非单纯的甘补之品。

再温热之病，看舌之后，亦须验齿。齿为肾之余，龈为胃之络。热邪不燥胃津，必耗肾液。且二经之血，皆走其地，病深动血，结瓣于上。阳血者色必紫，紫如干漆；阴血者色必黄，黄如酱瓣。阳血若见，安胃为主；阴血若见，救肾为要。然豆瓣色者多险，若证还不逆者，尚可治，否则难治矣。何以故耶？盖阴下竭，阳上厥也。

肾主骨，齿为骨之余，故齿浮龈不肿者，为肾火水亏也。胃脉络于上龈，大肠脉络于下龈，皆属阳明，故牙龈肿痛为阳明之火。若湿入胃，则必连及大肠，血循经络而行，邪热动血而上结于龈。紫者为阳明之血，可清可泻。黄者为少阴之血，少阴血伤为下竭，其阳邪上亢而气厥逆，故为难治也。

雄按：上第十七章，唐氏移作第十八章，今订正之。

【点评】本条论述验齿的诊断意义及齿龈结瓣的病机、治疗和预后。验齿为叶氏首创的温病诊断方法。原文中提出了温病阴液耗伤的两大分类，即"热邪不燥胃津，必耗肾液"，一为先天的肾阴耗伤，一为后天的胃阴耗伤。由于齿为骨之余，龈为胃之络，肾主骨，而龈为骨之余。且肾与阳明两经均循行于齿龈，所以齿部与胃肾两脉的关系较为密切，从齿部的变化可推断病变主要部位在胃与在肾。这些论述在理论上和临床上都具有重要的意义。

齿若光燥如石者，胃热甚也。若无汗恶寒，卫偏胜也，辛凉泄卫，透汗为要。若如枯骨色者，肾液枯也，为难治。若上半截润，水不上承，心火上炎也。急急清心救水，俟枯处转润为妥。

胃热甚而反恶寒者，阳内郁而表气不通，故无汗而为卫气偏胜，当泄卫以透发其汗，则内热即从表散矣。凡恶寒而汗出者，为表阳虚，腠理不固，虽有内热，亦非实火矣。齿燥有光者，胃津虽干，肾气未竭也。如枯骨者，肾亦败矣，故难治也。上半截润，胃津养之。下半截燥，由肾水不能上滋其根，而心火燔灼，故急当清心救水，仲景黄连阿胶汤主之。

【点评】本条论述从齿之润燥来判断热势、津液状况、病变部位及相应治法。

若咬牙啮齿①者，湿热化风，痉病。但咬牙者，胃热气走其络也。若咬牙而脉证皆衰者，胃虚无谷以内荣，亦咬牙也。何以故耶？虚则喜实也。舌本不缩而硬，而牙关咬定难开者，此非风痰阻络，即欲作痉证，用酸物擦之即开，木来泄土故也。

牙齿相啮者，以内风鼓动也。但咬不啮者，热气盛而络满，牙关紧急也。若脉证皆虚，胃无谷养，内风乘虚袭之入络，而亦咬牙，虚而反见实象，是谓虚则喜实，当详辨也。又如风痰阻络为邪实，其热盛化风欲作痉者，或由伤阴而挟虚者，皆当辨也。

---

①　啮(niè 聂)齿：牙齿相互切咬。《辞源》："齿相切以断绝之也。"

雄按：上第十八章，唐氏移作第十九章，今订正之。

【点评】本条论述咬牙啮齿的虚实辨证及局部治法。凡咬牙啮齿并见者，虽然原文提出系湿热化风所致，但临床更多是温热类温病热盛动风所致，当然亦有由湿热化燥化火致风者。对这类病证，局部可用酸物如乌梅肉擦齿龈，往往可使牙关得开，即所谓"木来泄土"，但还要针对病证而采取其他治疗措施。

若齿垢如灰糕样者，胃气无权，津亡，湿浊用事，多死。而初病齿缝流清血①，痛者，胃火冲激也；不痛者，龙火②内燔也。齿焦无垢者，死；齿焦有垢者，肾热胃劫也。当微下之，或玉女煎清胃救肾可也。

齿垢由肾热蒸胃中浊气所结，其色如灰糕，则枯败而津气俱亡，肾胃两竭，惟有湿浊用事，故死也。齿缝流清血，因胃火者出于龈，胃火冲激故痛；不痛者出于牙根，肾火上炎故也。齿焦者肾水枯，无垢则胃液竭，故死；有垢者，火盛而气液未竭。故审其邪热甚者，以调胃承气微下其胃热；肾水亏者，玉女煎清胃滋肾可也。

雄按：上第十九章，唐氏移作第二十章，今订正之。以上三章，言温热诸证可验齿而辨其治也。真发从来所未发，是于舌苔之外更添一秘诀，并可垂为后世法。读者苟能隅反，则岂仅能识别温病而已哉！

【点评】本条论述齿垢和齿缝流血的辨证。特别是从齿缝流血的不同表现来区分病在胃在肾，确实符合临床实际，对于治疗具

---

① 清血：即指鲜红之血。《康熙字典》："鲜也、澄也、洁也。"
② 龙火：又称相火。此处指肾中的虚火。

有指导意义。

再妇人病温与男子同，但多胎前产后，以及经水适来适断。大凡胎前病，古人皆以四物加减用之，谓护胎为要，恐来害妊。如热极用井底泥、蓝布浸冷，覆盖腹上等，皆是保护之意。但亦要看其邪之可解处。用血腻之药不灵，又当省察，不可认板法。然须步步保护胎元，恐损正邪陷也。

保护胎元者，勿使邪热入内伤胎也。如邪犹在表分，当从开达外解，倘执用四物之说，则反引邪入内，轻病变重矣。杨云：此释极为明通。故必审其邪之浅深而治，为至要也。若邪热逼胎，急清内热为主，如外用泥、布等盖覆，恐攻热内走，反与胎碍，更当详审，勿轻用也。总之，清热解邪，勿使伤动其胎，即为保护。若助气和气以达邪，犹可酌用。其补血腻药，恐反遏其邪也。雄按：此说固是，然究是议药不议病矣。如温热已烁营阴，则地黄未尝不可用。且《内经》曰："妇人重身，毒之何如？岐伯曰：有故无殒，亦无殒也。大积大聚，其可犯也，衰其大半而止，不可过也。"故如伤寒阳明实热证，亦当用承气下之，邪去则胎安也。盖病邪浅则在经，深则在腑，而胎系于脏，攻其经腑，则邪当其药，与脏无碍。雄按：此释极通，而竟忘却温热传营入血之证，本文但云"不可认板法"，非谓血药无可用之证也。若妄用补法以闭邪，则反害其胎矣。倘邪已入脏，虽不用药，其胎必殒而命难保。雄按：亦须论其邪入何脏。所以《经》言有故无殒者，谓其邪未入脏，攻其邪，亦无殒胎之害也。杨云：有故无殒者，有病则病当之也。不必增入邪未入脏之说，以滋荧惑。故要在辨证明析，用法得当，非区区四物所能保胎者也。故先生曰：须看其邪之可解处，不可认板法。至哉言乎！

【点评】本条论述妇人病温的特点，强调胎前病应注意护胎，但又应"看其邪之可解处"而祛邪，不可一味投用补药。

至于产后之法，按方书谓慎用苦寒，恐伤其已亡之阴也。然亦要辨其邪能从上中解者，稍从证用之，亦无妨也。不过勿犯下焦，且属虚体，当如虚怯人病邪而治。总之，无犯实实虚虚之禁。况产后当气血沸腾之候，最多空窦①，邪势必乘虚内陷，虚处受邪，为难治也。

雄按：余医案中所载产后温热诸证治，皆宜参阅，兹不赘。

徐洄溪曰：产后血脱，孤阳独旺，虽石膏、犀角对证，亦不禁用。而世之庸医，误信产后宜温之说，不论病证，皆以辛热之药，戕其阴而益其火，无不立毙。我见甚多，惟叶案中绝无此弊，足征学有渊源。

魏柳洲曰：近时专科及庸手，遇产后一以燥热温补为事，杀人如麻。雄按：不挟温热之邪者且然，况兼温热者乎。

吴鞠通曰：产后温证，固云治上不犯中，然药反不可过轻，须用多备少服法，中病即已。所谓无粮之师，利于速战。若畏产后虚怯，用药过轻，延至三四日后，反不能胜药矣。

【点评】本条论述产后温病的治疗用药注意点。产后如感邪而发温病，固当祛邪，但应注意勿滥用苦寒，以免伤正。但也不可强调正虚而过用补益，易造成温邪留恋不去。所以叶氏告诫："无犯实实虚虚之禁。"

如经水适来适断，邪将陷唐本下有"于"字血室，少阳伤寒，言之详悉，不必多赘。但数动与正伤寒不同，仲景立小柴胡汤，提出所陷热邪，参、枣唐本下有"以"字扶胃气，以冲脉隶属阳明也，此与唐本作

---

① 空窦：即为空虚之处。窦，《说文》："空也。"

"惟"虚者为合治。若热邪陷入，与血相结者，当从陶氏小柴胡汤①去参、枣，加生地、桃仁、楂肉、丹皮或犀角等。若本经血结自甚，必少腹满痛。轻者，刺期门；重者，小柴胡汤去甘药，加延胡、归尾、桃仁。挟寒，加肉桂心。气滞者，加香附、陈皮、枳壳等。沈月光用柴胡、秦艽、荆芥、香附、苏梗、厚朴、枳壳、当归、芎藭、益母草、木通、黄芩，名和血逐邪汤。姜衣少许为引。治伤寒热入血室，气滞血瘀，而胸满、腹胀痛甚者，甚效。然热陷血室之证，多有谵语如狂之象，防是阳明胃实，唐本作"与阳明胃实相似"下有"此种病机"四字。当辨之。唐本作"最须辨别"。血结者，身体必重，非若阳明之轻旋便捷者。唐本无"旋捷"二字。何以故耶？阴主重浊，络脉被阻，唐本下有"身之"二字。侧旁气痹，连唐本下有"及"字胸背皆拘束不遂，唐本作"皆为阻窒"。故去邪通络，正合其病。往往延久，上逆心包，胸中唐本下有"痹"字痛，即陶氏所谓血结胸②也。王海藏出一桂枝红花汤加海蛤、桃仁，原是表里上下一齐尽解之理，看唐本无此字此方大有巧手，唐本作"妙"焉，故录出以备学者之用。唐本无此句。

"数动"未详，或数字是"变"字之误，更俟明者正之。冲脉为血室，肝所主，其脉起于气街。气街，阳明胃经之穴，故又隶属阳明也。邪入血室，仲景分浅深而立两法：其邪深者，云如结胸状，谵语者，刺期门，随其实而泻之，是从肝而泄其邪，亦即陶氏之所谓血结胸也。其邪浅者，云往来寒热如疟状，而无谵语，用小柴胡汤，是从胆治也。盖往来寒热，是少阳之证，故以小柴胡汤提少阳之邪，则血

---

① 陶氏小柴胡汤：陶节庵《伤寒全生集》治妇人热入血室有小柴胡汤加红花、生地、当归、桂枝、丹皮等加味法。

② 血结胸：陶节庵《伤寒全生集》中所说的血结胸，指伤寒阳证，吐衄血不尽，蓄在上焦，症见胸腹胀满硬痛，身热，嗽水不咽，喜忘如狂，大便黑，小便利，方用犀角地黄汤、抵当汤、桃核承气汤。

室之热，亦可随之而外出。以肝胆为表里，故深则从肝，浅则从胆，以导泄血室之邪也。今先生更详证状，并采陶氏、王氏之方法，与仲景各条合观，诚为精细周至矣。其言小柴胡汤，惟虚者为合法，何也？盖伤寒之邪，由经而入血室，其胃无邪，故可用参、枣；若温热之邪，先已犯胃，后入血室，故当去参、枣，惟胃无邪及中虚之人，方可用之耳！雄按：世人治疟，不论其是否为温热所化，而一概执用小柴胡汤，以实其胃，遂致危殆者最多。须知伤寒之用小柴胡汤者，正防少阳经邪乘虚入胃，故用参、枣先助胃以御之，其与温热之邪来路不同，故治法有异也。汪按：此谓温热之邪与伤寒来路不同，故治法有异是也。至云伤寒胃中无邪，又云防少阳之邪乘虚入胃，则似未安。夫伤寒传经，由太阳而阳明而少阳，故有太阳阳明，有正阳阳明，有少阳阳明。岂有少阳受邪而阳明不受者？亦岂有防少阳之邪，倒传阳明之理乎？

雄按：温邪热入血室有三证：如经水适来，因热邪陷入而捗结不行者，此宜破其血结；若经水适断，而邪乃乘血舍之空虚以袭之者，宜养营以清热；其邪热传营，逼血妄行，致经未当期而至者，宜清热以安营。上第二十章，唐氏作第二十一章。其小引云：温证论治二十则，乃先生游于洞庭山，门人顾景文随之舟中，以当时所语，信笔录记。一时未加修饰，是以词多诘屈，语亦稍乱，读者不免晦口。大烈不揣冒昧，窃以语句少为条达，前后少为移掇，惟使晦者明之。至先生立论之要旨，未敢稍更一字也。章氏诠释，亦从唐本。雄谓：原论次序，亦既井井有条，而语句之间，并不难读，何必移前掇后，紊其章法。而第三章"如玉女煎"去其"如"字之类，殊失庐山真面目矣，兹悉根据华本订正之。

【点评】本条论述热入血室的成因、证治。对本证的治疗，叶氏列举数例，临床上还应结合全面证候分析进行辨治。王氏将温邪热入血室证分为三种：经水适来，热与血结；经水适断，血虚热陷；邪热传营，逼血妄行致经期当期未至。简明扼要，切合实际，颇有临床参考价值。

叶香岩三时伏气外感篇

春温一证，由冬令收藏未固，昔人以冬寒内伏，藏于少阴，入春发于少阳，以春木内应肝胆也。寒邪深伏，已经化热，昔贤以黄芩汤为主方，苦寒直清里热，热伏于阴，苦味坚阴，乃正治也。知温邪忌散，不与暴感门同法。若因外邪先受，引动在里伏热，必先辛凉以解新邪，自注葱豉汤。继进苦寒以清里热。况热乃无形之气，时医多用消滞，攻治有形，胃汁先涸，阴液劫尽者多矣。雄按：新邪引动伏邪者，初起微有恶寒之表证。

徐洄溪曰：皆正论也。

章虚谷曰：或云人身受邪，无不即病，未有久伏过时而发者，其说甚似有理，浅陋者莫不遵信为然，不知其悖经义，又从而和之。夫人身内脏腑，外营卫，于中十二经、十五络、三百六十五孙络、六百五十七穴，细微幽奥，曲折难明。今以一郡一邑之地，匪类伏匿，犹且不能觉察，况人身经穴之渊邃隐微，而邪气如烟之渐熏、水之渐积。故如《内经》论诸痛、诸积，皆由初感外邪，伏而不觉，以致渐侵入内所成者也。安可必谓其随感即病，而无伏邪者乎？又如人之痘毒，其未发时，全然不觉，何以又能伏耶？由是言之，则《素问》所言冬伤寒，春病温，非谰语矣。

雄按：藏于精者，春不病温，小儿之多温病何耶？良以冬暖而失闭藏耳。夫冬岂年年皆暖欤？因父母以姑息为心，惟恐其冻，往往衣被过厚，甚则戕之以裘帛，富家儿多夭者，半由此也。虽天令潜藏，而真气已暗为发泄矣。温病之多，不亦宜乎？此理不但幼科不知，即先贤亦从未道及也。汪按：惟洄溪尝略论及之耳。

【点评】本篇是王孟英从叶天士《幼科要略》中摘录编成，虽然针对小儿，但其中有许多条文，特别是有关温病的内容，对成人温病的证治也是完全适用的。至于该篇中还有一些讨论非温病的小儿常见病证内容，也很值得重视，是中医儿科学中的瑰宝。

本条论述春温的病因发病、治疗原则和禁忌。叶氏对春温的病因发病认识是沿用传统的伏气温病理论，即"冬藏未固"，"冬寒内伏，藏于少阴，入春发于少阳"。其治疗当主以苦寒直清里热。所谓"苦味坚阴"，指出了苦寒药除有清热作用外，还可防止邪热耗伤阴液，所以起到了"坚阴"的作用。对于春温的治疗禁忌，文中提出了两个方面：一是温邪忌散，即不可用辛温解表剂；二是不能滥用消滞攻伐之剂，以免耗伤阴液。然而，对春温初起外有表寒者，辛温解表药也在当用之例，而对确有食滞于中者，消导化滞之品也并非不能用。

风温者，春月受风，其气已温。雄按：此言其常也。冬月天暖，所感亦是风温；春月过冷，亦有风寒也。《经》谓春病在头，治在上焦。肺位最高，邪必先伤，此手太阴气分先病，失治则入手厥阴心包络，血分亦伤。盖足经顺传，如太阳传阳明，人皆知之。肺病失治，逆传心包络，人多不知者。俗医见身热咳喘，不知肺病在上之旨，妄投荆、防、柴、葛，加入枳、朴、杏、苏、菔子、楂、麦、橘皮之属，辄云解肌消食。有见痰喘，便用大黄礞石滚痰丸，大便数行，上热愈结。幼稚谷少胃薄，表里苦辛化燥，胃汁已伤，复用大黄大苦沉降丸药，致脾胃阳和伤极，陡变惊痫，莫救者多矣。

自注：风温肺病，治在上焦。夫春温忌汗，初病投剂，宜用辛凉。若杂入消导发散，徐云：须对证亦可用。不但与肺病无涉，劫尽胃汁，肺乏津液上供，头目清窍，徒为热气熏蒸。鼻干如煤，目瞑或上窜无泪，或热深肢厥，狂躁溺涩，胸高气促，皆是肺气不宣化之征。斯时若以肺药少加一味清降，使药力不致直趋肠中。雄按：所谓非轻不举也，重药则直过病所矣。而上痹可开，诸窍自爽。无如市医金云结胸，皆用连、蒌、柴、枳，苦寒直降，致闭塞愈甚，告毙者多。

又此证初因发热喘嗽，首用辛凉清肃上焦，徐云：正论。如薄荷、连翘、牛蒡、象贝、桑叶、沙参、栀皮、姜皮、花粉。若色苍热胜烦渴，用石膏、竹叶辛寒清散，痧疹亦当宗此。若日数渐多，邪不得解，芩、连、凉膈亦可用。至热邪逆传膻中，神昏目瞑，鼻窍无涕洟，诸窍欲闭，其势危急，必用至宝丹或牛黄清心丸。徐云：急救非此不可。病减后余热，只甘寒清养胃阴足矣。

【点评】本条论述风温的病因、发病、传变特点、治疗原则和用药大要。叶氏指出，风温是感受春季温风之邪而发病的，实际上就是感受风热病邪。风热病邪自口鼻吸入先伤于肺，故初起"治在上焦"，以宣泄肺卫为主。如邪热入里，主以清泄里热。逆传心包者，主以清心开窍，深入营血则用清营凉血，后期见肺胃阴伤则甘寒清养肺胃。

春月暴暖忽冷，先受温邪，继为冷束，咳嗽痰喘最多，辛解凉温，只用一剂，大忌绝谷。若甚者，宜昼夜竖抱勿倒三四日。徐云：秘诀。**夫轻为咳，重为喘，喘急则鼻掀胸挺。**

自注：春温皆冬季伏邪，详于大方诸书，幼科亦有伏邪。雄按：人有大小，感受则一也。治从大方。雄按：感受既一，治法亦无殊，奈大方明于治温者罕矣，况幼科乎！然暴感为多，如头痛恶寒，发热喘促，鼻塞声重，脉浮无汗，原可表散。春令温舒，辛温宜少用，阳经表药，最忌混乱。至若身热咳喘有痰之证，只宜肺药清解，泻白散加前胡、牛蒡、薄荷之属，消食药只宜一二味。雄按：此为有食者言也。若二便俱通者，消食少用，须辨表、里、上、中、下何者为急施治。

又春季温暖，风温极多，温变热最速。若发散风寒、消食，劫伤津液，变证尤速。雄按：沈尧封云：温亦火之气也，盖火之微者曰温，火之甚者曰热，三时皆有，惟暑为天上之火，独盛于夏令耳。

初起咳嗽喘促，通行用薄荷、汗多不用。连翘、象贝、牛蒡、花粉、桔梗、沙参、木通、枳壳、橘红。表解热不清用黄芩、连翘、桑皮、花粉、地骨皮、川贝、知母、山栀。

备用方：黄芩汤、葱豉汤、凉膈散、清心凉膈散、苇茎汤、泻白散、葶苈大枣汤、白虎汤、至宝丹、牛黄清心丸、竹叶石膏汤、喻氏清燥救肺汤。

里热不清，朝上凉，晚暮热，即当清解血分，久则滋清养阴。若热陷神昏，痰升喘促，急用牛黄丸、至宝丹之属。

风温乃肺先受邪，遂逆传心包，治在上焦，不与清胃攻下同法。幼科不知，初投发散消食，不应。改用柴、芩、栝蒌、枳实、黄连，再下夺，不应。多致危殆，皆因不明手经之病耳。雄按：婆心苦口，再四丁宁，舌敝耳聋，可为太息。

若寒痰阻闭，亦有喘急胸高，不可与前法。用三白吐之，或妙香丸。

【点评】以上数条进一步讨论风温各种病证的治法方药及一些治疗禁忌。

夏为热病，然夏至以前，时令未为大热，《经》以先夏至病温，后夏至病暑。温邪前已申明，暑热一证，雄按：《阴阳大论》云："春气温和，夏气暑热。"是暑即热也，原为一证。故夏月中暑，仲景标曰：中热也。昔人以动静分为暑、热二证，盖未知暑为何气耳。医者易眩。夏暑发自阳明，古人以白虎汤为主方。后贤刘河间创议，迥出诸家，谓温热时邪，当分三焦投药，以苦辛寒为主，若拘六经分证，仍是伤寒治法，致误多矣。徐云：能分六经者，亦鲜矣。盖伤寒外受之寒，必先从汗解，辛温散邪是已。口鼻吸入之寒，即为中寒阴病，徐云：亦不尽然。治当温里，分三阴见证施治。若夫暑病，专方甚少，皆因前人略于暑，详于寒耳。考古如《金匮》暑、暍、痉之因，而洁古以动静分中暑、中热，各具至理，雄按：虽有至理，而强分暑、热，名已不正矣。兹不概述。论幼科病暑热，夹杂别病有诸，而时下不外发散消导，加入香薷一味，或六一散一服。考《本草》：香薷辛温发汗，能泄宿水。夏热气闭无汗，渴饮停水，香薷必佐杏仁，以杏仁苦降泄气，大顺散取义若此。徐云：大顺散非治暑之方，乃治暑月伤冷之方也，何得连类及之，夹杂矣。雄按：上言香薷治渴饮停水，佐杏仁以降泄，故曰大顺散之义，亦若此也。长夏湿令，暑必兼湿。雄按：此言长夏湿旺之令，暑以蒸之，所谓土润溽①暑，故暑湿易于兼病，犹之冬月风寒，每相兼感。暑伤气分，湿亦伤气，汗则耗气伤阳，胃汁大受劫烁，变病由此甚多，发泄司令，里真自虚。张凤逵云：暑病首用辛凉，继用甘寒，再用酸泄酸敛，不必用下。可称要言不烦矣。然幼科因暑热蔓延，变生他病，雄按：大方何独不然，学者宜知隅反。兹摘其概。

【点评】本条论述了暑热之病的发病和病机特点、治法、主要方药等。原文总结了暑病发病的几个特点：一是发生有明显的季节性，即发生在夏至之后；二是暑病在发病之初表现为阳明病，

---

① 溽(rù 入)：湿润，闷热。

即"夏暑发自阳明";三是暑邪易夹湿,所谓"暑必兼湿"。文中所引用的张凤逵所说的:"暑病首用辛凉,继用甘寒,再用酸泄酸敛,不必用下",基本上代表了暑病发展过程中的主要治法。但暑病的变化极多,证候多端,特别是暑病有许多营血分证、热陷心肝厥阴证和兼夹湿邪的病证,各有其治法,故临床治疗不可拘于此说。

暑邪必挟湿, 雄按:暑令湿盛,必多兼感,故曰挟。犹之寒邪挟食,湿证兼风,俱是二病相兼,非谓暑中必有湿也。故论暑者,须知为天上烈日之炎威,不可误以湿热二气并作一气始为暑也。而治暑者,须知其挟湿为多焉。**状如外感风寒,忌用柴、葛、羌、防。如肌表热无汗,辛凉轻剂无误。香薷辛温气升,热服易吐,佐苦降,如杏仁、黄连、黄芩则不吐。宣通上焦,如杏仁、连翘、薄荷、竹叶。**

【点评】本条主要论述"暑邪夹湿"的证治。对原文中提出"暑必挟湿",王氏有精辟的分析,提出了"其挟湿为多",而暑与湿为两种邪气,"非谓暑中必有湿"。在治疗上提出了应与外感风寒区别,提出了具体的用药。特别是介绍了避免用香薷热服易吐的方法,切合临床实用。

暑热深入,伏热烦渴,白虎汤、六一散。 雄按:无湿者白虎汤,挟湿者六一散,须别。**暑病头胀如蒙,皆热盛上炽,白虎、竹叶;酒湿食滞者,加辛温通里。**

夏令受热,昏迷若惊,此为暑厥, 雄按:受热而迷,名曰暑厥。譬如受冷而仆,名寒厥也。人皆知寒之即为冷矣,何以不知暑之为热乎?**即热气闭塞孔窍所致。其邪入络,与中络同法,牛黄丸、至宝丹芳香利窍,可效。** 徐云:妙法。雄按:紫雪亦可酌用。**神苏以后,用清凉血分,如连翘心、竹叶心、**

玄参、细生地、鲜生地、二冬之属。雄按：暑是火邪，心为火脏，邪易入之。故治中暑者，必以清心之药为君。**此证初起，大忌风药**。雄按：火邪得风药而更炽矣。**初病暑热伤气**，雄按：所谓壮火食气也。**竹叶石膏汤或清肺轻剂**。雄按：火邪克金，必先侵肺矣。**大凡热深厥深，四肢逆冷**，魏柳洲曰：火极似水，乃物极必反之候。凡患此，为燥热温补所杀者多矣，哀哉！盖内真寒而外假热，诸家尝论之矣。内真热而外假寒，论及者罕也。雄按：道光甲辰六月初一日至初四日，连日酷热异常，如此死者，道路相接，余以神犀丹、紫雪二方救之，极效。**但看面垢齿燥，二便不通，或泻不爽，为是，大忌误认伤寒也**。雄按：尤忌误以暑为阴邪，或指暑中有湿，而妄投温燥渗利之药也。

上暑厥。雄按：王节斋云：夏至后病为暑，相火令行，感之自口齿入，伤心包络经，甚则火热制金，不能平木，而为暑风。张兼善云：清邪中上，浊邪中下，其风寒湿皆地之气，所以俱中足经，惟暑乃天之气，系清邪，所以中手少阴心经。

【点评】本条论述暑厥的证治。对该证的治疗不仅有治疗"昏迷若惊"的急救法，还有针对神志清楚后的清凉血分方，值得临床借鉴。

幼儿断乳纳食，值夏月脾胃主气，易于肚膨泄泻，足心热，形体日瘦，或烦渴喜食，渐成五疳积聚。当审体之强弱、病之新久，有余者疏胃清热。食入粪色白，或不化，健脾佐消导清热。若湿热内郁，虫积腹痛，徐云：此证最多。**导滞驱虫微下之。缓调用肥儿丸之属**。

上热疳。

【点评】本条论述幼儿热疳的证治。

夏季秋热，小儿泄泻，或初愈、未愈，满口皆生疳蚀，尝有阻塞咽喉致危者，此皆在里湿盛生热，热气蒸灼，津液不生，湿热偏伤气分，治在上焦，或佐淡渗。徐云：须用外治。**世俗常刮西瓜翠衣治疳**，徐云：合度。**取其轻扬渗利也。**

上口疳。

【**点评**】本条论述小儿口疳的证治。

夏季湿热郁蒸，脾胃气弱，水谷之气不运，湿著内蕴为热，渐至浮肿腹胀，小水不利，治之非法，水湿久渍，逆行犯肺，必生咳嗽喘促，甚则坐不得卧，俯不得仰，危期速矣。大凡喘必生胀，胀必生喘。方书以先喘后胀，治在肺；先胀后喘，治在脾，亦定论也。《金匮》有风水、皮水、石水、正水、黄汗，以分表里之治；河间有三焦分消；子和有磨积逐水。皆有奥义，学者不可不潜心体认，难以概述。阅近代世俗论水湿喘胀之证，以《内经》开鬼门取汗为表治，分利小便洁净府为里治。经旨《病能篇》谓：诸湿肿满，皆属于脾。以健脾燥湿为稳治。治之不效，技穷束手矣。不知凡病皆本乎阴阳，通表、利小便，乃宣经气、利腑气，是阳病治法；暖水脏、温脾胃、补土以驱水，是阴病治法。治肺痹以轻开上；治脾必佐温通。若阴阳表里乖违，脏真日漓，阴阳不运，亦必作胀。治以通阳，乃可奏绩，如《局方》禹余粮丸。甚至三焦交阻，必用分消；肠胃窒塞，必用下夺。然不得与伤寒实热同例，擅投硝、黄、枳、朴，扰动阴血。若太阴脾脏，饮湿阻气，温之、补之不应，欲用下法，少少甘遂为丸可也。徐云：亦太峻。**其治实证，选用方法备采。**雄按：叶氏《景岳发挥》有"因喘而肿，当以清肺为要"之论，宜参。若水湿侵脾，发肿致喘，治当补土驱水。设水气上凌心包，变呃更危。陈远公云：用苡仁、茯神各一两，白术、苍术各三钱，半夏、陈皮各一钱，丁香五分，吴萸三分，名止呃汤。二剂可安。

喘胀备用方：徐云：太猛厉者，不可轻用。**葶苈大枣汤、泻白散、大顺散、牡蛎泽泻散、五苓散、越婢汤、甘遂半夏汤、控涎丹、五子五皮汤、子和桂苓汤、禹功丸、茯苓防己汤、中满分消汤、小青龙汤、木**

防己汤。

【点评】本条论述湿热喘胀的证治。文中提出，治疗喘肿之证除了健脾燥湿外，还应分别按阳病、阴病施治。另外，关于通阳法、分消法、下夺法等的运用，在临床上都有一定的指导意义。

吐泻一证，幼儿脾胃受伤，陡变惊搐最多。徐云：此证多是痰湿。若是不正秽气触入，或口食生冷，套用正气散、六和汤、五积散之类。正气受伤，肢冷呃忒，呕吐自利，即用钱氏益黄散。有痰用星附六君子汤、理中汤等。倘热气深伏，烦渴引饮，呕逆者，连香饮，黄连竹茹橘皮半夏汤。热闭神昏，用至宝丹。寒闭，用来复丹。

稚年夏月食瓜果，水寒之湿，著于脾胃，令人泄泻。其寒湿积聚，未能遽化热气，必用辛温香窜之气，古方中消瓜果之积，以丁香、肉桂或用麝香，今七香饼治泻，亦祖此意。其平胃散、胃苓汤亦可用。雄按：此非温热为病，何必采入。缘夏月此等证候甚多，因畏热贪凉而反生寒湿之病，乃夏月之伤寒也。虽在暑令，实非暑证。昔人以阴暑名之，谬矣。譬如避火而溺于水，拯者但可云出之于水，不可云出之于阴火也。

【点评】以上数条讨论小儿吐泻。王氏特别提出，夏月吐泻多系寒湿之证，虽发于暑令，实非暑证，前人称之为阴暑不妥，对暑之性质进行了正名。

疟之为病，因暑而发者居多。雄按：可谓一言扼要，奈世俗惟知小柴胡汤为治，误人多矣。方书虽有痰、食、寒、热、瘴、疠之互异，幼稚之疟，多因脾胃受病。雄按：因暑而发者，虽大人之疟，无不病于脾胃，以暑多兼湿，脾为土脏，而胃者以容纳为用，暑邪吸入，必伏于此也。然气怯神昏，初病惊痫、厥逆为多，在夏秋之时，断不可认为惊痫。大方疟证，须分十二经，与咳证相等。若幼科，庸俗但以小柴胡去参，或香薷、葛根之属。雄按：举世无不尔，于幼科乎何尤？**不知柴胡劫肝阴，葛根竭胃汁，致变屡矣**。雄按：柴、葛之弊二语，见林北海重刊张司农《治暑全书》，叶氏引用，原非杜撰，洄溪妄评，殊欠考证。**幼稚纯阳，暑为热气**，雄按：在天为暑，在地为热，故暑即热之气也。昔人谓有阴暑者，已极可笑，其分中热、中暑为二病者，是析一气而两也。又谓暑合湿热而成者，是并二气而一也，奚可哉！**证必热多烦渴。邪自肺受者，桂枝白虎汤，二进必愈。其冷食不运，有足太阴脾病见证，初用正气，或用辛温，如草果、生姜、半夏之属**。雄按：切记，此是治暑月因寒湿而病之法。方书谓草果治太阴独胜之寒，知母治阳明独胜之热。**疟久色夺，唇白、汗多、馁弱，必用四兽饮**。雄按：邪去而正衰，故可用此药。**阴虚内热，必用鳖甲、首乌、知母，便渐溏者忌用。久疟营伤，寒胜，加桂、姜。拟初、中、末疟门用药于下**。雄按：叶氏《景岳发挥》内所论疟痢诸候，宜参。

初病暑风湿热疟药：

脘痞闷：枳壳，桔梗，杏仁，厚朴，二味喘最宜。栝蒌皮，山栀，香豉。

头痛宜辛凉轻剂：连翘，薄荷，赤芍，羚羊角，蔓荆子，滑石。淡渗清上。

重则用石膏，口渴用花粉，烦渴用竹叶石膏汤。

热甚则用黄芩，黄连，山栀。

【**点评**】本条讨论疟病的证治。文中提出的"柴胡劫肝阴，葛根竭胃汁"，历来颇多争议。王氏指出该说出自《治暑全书》，原意是不能滥用小柴胡汤加减治疗疟疾，并引申到注意这两味药的副作用，滥用小柴胡汤也被证明对肝脏有一定损害。但在临床上用小柴胡汤加减治疗疟疾也并非绝对不可，现代研究也证明柴胡之类对疟疾病也是有作用的。

夏季身痛属湿，羌、防辛温宜忌，宜用木防己、蚕砂。雄按：豆卷可用。暑热邪伤，初在气分，日多不解，渐入血分，反渴不多饮，唇舌绛赤，芩、连、膏、知不应。必用血药，量佐清气热一味足矣。

轻则用青蒿，丹皮，汗多忌。犀角，竹叶心，玄参，鲜生地，细生地，木通，亦能发汗。淡竹叶。汪按：此乃淡竹叶草，故与竹叶心别。若热久痞结，泻心汤选用。

【点评】本条论述夏季身痛及暑热在气分、血分的证治。

夏月热久入血，最多蓄血一证，徐云：历练之言。谵语昏狂，看法以小便清长，大便必黑为是，桃核承气汤为要药。

疟多用乌梅，以酸泄木安土之意。雄按：邪未衰者忌之。用常山，草果，乃劫其太阴之寒，以常山极走，使二邪不相并之谓。徐云：兼治痰。雄按：内无寒痰者，不可浪用。用人参、生姜，曰露姜饮，一以固元，一以散邪，取通神明、去秽恶之义。雄按：必邪衰而正气已虚者，可用此。总之，久疟气馁，凡壮胆气，皆可止疟，未必真有疟鬼。雄按：有物凭之者，间或有之，不必凡患疟疾，皆有祟也。又，疟疾既久，深入血分，或结疟母，鳖甲煎丸。设用煎方，活血通络可矣。徐忠可云：幼儿未进谷食者，患疟久不止，用冰糖浓汤，余试果验。徐云：亦一单方。汪按：冰糖用秋露水煎尤良。雄按：食谷者，疟久不止，须究其所以不止而治之。

【点评】本条讨论蓄血证的证治。自注中再次讨论疟疾的用药，包括截疟药的使用，虚疟、疟母的治法，可供临床参考。

痢疾一证，古称滞下，盖里有滞浊而后下也。但滞在气、滞在血，冷伤、热伤而滞非一。今人以滞为食，但以消食，并令禁忌饮食而已。雄按：更有拘泥"吃不死之痢疾"一言，不论痢属何邪，邪之轻重，强令纳食，以致剧者近尤多也。盖所谓"吃不死之痢疾"者，言痢之能吃者，乃不死之证，非恶谷而强食也。

夫疟、痢皆起夏秋，都因湿热郁蒸，以致脾胃水谷不运，湿热灼气、血为黏腻。先痛后痢，痢后不爽。若偶食瓜果水寒即病，未必即变为热，先宜辛温疏利之剂。雄按：虽未必即化为热，然有暑湿内郁，本将作痢，偶食生冷，其病适发者，仍须察脉证而施治法，未可遽以为寒证也，余见多矣，故谨赘之。若脓血几十行，疞①痛后重，初用宣通驱热，如芩、连、大黄，必加甘草以缓之。非如伤寒粪坚，须用芒硝咸以软坚，直走破泄至阴。此不过苦能胜湿，寒以逐热，足可却病。古云：行血则便脓愈，导气则后重除。行血凉血，如丹皮、桃仁、延胡、黑楂、归尾、红花之属。导气如木香、槟榔、青皮、枳、朴、橘皮之属。世俗通套，不过如此。盖疟伤于经，犹可延挨；痢关乎脏，误治必危。诊之大法，先明体质强弱，肌色苍嫩，更询起居致病因由。初病体坚质实，前法可遵；久病气馁神衰，虽有腹痛后重，亦宜详审，不可概以攻积清夺施治。

噤口不纳水谷、下痢，都因热升浊攻，必用大苦，如芩、连、石莲清热，人参辅胃益气。热气一开，即能进食。药宜频频进二三日。徐云：人参必同清热之药用，便为合度。

小儿热病最多者，以体属纯阳，六气著人，气血皆化为热也。雄按：大人虽非纯阳，而阴虚体多，客邪化热，亦甚易也。饮食不化，蕴蒸于里，亦从热化矣。然有解表已，复热；攻里热已，复热；利小便愈后，复热；养阴滋清，热亦不除者。张季明谓元气无所归著，阳浮则候热矣。六神汤主之。

【点评】本条讨论痢疾的证治。论中关于治痢的药物已成为中医治痢的经典，此外还有许多中草药可以用来治痢。

---

① 疞(jiǎo)：音、义同"绞"。

秋深初凉，稚年发热咳嗽，_{雄按：大人亦多病此。}证似春月风温证。但温乃渐热之称，凉即渐冷之意。春月为病，犹是冬令固密之余；秋令感伤，恰值夏月发泄之后，其体质之虚实不同。_{徐云：通人之言也。}但温自上受，燥自上伤，理亦相等，均是肺气受病，世人误认暴感风寒，混投三阳发散，津劫燥甚，喘急告危。若果暴凉外束，身热痰嗽，只宜葱豉汤，或苏梗、前胡、杏仁、枳、桔之属，仅一二剂亦可。更有粗工亦知热病，与泻白散加芩、连之属，不知愈苦助燥，必增他变。当以辛凉甘润之方，气燥自平而愈，慎勿用苦燥劫烁胃汁。

_{雄按：夏令发泄，所以伏暑之证，多于伏寒也。}

秋燥一证，气分先受，治肺为急。若延绵数十日之久，病必入血分，又非轻浮肺药可治。须审体质证端，古谓治病当活泼泼地，如盘走珠耳。

沈尧封曰：在天为燥，在地为金，燥亦五气之一也。_{雄按：以五气而论，则燥为凉邪，阴凝则燥，乃其本气。但秋燥二字，皆从火者，以秋承夏后，火之余焰未息也。若火既就之，阴竭则燥，是其标气，治分温润、凉润二法。然金曰从革，故本气病少，标气病多，此圣人制字之所以从火。而《内经》云：燥者润之也。海峰云：燥气胜复。片言而析，是何等笔力。}然燥万物者，莫熯乎火。故火未有不燥，而燥未有不从火来。温热二证论火，即所以论燥也。若非论燥，仲景条内两"渴"字从何处得来？且热病条云"口燥渴"，明将燥字点出。喻氏云：古人以燥热为暑，故用白虎汤主治。此悟彻之言也。明乎此，则温热二证，火气兼燥，夫复何疑？_{雄按：今人以暑为阴邪，又谓暑中有湿，皆呓语也。}

【点评】本节论述秋燥的病因、症状特点、治疗大法和治疗禁忌。关于燥邪的寒温性质，历来多有争议。本文虽没明确提出，但根据"证似春月风温"，用辛凉甘润之方的治法，可以看出叶氏所说的秋燥，其燥邪性质偏温，即属温燥为病。对秋燥的治疗，文中提出了"治肺为急"的原则以及忌苦燥的禁忌，均为后世遵循。

徐洄溪曰：此卷议论，和平精切，字字金玉，可法可传，得古人之真诠而融化之，不仅名家，可称大家矣，敬服敬服！

黄退庵曰：先生乃吴中之名医也，始习幼科，后学力日进，扩充其道，于内科一门，可称集大成焉。论温证虽宗河间，而用方工细，可谓青出于蓝。但欲读其书者，须先将仲景以下诸家之说，用过工夫，然后探究叶氏方意所从来，庶不为无根之萍也。

雄按：叶氏医案，乃后人所辑。惟此卷《幼科要略》，为先生手定。华氏刻于医案后以传世，徐氏以为字字金玉。奈大方家视为幼科治法，不过附庸于此集，皆不甚留意。而习幼科者，谓此书为大方之指南，更不过而问焉。即阐发叶氏如东扶、鞠通、虚谷者，亦皆忽略而未之及也。余谓虽为小儿说法，大人岂有他殊？故于《温热论》后，附载春温、夏暑、秋燥诸条，举一反三，不仅为活幼之慈航矣。

海宁王士雄孟英　　　纂

定州杨照藜素园

乌程汪曰桢谢城　　　评

仁和赵庆澜笛楼　　　参

陈平伯外感温病篇

雄按：此与下编相传为陈、薛所著，究难考实。姑从俗以标其姓字。俟博雅正之。

盖闻外感不外六淫，而民病当分四气。治伤寒家徒守发表攻里之成方，不计辛热苦寒之贻害，遂使温热之旨蒙昧不明。医门缺典，莫此甚焉！祖恭不敏，博览群书，广搜载籍，而恍然①于温热病之不可不讲也。《内经》云：冬不藏精，春必病温。盖谓冬令严寒，阳气内敛，人能顺天时而固密，则肾气内充，命门为三焦之别使，亦得固腠理而护皮毛，虽当春令升泄之时，而我身之真气则内外弥纶②，不随升令之泄而告匮，纵有客邪，安能内侵？是《内经》所以明致病之原也。然但云冬不藏精，而不及他时者，以冬为水旺之时，属北方寒水

---

① 恍（huǎng 谎）然：领悟貌。恍然，猛然领悟貌。
② 弥纶：包罗之意。

之化，于时为冬，于人为肾，井水温而坚冰至，阴外阳内，有习坎①之义，故立言归重于冬，非谓冬宜藏而他时可不藏精也。雄按：喻氏云：春夏之病，皆起于冬，至秋冬二时之病，皆起于夏，夏月藏精，则热邪不能侵，与冬月之藏精而寒邪不能入者无异也。故丹溪谓夏月必独宿淡味，保养金水二脏，尤为摄生之仪式焉。即春必病温之语，亦是就近指点，总见里虚者表不固，一切时邪皆易感受，学者可因此而悟及四时六气之为病矣。雄按：此论冬不藏精，春易病温之理甚通，惟不知有伏气为病之温，是其蔽也。陈氏此篇与鞠通《条辨》，皆叶氏之功臣，然《幼科要略》明言有伏气之温热，二家竟未细绎，毋乃疏乎？二家且然，下此者更无论矣。《难经》云：伤寒有五，有伤寒，雄按：麻黄汤证是也。有中风，雄按：桂枝汤证是也。有风温，雄按：冬温、春温之外受者。有热病，雄按：即暑病也，又谓之暍。有湿温。雄按：即暑兼湿为病也，亦曰湿热。夫统此风寒湿热之邪，而皆名之曰伤寒者，亦早鉴于寒脏受伤，外邪得入，故探其本而皆谓之伤寒也。雄按：仲景本论，治法原有区别，界画甚严，后人不察，罔知所措，多致误人。兹余辑此专论，以期了然于学者之心目也。独是西北风高土燥，风寒之为病居多；雄按：亦不尽然。东南地卑水湿，湿热之伤人独甚。从来风寒伤形，伤形者定从表入；湿热伤气，伤气者不尽从表入。故治伤寒之法，不可用以治温热也。夫温者，暖也、热也，非寒之可比也。风邪外束，则曰风温；湿邪内侵，则曰湿温。纵有微寒之兼袭，不同栗冽之严威，是以发表宜辛凉，不宜辛热；清里宜泄热，不宜逐热。雄按：亦有宜逐者，总须辨证耳。盖风不兼寒，即为风火，湿虽化热，终属阴邪。雄按：湿固阴邪，其兼感热者，则又不可谓之阴矣。自昔仲景著书，不详温热，遂使后人各呈家伎，漫无成章。而凡大江以南，病温多而病寒少。雄按：北省温病，亦多于伤寒。投以发表不远热，攻里不远寒诸法，以致死亡接踵也。悲夫！雄按：篇中非伏气之说，皆为节去，弃瑕录瑜，后皆仿此。

---

① 习坎：难险、险阻。《易·坎象》载："习坎，重险也。"

【点评】本条论述了温病的病因、发病，并讨论了伤寒与温病证治的区别。在本条中，陈氏强调伤寒与温病在地域、治法上的不同，王氏则对此作了较为公允和全面的修正和补充，对某些表述（如不论及伏气及"湿虽化热，终属阴邪"等）提出了异议。这些论述对于外感温热病的理论作了一定的澄清。

风温为病，春月与冬季居多，或恶风，或不恶风，必身热、咳嗽、烦渴。此风温证之提纲也。

自注：春月风邪用事，冬初气暖多风，雄按：冬暖不藏，不必定在冬初也。故风温之病多见于此。但风邪属阳，阳邪从阳，必伤卫气。人身之中，肺主卫，又胃为卫之本。是以风温外薄①，肺胃内应，风温内袭，肺胃受病。其温邪之内外有异形，而肺胃之专司无二致。故恶风为或有之症，而热渴、咳嗽为必有之症也。三复仲景书，言温病者再。一则曰：太阳病，发热而渴，不恶寒者为温病。此不过以不恶寒而渴之证，辨伤寒与温病之异，而非专为风温叙证也。雄按：此言伏气发为春温，非冬春所感之风温。故曰太阳病，以太阳为少阴之表也。再则曰：发汗已，身灼热者，名曰风温。夫灼热因于发汗，其误用辛热发汗可知。仲景复申之曰：风温为病，脉阴阳俱浮，自汗出，身重，多眠睡，鼻息必鼾，语言难出。凡此皆误汗劫液后变见之证，非温病固有之证也。续云：若被下者，直视失溲；若被火者，发黄色，剧则如惊痫状，时瘛疭；若火熏之，一逆尚引日，再逆促命期。亦止详用下、用火之变证，而未言及风温本来之见证也。雄按：此言温病误汗，热极生风，故曰风温乃内风也，非冬春外感之风温。陈氏不知有伏气春温之病，强为引证，原可删也。然病之内外虽殊，证之属温则一，姑存之以为后学比

---

① 薄：侵犯。

例。然从此细参，则知风温为燥热之邪，燥令从金化，燥热归阳明，故肺胃为温邪必犯之地，且可悟风温为燥热之病，燥则伤阴，热则伤津，泄热和阴，又为风温病一定之治法也。反此即为逆矣。用是不辞僭越①，而于仲景之无文处求文，无治处索治，叙证施治，列为条例，知我罪我，其在斯乎？雄按：外感温病，仲圣虽未言，而叶氏已详论矣。

【点评】本条论述风温的发病季节和初起的临床表现。文中指出风温发病主要犯于肺胃，而泄热和阴为治疗风温大法。实际上，这一治法也是许多温病的治疗大法。但文中把《伤寒论》中有关风温的论述与温病中的风温混为一谈：前者是包括伤寒在内的外感温热病由于误治而发生的一种变证，并非是一种单独的疾病；后者是感受了风热病邪而发生的一种温病。

风温证，身热畏风，头痛咳嗽，口渴，脉浮数，舌苔白者，邪在表也。当用薄荷、前胡、杏仁、桔梗、桑叶、川贝之属，凉解表邪。
杨云：前胡、桔梗一降一升，以泄肺邪，诚善，然桔梗宜少用。

自注：风属阳邪，不挟寒者为风温。阳邪必伤阳络，是以头痛畏风；邪郁肌表，肺胃内应，故咳嗽口渴苔白；邪留于表，故脉浮数。表未解者，当先解表，但不同于伤寒之用麻桂耳。

雄按：何西池云：辨痰之法，古人以黄稠者为热，稀白者为寒，此特言其大概，而不可泥也。以外感言之，伤风咳嗽，痰随嗽出，频数而多，色皆稀白，误作寒治，多致困顿。盖火盛壅逼，频咳频出，停留不久，故未至于黄稠耳。迫火衰气平，咳嗽渐息，痰之出者，半日一口，反黄而稠。缘火不上壅，痰得久留，受其煎炼使然耳。故黄

---

① 僭(jiàn 鉴)越：指不自量力，为自谦之词。僭，超越本分。

稠之痰，火气尚缓而微；稀白之痰，火气反急而盛也。此皆当用辛凉解散，而不宜于温热者，推之内伤亦然。孰谓稀白之痰，必属于寒哉？总须临证细审，更参以脉，自可见也。

【点评】本条论述风温初起表证的证治。王氏对以痰色白黄分寒热的分析甚合临床实际。风温初起，咳痰虽白，但并非属寒，仍当用辛凉解散，而痰色黄稠每是痰热之征。

风温证，身热，咳嗽，自汗，口渴，烦闷，脉数，舌苔微黄者，热在肺胃也。当用川贝、牛蒡、桑皮、连翘、橘皮、竹叶之属，凉泄里热。

此温邪之内袭者，肺热则咳嗽汗泄，胃热则口渴烦闷，苔白转黄，风从火化，故以清泄肺胃为主。

雄按：苔黄不甚燥者，杨云：故条中言微黄，亦具见斟酌。治当如是，若黄而已干，则桑皮、橘皮皆嫌其燥，须易栝蒌、黄芩，庶不转伤其液也。

【点评】本条论述风温肺胃热盛的证治。

原文中所列之药，清泄肺胃之热的药物似偏轻，只能用于肺胃热势尚不甚者。临床上对肺胃热势较盛者，还可酌情加重清热药，如黄芩、银花、鱼腥草、败酱草、平地木等。

风温证，身灼热，口大渴，咳嗽烦闷，谵语如梦语，脉弦数，干呕者，此热灼肺胃，风火内旋①。当用羚羊角、川贝、连翘、麦冬、

———————————

① 风火内旋：指肝胆之火盛于内。风火指肝胆之火。

石斛、青蒿、知母、花粉之属，以泄热和阴。

此温邪袭入肺胃之络，灼烁阴津，引动木火，故有烦渴呕逆等症。急宜泄去络中之热，庶无风火相煽、走窜包络之虞。

雄按：嗽且闷，麦冬未可即授，嫌其滋也。以为大渴耶，已有知母、花粉，足胜其任矣。木火上冲而干呕，则青蒿虽清少阳而嫌乎升矣。宜去此二味，加以栀子、竹茹、枇杷叶则妙矣。杨云：议药细极微芒，读者不可草草读过。

【点评】本条论述风温肺胃热盛而致肝胆火逆的证治。风温病肺胃热盛而又见谵语、干呕，不仅有肝胆之火，而且犯及心包络。王氏对本证的治疗用药提出一些加减，可供临床参考。如神昏谵语明显还须配合清心开窍之品。

风温证，身热，咳嗽，口渴，下利，苔黄，谵语，胸痞，脉数，此温邪由肺胃下注大肠。当用黄芩、桔梗、煨葛、豆卷、甘草、橘皮之属，以升泄温邪。

大肠与胃相连属，与肺相表里，温邪内逼，下注大肠则下利，治之者宜清泄温邪，不必专于治利。按《伤寒论》"下利谵语者，有燥矢也，宜大承气汤"，是实热内结，逼液下趋，必有舌燥苔黄刺，及腹满痛证兼见，故可下以逐热。若温邪下利，是风热内迫，虽有谵语一证，仍是无形之热，蕴蓄于中，而非实满之邪，盘结于内，故用葛根之升提，不任硝、黄之下逐也。

雄按：伤寒为阴邪，未曾传腑化热，最虑邪气下陷，治必升提温散，而有早下之戒。温热为阳邪，火必克金，故先犯肺，火性炎上，难得下行。若肺气肃降有权，移其邪由腑出，正是病之去路，升提胡可妄投？杨云：小儿患疹，必下利，与此正同。故温病多有发疹者，误升则邪入肺络，必喘吼而死。既云宜清泄其邪，不必专于治利矣。况有咳嗽胸痞之兼证，岂葛根、豆卷、桔梗之所宜乎？当易以黄连、桑叶、银花。须知利不因寒，润药亦多可用。仲圣以猪肤、白蜜治温病下利，《寓意草》论肺热下利最详，学者宜究心焉。且伤寒与温热邪虽不同，皆属无形之气。伤寒之有燥矢，并非是气结，乃寒邪化热，津液耗伤，糟粕炼成燥矢耳。温热病之大便不闭为易治者，以脏热移腑，邪有下行之路，所谓腑气通则脏气安也。设大便闭者，热烁胃津日久，亦何尝无燥矢宜下之证哉？惟伤寒之大便不宜早解，故必邪入于腑，始可下其燥矢；温热由肺及胃，虽不比疫证之下不嫌早，而喜其便通，宜用清凉，故结成燥矢者较少耳。忆嘉庆己卯春，先君子病温而大便自利，彼时吾杭诸名医咸宗陶节庵书以治伤寒，不知所谓温证也，见其下利，悉用柴葛升提，提而不应，或云是漏底证，渐投温补，病日以剧，将治木矣。父执翁七丈^{忘其字矣。似是"立贤"二字。}荐浦上林先生来视，浦年甚少，诊毕，即曰是温证也，殆误作伤寒治，而多服温燥之药乎？幸而自利不止，热势尚有宣泄，否则早成灰烬，奚待今日耶？即用大剂犀角、石膏、银花、花粉、鲜生地、麦冬等药，嘱煎三大碗，置于榻前频频灌之。药未煎成之际，先筅蔗浆恣饮之。诸戚长见方，相顾莫决，赖金履思丈力持煎其药，至一周时服竣，病有起色，遂以渐愈。时雄年甫十二，聆其言而心识之，逾二年先君捐馆，雄糊口远游，闻浦先生以善用清凉，为众口所铄，乃从事于景岳，而以温补称。枉道徇人，惜哉！然雄之究心于温热，实浦先生有以启之也。浦今尚在，因其远徙于乡，竟未遑往质疑义为恨，附记于此，聊志感仰之意云尔。

【点评】本条论述风温病肺热下注大肠而见下利的证治。对本证的治疗，陈氏仿《伤寒论》葛根芩连汤之意，但所用药物有所不同。王氏认为所用葛根、豆卷、桔梗等药性质升提而不妥，可加黄连、桑叶、银花。其实本证用葛根有升阳止利的作用，并非不可用。

风温证，热久不愈，咳嗽，唇肿，口渴，胸闷，不知饥，身发白疹①**如寒粟**②**状，自汗脉数者，此风邪挟太阴脾湿，发为风疹。**杨云：白疹乃肺胃湿热也，与脾无涉，亦与风无涉。**用牛蒡、荆芥、防风、连翘、橘皮、甘草之属凉解之。**

风温本留肺胃，若太阴旧有伏湿者，风热之邪，与湿热相合，流连不解，日数虽多，仍留气分，由肌肉而外达皮毛，发为白疹。盖风邪与阳明营热相并则发斑，与太阴湿邪相合则发疹也。又有病久中虚，气分大亏而发白疹者，必脉微弱而气倦怯，多成死候，不可不知。汪按：前说即白如水晶色之白㾦，后说即白如枯骨之白㾦也。

雄按：白疹即白㾦也，虽挟湿邪久不愈而从热化，且汗渴脉数，似非荆防之可再表，杨云：此湿亦不必用橘皮之燥。宜易滑石、苇茎、通草，杨云：精当。斯合凉解之法矣。若有虚象，当与甘药以滋气液。

【点评】本条论述风温发生白㾦的证治。白㾦多为湿热郁于肌表而发，常见于湿温等湿热性温病中，在风温中白㾦并不多见。但如风热与湿热相合，如原文中所说"风邪挟太阴脾湿"，日久不解，也有可能蕴发白㾦。对白㾦的论述，叶天士《温热论》中较详，可以相互参看。对该证的治疗，既然有太阴脾湿，文中并无治湿之品，王氏还提出用荆防不妥。在临床上，如出现白㾦，可参考《温病条辨》中的薏苡竹叶散（苡仁、竹叶、滑石、白豆蔻、连翘、茯苓、通草），以清化气分之湿热。

---

① 白疹：即白㾦。
② 寒粟：原指皮肤受凉后所出现的如芥粟大小的小颗粒。此处则指白㾦的形状。

风温证，身热，咳嗽，口渴，胸痞，头目胀大，面发泡疮者，风毒上壅阳络。当用荆芥、薄荷、连翘、元参、牛蒡、马勃、青黛、银花之属，以清热散邪。

此即世俗所谓大头病也，古人用三黄汤主治。然风热壅遏，致络气不宣，头肿如斗，终不若仿普济消毒饮之宣络涤热为佳。汪按：方附见。

【点评】本条论述风温病中风毒上壅而致大头病的证治。大头病又称大头瘟，陈氏将其归于风温病中，认为是一种风毒上壅阳络而引起的，以头面肿胀、面发疱疮为特点的病证。其治疗取普济消毒饮之意。

风温证，身大热，口大渴，目赤唇肿，气粗烦躁，舌绛齿板①，痰咳，甚至神昏谵语，下利黄水者，风温热毒，深入阳明营分，最为危候。用犀角、连翘、葛根、元参、赤芍、丹皮、麦冬、紫草、川贝、人中黄，解毒提斑，间有生者。杨云：葛根、麦冬俱与证不甚登对。

此风温热毒，内壅肺胃，侵入营分，上下内外，充斥肆逆。若其毒不甚重，或气体壮实者，犹可挽回，否则必坏。

【点评】本条论述风温气营同病的证治。本条所述病证除有肺胃热盛的表现外，还有肠热下利、邪入营分、邪犯心包等。治疗用药提及"解毒提斑"，所以应该还有斑疹隐隐的见症，也是热入营分的诊断依据之一，故治疗当气营两清。文中所说的"提斑"，当是凉营化斑之意，而非升提。

风温毒邪，始得之，便身热口渴，目赤咽痛，卧起不安，手足厥

---

① 齿板：即门齿干燥而无津。

冷，泄泻，脉伏者，热毒内壅，络气阻遏。当用升麻、_{杨云：凡涉咽痛}者，一用升麻，则邪入肺络，必喘吼而声如曳锯，陈氏想未之见耳。黄芩、犀角、银花、甘草、豆卷之属，升散热毒。

此风温毒之壅于阳明气分者，_{杨云：仍是肺病。}即仲景所云阳毒①病是也，五日可治，七日不可治。乘其邪犯气分，未入营阴，故可升散而愈。

【点评】本条论述风温毒邪壅于阳明气分的证治。本证发病极快，并有目赤咽痛等热毒壅阻的表现，还出现了手足厥冷、脉伏等热毒内闭、阳气不能外达的症状。由此看来，所谓风温毒邪，是风热中热毒表现较甚者，基本的临床表现与风温仍是相似的。陈氏认为本病即为《金匮要略》中所说的阳毒病，似乎尚少确切的根据。陈氏强调治疗主用"升散热毒"，但从用药看还是以清气兼凉血解毒为大法。至于杨氏注中所说咽痛者不能用升麻，亦未必，

风温证，身热自汗，面赤神迷，身重难转侧，多眠睡，鼻鼾，语难出，脉数者，温邪内逼，阳明精液劫夺，神机不运。用石膏、知母、麦冬、半夏、竹叶、甘草之属，泄热救津。

鼻鼾、面赤，胃热极盛。人之阴气，依胃为养，热邪内灼，胃液干枯，阴气复有何资而能渗诸阳、灌诸络？是以筋骨懈怠，机关失运，急用甘凉之品以清热濡津，或有济也。

雄按：宜加西洋参、百合、竹沥。

【点评】本条论述风温热盛阳明、阴液耗伤的证治。本条所列

———

① 阳毒：病名，出于《金匮要略》。指感受疫毒而致的的一种病证，主要临床表现为：面赤斑斑如绵纹，咽喉痛，唾脓血。

的症状似从《伤寒论》第 6 条有关风温的条文而来，即《伤寒论》"风温为病，脉阴阳俱浮，自汗出，身重，多眠睡，鼻息必鼾，语言难出"。治疗以清胃热而滋阴液为主，王氏补充的药物亦可使用。但陈氏所论的风温与《伤寒论》中所说的风温并非同一病证，所以文中所述症状在风温病中较少见到。

风温证，身热痰咳，口渴神迷，手足瘈疭，状若惊痫，脉弦数者，此热劫津液，金囚木旺①。当用羚羊、川贝、青蒿、连翘、知母、麦冬、钩藤之属，以息风清热。

肺属金而畏火，赖胃津之濡养，以肃降令而溉百脉者也。热邪内盛，胃津被劫，肺失所资。木为火之母，子能令母实，火旺金囚，木无所畏，反侮所不胜。是以筋脉失养，风火内旋，瘈疭惊痫，在所不免，即俗云发痉是也。故以息风清热为主治。

雄按：可加元参、栀子、丝瓜络。

【点评】本条论述风温肺热津伤而引动肝风的证治。本证有明显的肺热津伤表现，同时又见抽搐、神迷等症状，故其病机是因肺热亢盛而引动肝风，称之为"金囚木旺"。治疗主以清热息风，并佐以养阴，也可用羚角钩藤汤加减。

风温证，热渴烦闷，昏愦不知人，不语如尸厥，脉数者，此热邪内蕴，走窜心包络。当用犀角、连翘、焦远志、鲜石菖蒲、麦冬、川贝、牛黄、至宝之属，泄热通络。

热邪极盛，与三焦相火相煽，最易内窜心包，逼乱神明，闭塞络脉，以致昏迷不语，其状如尸，俗谓发厥是也。闭者宜开，故以香开

① 金囚木旺：指肺热盛而肺阴受伤，热盛而引动肝风。

辛散为务。

热邪极盛，三焦相火相煽，最易内窜心包，逼乱神明，闭塞络脉，虽是喻氏之言，而法以香开辛散。然热极似水，一派烟雾尘天，蒙住心胸，不知不识，如人行烟尘中，口鼻皆燥，非两解不能散其势。再入温热之处，则人当燥闷死矣。且温热多燥，辛香之品尽是燥，燥与热斗，立见其败。且心神为热邪蒸围，非闭塞也。有形无形，治法大异。遇此每在败时，故前人不能探其情。今补薛生白先生一法于后：汪按：此乃驳香开辛散之法，而别立一法，与本书异趣。盖此条当是他人附赘之评语，非本书也。极明雄黄一两，研极细，入铜勺内。又研提净牙硝六钱，微火熔化，拨匀如水时，杨云：雄黄多而牙硝少，何能匀拨如水？两字、钱字，必有一误。急滤清者于碗，粗渣不用，凝定，此丹灶家①秘制也。凡遇前证，先用陈雨水十碗，内取出一碗，煎木通一钱，通草三钱，倾入九碗冷水内。又取犀角磨入三钱，或旋磨旋与亦可，每碗约二三分。再将制雄挑二三厘入碗，冷与服。时时进之，能于三日内进之尽，必有清痰吐出数碗而愈，杨云：据此用法，当是黄一分，硝六分也。十救七八。盖此证死期最缓，而医人无他法，每每付之天命，牛黄清心而已，可胜长叹！雄按：炼雄黄法，昉于《游宦纪闻》，见《知不足斋丛书》。

[点评] 本条论述风温痰热闭阻心包而引起昏厥的证治。本条与上条都是论述肺胃邪热传及手足厥阴的病证，本条以心包经病变为主，而上条以病在肝经为主。对本证的治疗，主以清心开窍，佐以涤痰通络。临床上可选用安宫牛黄丸之类的清心开窍方。

---

① 丹灶家：指炼丹之人。

薛生白湿热病篇 雄按：江本、吴本俱作湿温。

雄按：此篇始见于舒松摩重刻《医师秘笈》，后云是薛作，章氏从而释之，而江白仙本以附陈作后，吴子音《温热赘言》连前篇并为一人之书，并不标明何人所著，但曰寄瓢子述，且前篇之末，有"今补薛生白先生一法于后"云云，则此篇亦非薛著矣。其江本所补一法，又无薛生白三字，且此篇张友樵所治酒客之案，但称曰余诊。言人人殊，无从核实，姑存疑以质博雅。

一、**湿热证**，雄按：既受湿又感暑也。即是湿温，亦有湿邪久伏而化热者。喻氏以为三气者，谓夏令地气已热，而又加以天上之暑也。**始恶寒，后但热不寒，汗出，胸痞，舌白**，吴本下有"或黄"二字。**口渴不引饮**。雄按：甘露消毒丹最妙。吴本虽出江本之后，无甚异同。所附酒客一案，云是其师治，似较江本为可信也。故引证但据吴本，而江本从略。

自注：**此条乃湿热证之提纲也。湿热病，属阳明、太阴经者居多**。章虚谷云：胃为戊土属阳，脾为己土属阴。湿土之气，同类相召，故湿热之邪，始虽外受，终归脾胃也。**中气实则病在阳明，中气虚则病在太阴**。外邪伤人，必随人身之气而变。如风寒在太阳则恶寒，传阳明即变为热而不恶寒。今以暑湿所合之邪，故人身阳气旺，即随火化而归阳明；阳气虚，即随湿化而归太阴也。**病在二经之表者，多兼少阳三焦**；雄按：此二句从吴本补入。**病在二经之里者，每兼厥阴风木**。以肝脾胃所居相近也。以少阳厥阴，同司相火。少阳之气，由肝胆而升，流行三焦，即名相火。阳明、太阴湿热内郁，郁甚则少火皆成壮火，**而表里上下，充斥肆逆**。《经》曰：少火生气，壮火食气。少火者，阳和之生气，即元气也；壮火为亢阳之暴气，故反食其元气。食犹蚀也，外邪郁甚，使阳和之气悉变为亢暴之气，而充斥一身也。故是证最易耳聋，干呕，发痉，发厥。暑湿之邪，蒙蔽清阳则耳聋；内扰肝脾胃则干呕而痉厥也。而提纲中不言及者，因以上诸证，皆湿热病兼见之变局，而非湿热病必见之正局也。必见之证，标于提纲，使人辨识，不至与他病混乱，其兼见之变证，或有或无，皆不可定。若标之反使人迷惑也。始恶寒者，阳为湿遏而恶寒，终非若寒伤于表之恶寒。湿为阴邪，始遏其阳而恶寒，即与暑合，则兼有阳邪，终非如寒邪之纯阴而恶寒甚也。后但热不寒，则郁而成热，反恶热矣。雄按：后则湿郁成热，故反恶热，所谓六气皆从火化也。况与暑合，则化热尤易也。热盛阳明则汗出，章云：热在湿中，蒸湿为汗。湿蔽清阳则胸痞，湿邪内盛则舌白，湿热交蒸则舌黄。雄按：观此句则提纲中舌白下应有"或黄"二字。热则液不升而口渴，湿则饮内留而不引饮。章云：以上皆明提纲所标，为必有之证也。然所云表者，乃太阴阳明之表，而非太阳之表。湿热邪归脾胃，非同风寒之在太阳也。雄按：据此则前病在太阴下必有脱简，应从吴本补入。太阴之表，四肢也，阳明也；阳明之表，肌肉也，胸中也。四肢禀气于脾胃，而肌肉脾胃所主，若以脾胃分之，则胃为脾之表，胸为胃之表也。故胸痞为湿热必有之证，四肢倦怠，肌肉烦疼，亦必并见。此湿热在脾胃之表证也。其所以不干太阳者，以太阳为寒水之腑，主一身之表。雄按：肺为天，天包地外而处于上；膀胱为水，水环地极而处于下，故皆为一身之表。而风为阳邪，首及肺经；寒为阴邪，先犯膀胱。惟湿为中土之气，胃为中土之腑，故胃受之。杨云：此注奇情至理，所谓语必惊人，总近情也。风寒必自表入，故属太阳。雄按：陈亮师云：风邪上受，肺合皮毛，故桂枝证有鼻鸣干呕也。湿热之邪，从表伤者十之一二，章云：是湿随风寒而伤表，郁其阳气而变热，如仲景条内之麻黄赤小豆汤证是也。由口鼻入者十之八九。暑热熏蒸之气，必由口鼻而入。阳明为水谷之海，太阴为湿土之脏，故多阳明太阴受病。湿轻暑重，则归阳明；暑少湿多，则归太阴。膜原者，外通肌肉，内近胃腑，即三焦之门户，实一身之半表半里也。雄按：此与叶氏温热篇第三章之论合。邪由上受，直趋中道，故病多归膜原。章云：外经络，内脏腑，膜原居其中，为内外交界之地。凡口鼻肌肉所受之邪，皆归于此也，其为三焦之门户，而近胃口，故膜原之邪，必由三焦而入脾胃也。杨云：细绎此言，则膜原乃人脂内之膜也。然邪之由鼻入者，必先至肺；由口入者，必先至胃，何以云必归膜原？此不可解者也。若云在内之邪，必由膜原达外；在外之邪，必由膜原入内，则似矣。**要之湿热之病，不独与伤寒不同，且与温病大异，温病乃少阴太阳同病。**此仲景所论伏气之春温，若叶氏所论外感之风温，则又不同矣。雄按：此注知有少阴太阳之温病，则与前篇风温条例力非伏气之论者，断非一人之笔，即按文义亦彼逊于此。吴氏何以并为一家，江本必欲相合强为删改，岂非自呈伪妄耶！汪按：前篇自序自称其名曰祖恭未言又有此篇。此篇又无自序其非出一人手明甚。梦隐辩之是也。**湿热乃阳明太阴同病也。**始受于膜原，终归于脾胃。**而提纲中言不及脉者，以湿热之证，脉无定体，或洪或缓，或伏或细，各随证见，不拘一格，故难以一定之脉，拘定后人眼目也。**阳明热盛见阳脉，太阴湿盛见阴脉，故各随证见也。

　　湿热之证，阳明必兼太阴者，徒知脏腑相连，湿土同气，而不知当与温病之必兼少阴比例。少阴不藏，水火内燔，风邪外袭，表里相应，故为温病。此即《经》言冬不藏精，春发温病，先由内伤而后外感，膏粱中人多有之。其冬伤于寒，曰少阴伏邪，至春发出于太阳之温病，藜藿中人多有之。皆必兼少阴者也。若外感风温，邪由上受者，又当别论矣。**太阴内伤，湿饮停聚，客邪再至，内外相引，故病湿热。**脾主为胃行津液者也，脾伤而不健运，则湿饮停聚，故曰脾虚生内湿也。雄按：此言内湿素盛者。暑邪入之，易于留著，而成湿温病也。**此皆先有内伤，再感客邪，非由腑及脏之谓。若湿热之证，不挟内伤，中气实者，其病必微。**雄按：内湿不盛者，暑邪无所依傍，虽患湿温，治之易愈。**或有先因于湿，再因饥劳而病者，亦属内伤挟湿，标本同病。然劳倦伤脾为不足，湿饮停聚为有余。**雄按：脾伤湿聚，曷云有余？盖太饱则脾困，过逸则脾滞，脾气困滞而少健运，则饮停湿聚矣。较之饥伤而脾馁，劳伤而脾乏者，则彼尤不足，而此尚有余也。后人改饥饱劳逸，为饥饱劳役，不但辨证不明，于字义亦不协矣。**所以内伤外感，孰多孰少，孰实孰虚，又在临证时权衡矣。**

【点评】本条为湿热病的提纲，不仅提出湿热病初起症状，还指出了湿热病的发生发展规律和病变特点、湿热病与伤寒及温热性温病的区别。薛氏提出湿热病发生发展的几个主要特点：一是多由脾胃内伤，再感客邪，内外之邪相合而发病，即具有内外相引的发病特点。二是湿热病邪十之八九由口鼻而入，十之一二由肌表而入，而邪阻膜原可作为湿热病初起的一种形式。三是指出湿热病的病位多以脾胃为中心，发病后，又因体质差异有不同转归，即中焦阳气素旺者湿从热化，而中焦阳气素虚者多以湿为主。掌握这些特点对于临床诊治湿热性温病有一定的指导意义。

应注意文中说湿热病与"温病大异"，又说"温病乃少阴太阳同病"，显然其所说的温病主要是指春温病。

二、湿热证，恶寒无汗，身重头痛。雄按：吴本下有"胸痞腰疼"四字。**湿在表分。宜藿香、香薷、羌活、苍术皮、薄荷、牛蒡子等味。头不痛者，去羌活**。雄按：吴本无藿香、香薷、薄荷、牛蒡子，有葛根、神曲、广皮、枳壳。

自注：下仿此。身重恶寒，湿遏卫阳之表证，头痛必挟风邪，故加羌活，不独胜湿，且以祛风。杨云：湿宜淡渗，不宜专用燥药，头痛属热，不必牵涉及风。**此条乃阴湿伤表之候**。章云：恶寒而不发热，故为阴湿。雄按：阴湿故可用薷、术、羌活以发其表。设暑胜者，三味皆为禁药，章氏既知阴湿，因见其用香薷一味，遂以此条为暑证之实据，总由误以湿热为暑也。故其论暑，连篇累牍，皆是影响之谈。夫七政运行，有形可据，尚难臆断，况太极无形，空谈无谓，道迩求远，反误后人。兹概从删，免滋眩惑。

【点评】此条论述湿邪伤表尚未化热的证治。因湿邪尚未化热，病位在表，里湿不著，所以治疗用藿香、苍术皮、香薷等芳香辛散之品，佐以羌活祛风胜湿，薄荷、牛蒡宣透卫表。王氏强调湿未化热方可用薷、术、羌活等，但如暑热较甚，此类辛温燥烈之品不可妄用，甚是。

三、湿热证，雄按：吴本下有"汗出"二字。**恶寒发热，身重关节疼**雄按：吴本下有"胸痞腰"三字。**痛，湿在肌肉，不为**雄按：吴本作"可"。**汗解。宜滑石、大豆黄卷、茯苓皮、苍术皮、藿香叶、鲜荷叶、白通草、桔梗等味。不恶寒者，去苍术皮。**雄按：吴本此句作"汗少恶寒者，加葛根"。条内无荷叶、藿香、通草、桔梗。有神曲、广皮。

此条外候与上条同，惟汗出独异，更加关节疼痛，乃湿邪初犯阳明之表，而即清胃脘之热者，不欲湿邪之郁热上蒸，而欲湿邪之淡渗下走耳！此乃阳湿伤表之候。以其恶寒少而发热多，故为阳湿也。雄按：吴本下有"然药用渗利，其小便之不利可知矣"二句。汪按：此二句乃他人所附评语。

【点评】此条论述湿邪伤表而湿已化热之"阳湿"的证治，与上条"阴湿"相对而言。

四、湿热证，三四日即口噤，四肢牵引拘急，甚则角弓反张，此湿热侵入经络脉隧中。宜鲜地龙、秦艽、威灵仙、滑石、苍耳子、丝瓜藤、海风藤、酒炒黄连等味。雄按：吴本无此条。

此条乃湿邪挟风者。风为木之气，风动则木张，乘入阳明之络则口噤；走窜太阴之经则拘挛。故药不独胜湿，重用息风。一则风药能胜湿，一则风药能疏肝也。选用地龙诸藤者，欲其宣通脉络耳。十二经络皆有筋相连系，邪由经络伤及于筋则瘛疭拘挛，角弓反张，筋由肝所主，故筋病必当舒肝。雄按：地龙殊可不必，加以羚羊、竹茹、桑枝等亦可。笛伯云：地龙、灵仙、苍耳、海风藤，似嫌过于走窜，不如羚羊、竹茹、桑枝等较妥，或加钩藤可乎？

或问仲景治痉，原有桂枝加栝蒌根及葛根汤两方，岂宜于古而不宜于今耶？今之痉者，与厥相连，仲景不言及厥，岂《金匮》有遗文耶？余曰：非也。药因病用，病源既异，治法自殊。汪按：不但此也，洄溪已云：《金匮》治痉诸方，见效绝少矣。伤寒之痉自外来，谓由外风，证属太阳，口噤即属阳明，义详本论。治以散外邪为主；湿热之痉自内出，谓由内风。波及太阳，治以息内风为主。盖三焦与肝胆同司相，少阳生气，生于肝胆，流行三焦，名相火也。中焦湿热不解，则热盛于里，而少火悉成壮火。火动则风生，而筋挛脉急；风煽则火炽，而识乱神迷。雄按：设再投桂、葛以助其风，则燎原莫救矣。身中之气，随风火上炎，而有升无降，雄按：治温热诸病者，不可不知此理。常度尽失，由是而形若尸厥，正《内经》所谓"血之与气并走于上，则为大厥"者是也。外窜经脉则成痉；内侵膻中则为厥。痉厥并见，正气犹存一线，则气复返而生。胃津不克支持，则厥不回而死矣。雄按：喻氏云：人生天真之气，即胃中之津液是也。故治温热诸病，首宜瞻顾及此。董废翁云：胃中津液不竭，其人必不即死。皆见到之言也。奈世人既不知温热为何病，更不知胃液为何物，温散燥烈之药，漫无顾忌，诚不知其何心也。所以痉之与厥，往往相连，伤寒之痉自外来者，安有是哉。雄按：此痉即瘛疭也，吴鞠通辨之甚详确。

暑月痉证，与霍乱同出一源，风自火生，火随风转，乘入阳明则呕，贼及太阴则泻，是名霍乱。窜入筋中则挛急，流入脉络则反张，是名痉。但痉证多厥，霍乱少厥。盖痉证风火闭郁，郁则邪势愈甚，不免逼乱神明，故多厥。霍乱风火外泄，泄则邪势外解，雄按：宜作"越"。不至循经而走，故少厥。此痉与霍乱之分别也。然痉证邪滞三焦，三焦乃火化，风得火而愈煽，则逼入膻中而暴厥。霍乱邪走脾胃，脾胃乃湿化，邪由湿而停留，则淫及诸经而拘挛。火郁则厥，火窜则挛，又痉与厥之遗祸也。痉之挛结乃湿热生风，霍乱之转筋乃风来胜湿。雄按：木克土也。痉则由经及脏而厥，霍乱则由脏及经而挛，总由湿热与风，淆乱清浊，升降失常之故。夫湿多热少，则风入土中而霍乱。_{雄按}：霍乱湿多热少，道其常也。余自髫年，即见此证流行，死亡接踵，然闻诸父老云，向来此证甚稀，而近则常有，因于道光戊戌辑一专论问世，嗣后此证屡行，然必在夏热亢旱酷暑之年，则其证乃剧，自夏末秋初而起，直至立冬后始息。夫彤彤徂暑，湿自何来？只缘今人蕴湿者多，暑邪易于深伏，迨一朝猝发，遂至阖户沿村，风行似疫。医皆未知原委，理中、四逆随手乱投，殊可叹也！余每治愈此证，必问其人曰，病未猝发之先，岂竟毫无所苦耶？或曰病前数日手足心先觉热；或曰未病前睹物皆红如火。噫！岂非暑热内伏欲发，而先露其机耶？咸丰纪元，此证盛行，经余治者，无一不活，而世人不察，辄以姜、附杀之，不已傎①乎？杨云：道光元年，直省此证大作，一觉转筋即死，京师至棺木买尽，以席裹身而葬，卒未有识为何证者，俗传食西瓜者即死，故西瓜贱甚，余时年十一，辄与同学人日日饱啖之，卒无恙。今读此论，则医学之陋，不独今日为然也。**热多湿少则风乘三焦而痉厥，厥而不返者死。胃液干枯，火邪盘踞也，转筋入腹者死。胃液内涸，风邪独劲也。然则胃中之津液，所关顾不钜哉。**_{雄按}：此理喻氏发之，叶氏畅之，实诸病之生死关键也，在温热等病尤为扼要。然明明言之，而鞠通、虚谷之论霍乱也，犹未知之，况他人乎？**厥证用辛开，泄胸中无形之邪也；干霍乱用探吐，泄胃中有形之滞也。然泄邪而胃液不上升者，热邪愈炽；探吐而胃液不四布者，风邪更张，终成死候，不可不知。**_{雄按}：此条自注，明以湿热二气分疏，章氏妄逞己见，谓湿热即暑也，强合二气为一气，且并《难经》湿温，热病为一证矣，盖由未读越人之书耳。兹于原释中悉为订正，而附记于此，以质宗工。

【点评】本条论述湿热挟风侵犯经络而致痉的证治及鉴别。"湿热侵入经络脉隧中"，即湿热挟风侵入脾胃之经络而致。由于本病痉证发生较早，未见高热、神昏、脉洪数等热盛动风之象，当属外风，故从治外风着手。王氏补充了一些药物，可供参考，但羚羊角之类平息内风之药似无必要。

---

① 傎（diān 颠）：颠到错乱。

五、湿热证，壮热口渴，舌黄或焦红，发痉神昏，谵语或笑，邪灼心包，营血已耗。宜犀角、羚羊角、连翘、生地、元参、钩藤、银花露、鲜菖蒲、至宝丹等味。雄按：吴本无"银花露"。汪按：宜从吴本，盖花露清灵芳润，用治热病殊佳。然中有蕴湿者，终觉非宜也。

上条言痉，此条言厥。温暑之邪，本伤阳气。雄按：此谓邪之初感，必先干阳分而伤气也。及至热极，逼入营阴，雄按：虽挟湿邪，日久已从热化，在气不能清解，必至逼营。则津液耗而阴亦病，心包受灼，神识昏乱，用药以清热救阴，泄邪平肝为务。雄按：昏谵乃将厥之兆也。

【点评】本条讨论湿热化燥内陷心营所致气营两燔的证治。但所选药物中清气分邪热者尚嫌力薄，若热势壮盛，口渴甚者，当加入石膏、知母等味。

六、湿热证，发痉，神昏笑妄，脉洪数有力，开泄不效者，湿热蕴结胸膈，宜仿凉膈散。若大便数日不通者，热邪闭结肠胃，宜仿承气微下之例。章云：曰宜仿、曰微下，教人细审详慎，不可孟浪攻泻。盖暑湿黏腻，须化气缓攻，不同伤寒化热而燥结，须咸苦峻下以行之也。雄按：吴本无此条。

此条乃阳明实热，或上结，胸膈。或下结。肠胃。清热泄邪，止能散络中流走之热，而不能除肠中蕴结之邪。故阳明之邪，仍假阳明为出路也。阳明实热，舌苔必老黄色，或兼燥。若犹带白色而滑者，乃湿重为夹阴之邪。或胀满不得不下，须佐二术健脾燥湿，否则脾伤气陷，下利不止，即变危证。盖湿重属太阴证，必当扶脾也。雄按：苔色白滑不渴，腹虽胀满，是太阴寒湿，岂可议下，但宜厚朴、枳、术等温中化湿为治。若阳明之邪，假阳明为出路一言，真治温热病之金针也。盖阳明以下行为顺，邪既犯之，虽不可孟浪攻泻，断不宜截其出路，故温热自利者，皆不可妄行提涩也。杨云：注语极郑重，孟英辨驳尤精，二说皆宜参究。汪按：凡率投补涩者，皆不知邪必须有出路之义者也。

【点评】本条讨论湿热化燥，阳明里热波及厥阴而发痉厥变证的证治。本证是阳明实热引动肝风所致，治当求其本，以通下之剂攻下胃肠实热。薛氏所谓"阳明之邪仍假阳明为出路"，实亦釜底抽薪之意。

七、湿热证，壮热烦渴，舌焦红或缩，斑疹，胸痞自利，神昏痉厥，热邪充斥表里三焦。宜大剂犀角、羚羊角、生地、元参、银花露、紫草、方诸水①、金汁、鲜菖蒲等味。雄按：吴本无银花露、方诸水、金汁，有丹皮、连翘。

此条乃痉厥中之最重者，上为胸闷，下挟热利，斑疹痉厥，阴阳告困，独清阳明之热，救阳明之液为急务者，恐胃液不存，其人自焚而死也。雄按：此治温热诸病之真诠也，医者宜切记之，方诸水俗以蚌水代之，腥浊已甚，宜用竹沥为妙。此证紫雪、神犀丹皆可用也。

【点评】本条讨论湿热化燥，热邪充斥表里三焦，气血两燔的证治。此条病情较重，由热毒极盛窜入手足厥阴而见神昏痉厥，自注云"此条乃痉厥中最重者"。薛氏提出"独清阳明之热，救阳明之液为急务"的治疗原则，重用大剂清热救阴之品。王氏认为蚌水腥浊太甚，宜用甘寒清热化痰之竹沥代之，可供参考。

八、湿热证，寒热如疟。雄按：吴本下有"舌苔滑白，口不知味"八字。湿热阻遏膜原。宜柴胡、厚朴、槟榔、草果、藿香、苍术、半夏、干菖蒲、六一散等味。雄按：吴本无柴胡、槟榔、藿香、菖蒲，有神曲。

疟由暑热内伏，秋凉外束而成。若夏月腠理大开，毛窍疏通，安得成疟？而寒热有定期，如疟证发作者，以膜原为阳明之半表半里，

---

① 方诸水：《本草纲目》："方诸是一种大蚌的名字。月明之夜，捕得方诸，取其壳中贮水，清明纯洁，即是方诸水。"

热湿阻遏，则营卫气争，证虽如疟，不得与疟同治，故仿又可达原饮之例。盖一由外凉束，一由内湿阻也。膜原在半表半里，如少阳之在阴阳交界处，而营卫之气，内出于脾胃，脾胃邪阻，则营卫不和，而发寒热似疟之证矣。

【点评】此条言湿热阻遏膜原的证治。此证为邪伏半表半里而兼阻脾胃，既非阳明里证，又不同于少阳半表半里证，可见于湿热证初起，治用吴又可达原饮加减。

九、湿热证，数日后，脘中微闷，知饥不食，湿邪蒙绕三雄按：宜作"上"。焦。宜藿香叶、薄荷叶、鲜荷叶、枇杷叶、佩兰叶、雄按：《离骚》纫秋兰以为佩，故称秋兰为佩兰。若药肆中所售之佩兰，乃称醣草之类，不可入药也。汪按：兰即省头草，《离骚》之兰，即本草之兰，皆非今之兰花，前人辨之，已极明确，不必致疑矣。盖古人所谓香草。皆取叶香非指花香，而今之兰花叶实不香，明非古之兰也。医者疑古药品之兰蕙，正如儒者疑古食品之蚍蜉①，皆不通古今之变者也。芦尖、雄按：即芦根也，用尖取其宣畅。冬瓜仁等味。雄按：吴本无此条。

此湿热已解，余邪蒙蔽清阳，胃气不舒，宜用极轻清之品，以宣上焦阳气。若投味重之剂，是与病情不相涉矣。雄按：章氏谓轻剂专为吴人体弱而设，是未察病情之言也。或问湿热盛时，疫气流行，当服何药？预为消弭。余谓叶讷人《医案存真》载其高祖天士先生案云：天气郁勃泛潮，常以枇杷叶拭去毛净锅炒香，泡汤饮之，取芳香不燥，不为秽浊所侵，可免夏秋时令之病。余则建兰叶、竹叶、冬瓜、芦根，皆主清肃肺气，故为温热暑湿之要药。肺胃清降，邪自不容矣。若别药恐滋流弊，方名虽美，不可试也。而薄滋味，远酒色，尤为要务。

此条须与第三十一条参看，彼初起之实邪，故宜涌泄，投此轻剂，不相合矣。又须与后条参看，治法有上中之分，临证审之。解后余邪为虚，初发者为实，上焦近心，故有懊恼谵语，中焦离心远，故无。如其舌黄邪盛，亦有发谵语者。

---

① 蚍蜉（chípí迟皮）：蚍，蚂蚁的卵。蜉，蚌之狭而长者。

【点评】本条为余湿蒙绕上中焦的证治。由于证情甚轻，所以主用五叶轻清芬芳宣上焦阳气，上焦气机得畅则清阳四布，诸证均可得解。再配芦尖、冬瓜仁甘淡泄上焦之湿。

十、**湿热证，初起发热，汗出，胸痞，口渴，舌白，湿伏中焦。宜藿梗、蔻仁、杏仁、枳壳、桔梗、郁金、苍术、厚朴、草果、半夏、干菖蒲、佩兰叶、六一散** 杨云：俱可用，但须择一二味对证者用之，不必并用。**等味。** 雄按：吴本胸痞下曰："不知饥"，口渴下曰："不喜饮"，舌白作"舌苔滑白"，无杏仁、苍术、厚朴、草果、半夏。

浊邪上干则胸闷，胃液不升则口渴，病在中焦气分，故多开中焦气分之药。雄按：亦太多，颇不似薛氏手笔。此条多有挟食者，其舌根见黄色，宜加栝蒌、楂肉、莱菔子。汪按：此疑亦后人所附评语。

【点评】本条阐明湿伏中焦，始已化热，湿重于热者的证治。本条用药体现了宣湿、化湿、燥湿、渗湿四法，这也是薛氏治湿的基本大法，对临床颇具指导意义。

十一、**湿热证，数日后，** 雄按：吴本下有"胸痞"二字。**自利溺赤，** 雄按：吴本作"涩"。**口渴，** 雄按：吴本上有"身热"二字。**湿流下焦。宜滑石、猪苓、茯苓、泽泻、萆薢、通草等味。** 雄按：吴本无泽泻、通草，有神曲、广皮。

下焦属阴，太阴所司，阴道虚故自利，化源滞则溺赤，脾不转津则口渴，总由太阴湿胜故也。湿滞下焦，故独以分利为治。然兼证口渴胸痞，须佐入桔梗、杏仁、大豆黄卷，开泄中上。源清则流自洁，不可不知。雄按：据此则本条"胸痞"二字，当从吴本增入为是。至源清流洁云云，则又非自注之文法，殊可疑也。汪按：此篇多有后人评语传写屠入自注之处。此数语亦后人所附评语也。以上三条，俱湿重于热之候。

湿热之邪，不自表而入，故无表里可分，谓由膜原中道而入也，虽无表里之分，亦有浅深当别。而未尝无三焦可辨，犹之河间治消渴，亦分三焦者是也。夫热为天之气。雄按：此明热即暑之谓也，章氏何以曲为改释。湿为地之气，热得湿而愈炽，湿得热而愈横。雄按：热得湿则郁遏而不宣，故愈炽；湿得热则蒸腾而上熏，故愈横。两邪相合，为病最多。丹溪有云：湿热为病，十居八九。故病之繁且苛者，莫如夏月为最。以无形之热，蒸动有形之湿，素有湿热之人，易患湿温，误发其汗，则湿热混合为一，而成死证，名曰重暍也。湿热两分，其病轻而缓；湿热两合，其病重而速。章云：故当开泄以分其热，若误作虚而用补法，则闭塞气道而死矣。湿多热少，则蒙上流下，当三焦分治。调三焦之气，分利其湿也。湿热俱多，则下闭上壅，而三焦俱困矣。当开泄清热，两法兼用。犹之伤寒门二阳合病、三阳合病也。盖太阴湿化，三焦火化，有湿无热，止能蒙蔽清阳，或阻于上，或阻于中，或阻于下，若湿热一合，则身中少火悉化为壮火，而三焦相火，有不起而为虐者哉。雄按：湿热一合，业已阴从阳化，如此披猖，况热多湿少乎？故不言热多湿少者，非阙文也。盖急宜清热，有不待言矣。所以上下充斥，内外煎熬，最为酷烈。雄按：曰酷曰烈，皆暑之威名。兼之木火同气，表里分司，再引肝风，痉厥立至。雄按：津虚之体，夏月每有肝风陡动煎厥一证，言其不耐暑气煎熬，可谓形容逼肖。胃中津液几何？其能供此交征乎。雄按：不辨暑证之挟湿与否，而辄投温燥以劫津者，宜鉴斯言。至其所以必属阳明者，以阳明为水谷之海，鼻食气，口食味，悉归阳明，邪从口鼻而入，则阳明为必由之路。雄按：肺胃大肠，一气相通，温热究三焦，以此一脏二腑为最要。肺开窍于鼻，吸入之邪先犯于肺，肺经不解，则传于胃，谓之顺传。不但脏病传腑为顺，而自上及中，顺流而下，其顺也有不待言者，故温热以大便不闭者易治，为邪有出路也。若不下传于胃，而内陷于心包络，不但以脏传脏，其邪由气分入营，更进一层矣，故曰逆传也。因叶氏未曾明说顺传之经，世多误解逆传之理。余已僭注于本条之后，读此可证管窥之非妄。汪按：鼻为肺窍，所受之气，必先入肺，此云悉归阳明，不免语病，梦隐以肺经不解，乃传入胃释之，意始圆惬。其始也，邪入阳明，早已先伤其胃液，其继邪盛三焦，更欲资取于胃液，司命者可不为阳明顾虑哉。雄按：此不独为湿热病说法也，风寒化热之后，亦须顾此，况温热乎。

或问木火同气，热盛生风，以致痉厥，理固然矣。然有湿热之证，表里极热，不痉不厥者何也？余曰：风木为火热引动者，原因木气素旺，木旺由于水亏，故得引火生风，反焚其木，以致痉厥。若水旺足以制火而生木，即无痉厥者也。肝阴先亏，内外相引，两阳相煽，因而动雄按：吴本作"劲"。张。若肝肾素优，并无里热者，火热安能招引肝风也。雄按：喻氏云"遇暄热而不觉其热者，乃为平人"。盖阴不虚者，不畏暑而暑不易侵，虽侵之亦不致剧，犹之乎水田不惧旱也。阴虚者见日即畏，虽处深宫之内，而无形之暑气偏易侵之，更有不待暑侵，而自成为厥者矣。杨云：虚损之原，一语揭出。试观产妇及小儿，一经壮热，便成瘈疭者，以失血之后，与纯阳之体，阴气未充，故肝风易动也。

雄按：原本未及产妇，今从吴本与小儿并论，尤为周密，然妇科不知血脱易痉，往往称为产后惊风，喻氏辟之题矣。幼科一见发热，即以柴葛解肌，为家常便饭，初不究其因何而发热也。表热不清，柴葛不撤，虽肝风已动，瘈疭已形，犹以风药助虐，不亦慎乎。此叶氏所以有劫肝阴、竭胃汁之切戒也。杨云：痉厥之证，举世不知其因，今经此详明剖析，昭如白日矣。

或问曰：亦有阴气素亏之人，病患湿热，甚至斑疹外见，入暮谵语昏迷，而不痉不厥者何也？答曰：病邪自盛于阳明之营分，故由上脘而熏胸中，则入暮谵妄。邪不在三焦气分，则金不受囚，木有所畏，未敢起而用事。至于斑属阳明，疹属太阴，亦二经营分热极，不与三焦相干，即不与风木相引也，此而痉厥，必胃中津液尽涸，耗及心营，则肝风亦起，而其人已早无生理矣。雄按：此从吴本采补，观此则粗工之治温热，妄用柴葛，竭力以耗胃汁而鼓其肝风者，真杀人不以刃也。惟稍佐于凉润方中，或不致为大害。

【点评】本条阐述湿流下焦，泌别失职的证治。本条再次深入分析了湿热为患的特点，是对首条提纲内容的补充。如湿热之邪不自表而入，故无表里之分；湿多热少可蒙上流下，分阻于上、中、下三焦；湿热俱盛则下闭上壅而三焦俱困，故薛氏指出对湿热证则可从三焦辨治。这些内容对临床治疗湿热性疾病具有重要的指导意义。

十二、湿热证，舌遍体白，口渴，湿滞阳明。宜用辛开，如厚朴、草果、半夏、干菖蒲等味。舌白者言其苔，若苔滑而口不渴者，即属太阴证，宜温之。雄按：苔白不渴，须询其便溺，不热者，始为宜温之之证也。又按：此与第十条证相似，吴本无此条。杨云：湿盛热微之证，初起原可暂用此等药开之，一见湿开化热，便即转手清热。若执此为常用之法则误矣。注内补出审便溺一层，尤为周到。

此湿邪极盛之候，口渴乃液不上升，非有热也。辛泄太过，即可变而为热，以其属阳明湿邪，开泄则阳气升而热透。而此时湿邪尚未蕴热，故重用辛开，使上焦得通，津液得下也。阳气升则津液化，而得上输下布也。

【点评】本条阐明湿滞阳明，即湿邪极盛，尚未化热者的证治。文中所用厚朴、草果、半夏、干菖蒲均为温燥之品，用之不当有助热之弊，只适用于湿邪极盛之候。

十三、湿热证，舌根白，舌尖红，湿渐化热，余湿犹滞。宜辛泄佐清热，如蔻仁、半夏、干菖蒲、大豆黄卷、连翘、绿豆衣、六一散等味。雄按：吴本无此条。

此湿热参半之证，而燥湿之中，即佐清热者，亦所以存阳明之液也。上二条凭验舌以投剂，为临证时要诀。盖舌为心之外候，浊邪上熏心肺，舌苔因而转移。叶氏《温热论》辨舌最精详，宜合观之。雄按：更宜参之《准绳》。

【点评】本条阐明中焦湿渐化热者的证治。文中虽称本证"湿热参半"，但仍属湿重热轻之证，治以化湿为主。

十四、湿热证，初起即胸闷，不知人，瞀乱，大叫痛，湿热阻闭中上二焦。宜草果、槟榔、鲜菖蒲、芫荽、六一散，各重用。或加皂角，地浆水煎。雄按：吴本无此条。淦按：此条颇似痧证，宜用灵验痧丸为妙。六一散有甘草，须慎用。

此条乃湿热俱盛之候，而去湿药多，清热药少者，以病邪初起即闭，不得不以辛通开闭为急务，不欲以寒凉凝滞气机也。雄按：芫荽不如用薤白，或可配栝蒌、栀、豉者则配之。

【点评】本条论述湿热秽浊阻闭上中二焦的证治。本证俗称"发痧"，是湿热病的一种特殊类型。由于夏秋间暑湿交蒸，秽浊气盛，素体虚弱不耐暑热，或素有湿热内盛，感其气而发病。由于本证发病较急，临床上多用中成药，如玉枢丹、紫金锭、藿香正气水、十滴水、行军散等，或以刮痧、针刺等法急救。

十五、湿热证，四五日，口大渴，胸闷欲绝，干呕不止，脉细数，舌光如镜，胃液受劫，胆火上冲。宜西瓜汁、金汁、鲜生地汁、甘蔗汁，磨服郁金、木香、香附、乌药等味。雄按：吴本作西瓜白汁，谓不取瓢中汁，而以瓜肉捣汁也。并无金汁、蔗汁。

此营阴素亏，木火素旺者，木乘阳明，耗其津液，幸无饮邪，故一清阳明之热，一散少阳之邪，不用煎者，取其气全耳。舌光无苔，津枯而非浊壅，反胸闷欲绝者，肝胆气上逆也，故以诸汁滋胃液，辛香散逆气。雄按：凡治阴虚气滞者，可以仿此用药。杨云：此例精当，能如此旁通，方为善读书人。雄又按：有治饮痛一案宜参。俞惺庵云：嘉善一人，胸胀脘闷，诸治不效，一瓢用续随子煎汤，磨沉香、木香、檀香、降香、丁香，服一月，泻尽水饮而痊。汪按：续随子去油务尽，否则误人。去油法：木床用榨榨后，更宜纸隔重压，换纸多次，方能去净。

【点评】本条讨论湿热证胃阴大伤，肝胆气逆的证治。对这一病证的治疗，用药特点是滋胃液清热的诸汁磨服辛香散逆的诸香，调气而不伤阴，意在"取其气"，故王氏提出："凡治阴虚气滞者，可以仿此用药。

十六、湿热证，_{雄按：吴本下有"身热口苦"四字。}**呕吐清水，或痰多，湿热内留，木火上逆。宜温胆汤加栝蒌、**_{雄按：吴本作"黄连"。}**碧玉散等味。**

此素有痰饮，而阳明少阳同病，故一以涤饮，一以降逆，与上条呕同而治异，正当合参。碧玉散，即六一加青黛，以清肝胆之热。上条液枯以动肝胆之火，故干呕。此条痰饮郁其肝胆之火，故呕水。

【点评】本条论述湿热证痰热内阻，胆火上逆的证治。本证见呕吐清水，不可误认为脾胃虚寒，诊为痰热内郁证，当有口苦，苔垢腻，脉弦滑等症状。

十七、湿热证，呕恶不止，昼夜不瘥，欲死者，肺胃不和，胃热移肺，肺不受邪也。宜用川连三四分、苏叶二三分，两味煎汤，呷下即止。

肺胃不和，最易致呕。盖胃热移肺，肺不受邪，还归于胃，必用川连以清湿热，苏叶以通肺胃，投之立愈者，以肺胃之气非苏叶不能通也。分数轻者，以轻剂恰治上焦之病耳。雄按：此方药止二味，分不及钱，不但治上焦宜小剂，而轻药竟可以愈重病，所谓轻可去实也。合后条观之，盖气贵流通，而邪气挠之。则周行窒滞，失其清虚灵动之机，反觉实矣。惟剂以轻清，则正气宣布，邪气潜消，而窒滞者自通，设投重药，不但已过病所，病不能去，而无病之地，反先遭其克伐。章氏谓轻剂为吴人质薄而设，殆未明治病之理也。川连不但治湿热，乃苦以降胃火之上冲。苏叶味甘辛而气芳香，通降顺气，独擅其长，然性温散，故虽与黄连并驾，尚减用分许而节制之，可谓方成知约矣。世人不知诸逆冲上，皆属于火之理，治呕辄以姜、萸、丁、桂从事者，皆粗工也。余用以治胎前恶阻，甚妙。

【点评】本条讨论湿热证肺胃不和，胃逆呕恶的证治。本证是由于湿热蕴阻于胃，胃失通降，肺胃不和，故昼夜呕恶不止。"欲死"是形容呕吐之甚，并非指死证。薛氏用苦寒之黄连与甘辛芳香之苏叶同用，且用药甚轻，以其温散节制苦寒，用于病邪不重者。王氏提出本方可治胎前恶阻，临床上确有良效。

十八、湿热证，咳嗽，昼夜不安，甚至喘不得眠者，暑邪入于肺络。宜葶苈、枇杷叶、六一散等味。雄按：吴本咳嗽下有"喘逆、面赤、气粗"六字，而无"甚至"句。

人但知暑伤肺气则肺虚，而不知暑滞肺络则肺实，葶苈引滑石，直泻肺邪，则病自除。吴子音曰：业师张友樵治一酒客，夏月痰咳气喘，夜不得卧，服凉药及开气药不效，有议用人参、麦冬等药者。师诊其脉，右寸数实，此肺实非肺虚也，投以人参则立毙矣。遂与此方煎服立愈。明年复感客邪，壅遏肺气，喘咳复作，医有以葶苈进者，服之不效，反烦闷汗泄，师脉其右寸浮数，口渴恶热，冷汗自出，喘急烦闷，曰热邪内壅，肺气郁极，是以逼汗外出，非气虚自汗也。服葶苈而反烦闷者，肺热极盛，与苦寒相格拒也。夫肺苦气上逆，本宜苦以泄之，而肺欲散，又当兼食辛以散之，与麻杏甘膏汤一剂，肺气得通而喘止汗敛，诸证悉平矣。杨云：余曾治一酒客，大喘，用《金鉴》苏葶丸而愈，亦与此同。此盖湿热上壅之证也，至案内所云，服此益甚，则外感束其肺热，用此降之，则外感反内陷而病益甚，麻杏甘石正祛外感而清内热之方，故速愈。张君用药则是，而立论高而不切，非垂教后学之法也。

【点评】本条讨论暑湿郁滞肺络而致实证咳喘的证治。

十九、湿热证，十余日，大势已退，惟口渴汗出，骨节雄按：吴本有"隐"字。**痛。**雄按：吴本下有"不舒，小便赤涩不利"八字。**余邪留滞经络。元米**即粳米。**汤泡於术，隔一宿，去术煎饮。**

病后湿邪未尽，阴液先伤，故口渴身痛，此时救液则助湿，治湿则劫阴，宗仲景麻沸汤之法，取气不取味，走阳不走阴，佐以元米汤养阴逐湿，两擅其长。杨云：煎法精妙，注亦明析。汪按：此身痛一证，乃湿滞之的验。则口渴未必非湿淫于内，而引饮也。然津液亦必须顾虑。以术治湿不用煎而用泡。既巧妙亦周致。雄按：用沙参、麦冬、石斛、枇杷叶等味，冬瓜汤煎服亦可。汪按：用冬瓜灵妙，宜加丝瓜络。

【点评】本条讨论湿热证后期余湿留滞经络而骨节疼痛的证治。文中用药方法较独特，而王氏等人提出的用药也值得临床参考。

二十、湿热证，数日后，汗出热不除，或痉，忽头痛不止者，营液大亏，厥阴风火上升。宜羚羊角、蔓荆子、钩藤、元参、生地、女贞子等味。 雄按：吴本无女贞，有白芍。杨云：白芍不如女贞。

湿热伤营，肝风上逆，血不荣筋而痉，上升巅顶则头痛，热气已退，木气独张，故痉而不厥。投剂以息风为标，养阴为本。雄按：蔓荆不若以菊花、桑叶易之。杨云：蔓荆最无谓，所易甚佳。汪按：枸杞子亦可用，不嫌其腻。

【点评】本条讨论湿热化燥，营阴亏耗，肝风上逆的证治。薛氏提出的治疗大法为"以息风为标，养阴为本"。但对于具体用药，王、杨诸氏均认为蔓荆子当以桑叶、菊花易之，可能是考虑蔓荆子疏散风热对风火上升者不宜。但据王好古《珍珠囊》所载，蔓荆子有凉诸经血、止头痛、搜肝风之效，薛氏可能本于此说。汪氏主张可用枸杞子，但因本证邪热尚在，枸杞子味甘性温而较腻滞，用之有助热恋邪之弊。

二十一、湿热证，胸痞发热，肌肉微疼，始终无汗者，腠理暑邪内闭。 雄按：吴本无此四字，作"气机拂郁，湿热不能达外"。杨云：吴本胜于原本。**宜**

六一散一两、薄荷叶三四分，雄按：吴本作"三、四十片"。**泡汤调下，即汗解。**

湿病发汗，昔贤有禁，此不微汗之，病必不除。盖既有不可汗之大戒，复有得汗始解之治法。临证者当知所变通矣。吴云：此湿热蕴遏，气郁不宣，故宜辛凉解散。汗出灌浴之辈，最多此患。若加头痛恶寒，便宜用香薷温散矣。章云：湿病固非一概禁汗者，故仲景有麻黄加术汤等法。但寒湿在表，法当汗解；湿热在里，必当清利。今以暑湿闭于腠理，故以滑石利毛窍。若闭于经者，又当通其经络可知矣。汪按：吴本薄荷较多，则非微汗矣。

【点评】本条论述湿热病邪郁肌表不得外泄的证治。

二十二、**湿热证，按法治之，数日后，或吐下一时并至者，中气亏损，升降悖逆。宜生谷芽、莲心、**雄按：当是莲子。**扁豆、米仁、半夏、甘草、茯苓等味，甚者用理中法。**雄按：吴本无此条。若可用理中法者，必是过服寒凉所致。

升降悖逆，法当和中，犹之霍乱之用六和汤也。若太阴惫甚，中气不支，非理中不可。忽然吐下，更当细审脉证，有无重感别邪，或伤饮食。雄按：亦有因忿怒而致者，须和肝胃。

【点评】本条讨论湿热病后期中气亏损，升降逆乱的证治。

二十三、**湿热证，十余日后，左关弦数，腹时痛，时圊血①，肛门热痛，血液内燥，热邪传入厥阴之证。宜仿白头翁法。**

热入厥阴而下利，即不圊血，亦当宗仲景治热利法。若竟逼入营阴，安得不用白头翁汤凉血而散邪乎？设热入阳明而下利，即不圊血，又宜师仲景下利谵语，用小承气汤之法矣。雄按：章氏谓小承气汤乃治

---

① 圊（qīng 清）血：大便下血。

厥阴热利，若热入阳明而下利，当用黄芩汤，此不知《伤寒论》有简误之文也。本文云："下利谵语者，有燥矢也，宜小承气汤。"既有燥矢，则为太阴转入阳明之证，与厥阴无涉矣。湿热入阳明而下利，原宜宗黄芩汤为法，其有燥矢而谵语者，未尝无其候也，则小承气亦可援例引用焉。

【点评】本条讨论湿热化燥，损伤肠络，燔灼厥阴肝经而下利便血的证治。

二十四、湿热证，十余日后，尺脉数，下利或咽痛，口渴心烦，下泉①不足，热邪直犯少阴之证。宜仿猪肤汤凉润法。

同一下利，有厥少之分，则药有寒凉之异。谓厥阴宜寒，少阴宜凉也。然少阴有便脓之候，不可不细审也。

【点评】本条讨论湿热化燥，热犯少阴而致下利或咽痛的证治。

二十五、湿热证，身冷脉细，汗泄胸痞，口渴舌白，湿中少阴之阳。宜人参、白术、附子、茯苓、益智等味。雄按：吴本无此条。杨云：此等证固有之，然本论湿热，却夹入寒湿，又不提明药误，岂不自乱其例。

此条湿邪伤阳，理合扶阳逐湿，口渴为少阴证，乌得妄用寒凉耶？津液出于舌下少阴经之廉泉穴，故凡少阴受邪，津液不升则渴也，然胸痞舌白，当加厚朴、半夏或干姜，恐参、术太壅气也。渴者湿遏阳气，不化津液以上升，非热也。雄按：此湿热病之类证，乃寒湿也，故伤人之阳气。或湿热证治不如法，但与清热，失于化湿，亦有此变，但口渴而兼身冷，脉细汗泄，舌白诸证者，固属阴证宜温，还须察其二便，如溲赤且短，便热极臭者，仍是湿热蕴伏之阳证，虽露虚寒之假象，不可轻投温补也。章氏所云，湿遏阳气不化津液之渴，又为太阴证而非少阴证矣。

【点评】本条论述寒湿的临床表现和治法。以下数条论治寒

① 下泉：尿液的别称。

湿，是为了与湿热病相鉴别。本证为湿邪伤及肾阳证，所用药物后世有称之为扶阳逐湿汤。

二十六、暑月病，初起但恶寒，面黄，口不渴，神倦，四肢懒，脉沉弱，腹痛下利，湿困太阴之阳。宜仿缩脾饮，甚则大顺散、来复丹等法。 雄按：吴本无此条。

暑月为阳气外泄，阴气内耗之时。故热邪伤阴，阳明消烁，宜清宜凉。雄按：此治暑之正法眼藏。太阴告困，湿浊弥漫，宜温宜散。雄按：凡寒湿为病，虽在暑月，忌用凉药，宜舍时从证也。昔贤虽知分别论治，惜不能界画清厘，而创阴暑等名，贻误后学不少。徐洄溪云：天有阴暑，人间有阴热矣。一语破的。汪按：如夏日有阴暑，冬日当有阳寒乎？倘冬日感病，而医者云此为阳寒，治宜凉药，未有不嗤其妄者。而阴暑之名，乃相沿数百年，积非胜是，不可解也。古法最详，医者鉴诸。仲景谓自利不渴者，属太阴，以其脏有寒故也。今湿重恶寒不发热，即为太阴证之寒湿也。如或肢冷脉细，必须姜附理中法。

【点评】 本条为寒湿困遏脾阳的证治。本证的辨证要点在于恶寒不热，脉沉弱和下利不渴，治"宜温宜散"。具体用药轻者用缩脾饮温脾化湿，适于湿重于寒而脾气虚者；病情重者用大顺散，适于寒重于湿而阳气虚者，或用来复丹温热助阳，苦温香燥，以去湿化浊，使阴寒湿浊得开而阳气来复。

二十七、湿热证，按法治之，诸证皆退，惟目瞑则惊悸、梦惕，余邪内留，胆气未舒。宜酒浸郁李仁、姜汁炒枣仁、猪胆皮等味。 雄按：吴本无此条。

滑可去著，郁李仁性最滑脱，古人治惊后肝系滞而不下，始终目不瞑者，用之以下肝系而去滞，此证借用，良由湿热之邪，留于胆中，胆为清虚之府，藏而不泻，是以病去，而内留之邪不去，寐则阳气行于阴，胆热内扰，肝魂不安。用郁李仁以泄邪，而以酒行之，酒气独归胆也。枣仁之酸，入肝安神，而以姜汁制，安神而又兼散邪也。肝性喜凉散，枣仁、姜汁太温，似宜酌加凉品。雄按：此释甚是。如黄连、山栀、竹茹、桑叶，皆可佐也。

【点评】本条讨论湿热病后余邪内留肝胆而致惊惕的证治。

二十八、湿热证，曾开泄下夺，恶候皆平，独神思不清，倦语不思食，溺数，唇齿干，胃气不输，肺气不布，元神大亏。宜人参、麦冬、石斛、木瓜、生甘草、生谷芽、鲜莲子等味。雄按：吴本无此条。汪按：百合似亦可用。

开泄下夺，恶候皆平，正亦大伤，故见证多气虚之象，理合清补元气。若用腻滞阴药，去生便远。雄按：此肺胃气液两虚之证，故宜清补，不但阴腻不可用，且与脾虚之宜于守补温运者亦异。杨云：分别极清。

【点评】本条讨论湿热病后，肺胃气阴两虚的证治。所用方被后世称为薛氏参麦汤，临床不仅用于热病愈后，对内科杂病的瘥后调养也有良效。

二十九、湿热证，四五日，忽大汗出，手足冷，脉细如丝或绝，口渴，茎痛，而起坐自如，神清语亮，乃汗出过多，卫外之阳暂亡，湿热之邪仍结，一时表里不通，脉故伏，非真阳外脱也。宜五苓散去术，加滑石、酒炒川连、生地、芪皮等味。雄按：吴本无川连、生地。

此条脉证，全似亡阳之候，独于举动神气，得其真情。噫！此医之所以贵识见也。以口渴、茎痛，知其邪结。以神清语亮，知非脱证。雄按：此条原注，全似评赞，章氏以为自注，究可疑也。至卫阳暂亡，必由误表所致，湿热仍结，阴液已伤，故以四苓加滑石导湿下行；川连、生地清火救阴；芪皮固其卫气，用法颇极周密。杨云：发明方意精当。汪按：此注当亦后人所附评语，且此证世所罕见，况亡阳脱证，起坐自如，神清语亮者，亦不少。据以辨证，似不甚明确。惟口渴、茎痛为亡阳所无耳。

【点评】本条讨论湿热病卫阳暂亡而湿热结于下焦的证治。

三十、湿热证，发痉神昏，独足冷阴缩，下体外受客寒，仍宜从湿热治。只用辛温之品，煎汤熏洗。 杨云：仍从湿热治是矣。辛温熏洗，不愈益其湿乎，不惟治下而遗上也。汪按：熏洗似无大碍，但未必有益。

阴缩为厥阴之外候，合之足冷，全似虚寒，乃谛观本证，无一属虚，始知寒客下体，一时营气不达，不但证非虚寒，并非上热下寒之可拟也。仍从湿热治之，又何疑耶？ 发痉神昏，邪犯肝心。若邪重内闭，厥阴将绝，必囊缩足冷而舌亦卷，是邪深垂死之证。本非虚寒，今云由外受客寒，临证更当详细察问为要。雄按：此条本文颇有语病，恐非生白手笔。

【点评】本条讨论湿热化燥，热陷厥阴，阳气郁闭的证治。本证类似阳虚阴寒内盛之象，但实属邪热内陷，阳气郁阻不能达于肢末而致足冷，厥阴肝经热极则筋脉挛急而阴囊内缩。文中提出其治疗"仍从湿热治之"，但一般应配合清心开窍，凉肝息风等法。文中提出的辛温煎汤熏洗仅是针对足冷阴缩的治标之法。

三十一、湿热证，初起壮热，口渴，脘闷懊憹，眼欲闭，时谵语，浊邪蒙闭上焦，宜涌泄。用枳壳、桔梗、淡豆豉、生山栀。无汗者加葛根。

此与第九条宜参看，彼属余邪，法当轻散。余邪不净者，自无壮热谵语等证，必与初起邪势重者，形状不同。此则浊邪蒙闭上焦，故懊憹脘闷。眼欲闭者，肺气不舒也；时谵语者，邪郁心包也。若投轻剂，病必不除。《经》曰：高者越之。用栀豉汤涌泄之剂，引胃脘之阳，而开心胸之表，邪从吐散。若舌苔薄而清者，邪未胶结，可吐散；如舌苔厚而有根，浊邪瘀结，须重用辛开苦降。如吐之，邪结不得出，反使气逆而变他证矣。雄按：此释甚是。病在上焦，浊邪未结，故可越之。若已结在中焦，岂可引吐，不但湿热证吐法宜慎也，即痰饮证之宜于取吐者，亦有辨别要诀。赵恕轩《串雅》云：宜吐之证，必须看痰色，吐在壁上，须其痰干之后，有光亮如蜗牛之涎者，无论痰在何经，皆可吐也。若痰干之后，无光亮之色者，切忌用吐。彼验痰渍，此验舌苔，用吐者识之。又按：何报之云：子和治病，不论何证，皆以汗吐下三法取效，此有至理存焉。盖万病非热则寒，寒者气不运而滞，热者气亦壅而不运，气不运则热郁痰生，血停食积，种种阻塞于中矣。人身气血，贵通而不贵塞，非三法何由通乎？又去邪即所以补正，邪去则正自复，但以平淡之饮食调之，不数日而精神勃发矣。故妇人不孕者，此法行后即孕，阴阳和畅也，男子阳道骤兴，非其明验乎。后人不明其理而不敢用，但以温补为稳，杀人如麻，可叹也！汪按：何说乃据倒仓法①言之。

【点评】本条讨论湿热浊邪蒙闭上焦气分之证治。文中所说的眼欲闭，时谵语，属轻度的神志症状，与热入心包之昏愦谵语，舌质红绛者不同，也与湿热酿痰蒙蔽心包之神志昏蒙，时清时昧有轻重之别。

三十二、湿热证，经水适来，壮热口渴，谵语神昏，胸腹痛，或舌无苔，脉滑数，邪陷营分。宜大剂犀角、紫草、茜根、贯众、连翘、鲜菖蒲、银花露等味。雄按：世人但知小柴胡汤一法，而不分伤寒温暑之病何也？淦按：茜根不若以丹皮、赤芍易之。

热入血室不独妇女，男子亦有之。不第凉血，并须解毒，然必重剂，乃可奏功。仲景谓"阳明病，下血谵语者，此为热入血室"，即指男子而言，故无经水适来之语。

【点评】本条讨论湿热化燥化火，热入血室的证治。文中提出男子亦有热入血室，可供参考。

---

① 倒仓法：始见于朱丹溪《格致余论·倒仓论》，称可"治瘫、痨、蛊、癞诸证"。是以黄牡牛肉煮烂取汁液熬成。

三十三、**热证，上下失血，或汗血，毒邪深入营分，走窜欲泄。宜大剂犀角、生地、赤芍、丹皮、连翘、紫草、茜根、银花等味。**雄按：以上四条，吴本无之。丹皮虽凉血，而气香走泄，能发汗，惟血热而瘀者宜之，又善动呕，胃弱者勿用。

热逼而上下失血、汗血，势极危而犹不即坏者，以毒从血出，生机在是。大进凉血解毒之剂，以救阴而泄邪，邪解而血自止矣。血止后须进参芪善后乃得。汪按：善后宜兼养血。汗血，即张氏所谓肌衄也。《内经》谓：热淫于内，治以咸寒。方中当增入咸寒之味。此说未知何人所注，亦甚有理也。汪按：可加牡蛎，并有止汗之功，不嫌其涩。此注乃后人所附评语，未羼入原注者，他条俱与原注并合，不可分析矣。雄按：此条本文但云"热证"，是感受暑热而不挟湿邪者也。暑热之气，极易伤营，故有是证。章氏乃云：此篇所谓湿热，即是暑也。然则此条不曰湿热，而曰热者，又是何病耶？夫寒暑二气，《易经》即以往来对待言之矣，后之妄逞臆说者，真是冷热未知。辛甫云：辨得是。

【点评】本条讨论湿热化燥深入营血，热盛动血的证治。

三十四、**湿热证，七八日，口不渴，声不出，与饮食亦不却，**雄按：吴本有"二便自通"句。**默默不语，神识昏迷，进辛香凉泄、芳香逐秽，俱不效，此邪入**雄按：吴本下有"手"字。**厥阴，主客浑受。宜仿吴又可三甲散，醉地鳖虫、醋炒鳖甲、土炒穿山甲、生僵蚕、**雄按：吴本无此味。**柴胡、桃仁泥等味。**

暑湿先伤阳分，然病久不解，必及于阴，阴阳两困，气钝血滞而暑湿不得外泄，雄按：据章氏以此为薛氏自注，然叠以暑湿二气并言，以解湿热病证，若谓暑中原有湿，则暑下之湿，又为何物乎？一笑。余恐后学迷惑，故不觉其饶舌也。遂深入厥阴，络脉凝瘀，使一阳少阳生气也。不能萌动，生气有降无升，心主阻遏，灵气不通，所以神不清而昏迷默默也。破滞通瘀，斯络脉通而邪得解矣。

海昌许益斋云：此条即伤寒门百合病之类。赵以德、张路玉、陶厚堂以为心病，徐忠可以为肺病，本论又出厥阴治法，良以百脉一宗，悉致其病，元气不布，邪气淹留。乃祖仲景法，用异类灵动之物，鳖甲入厥阴，用柴胡引之，俾阴中之邪，尽达于表。䗪虫入血，用桃仁引之，俾血分之邪，尽泄于下；山甲入络，用僵蚕引之，俾络中之邪，亦从风化而散。缘病久气钝血滞，非拘拘于恒法所能愈也。汪按：此有神昏一证，可知其非百合病矣，故与百合病异，治百合病究宜治肺为是。

【点评】本条讨论湿热病深入厥阴，致络脉凝瘀，气血呆滞，灵机不运的证治。本节论"主客浑受"及治疗源于吴又可《温疫论》，仿吴又可三甲散法的方解可参许氏注。

三十五、湿热证，口渴，苔黄起刺，脉弦缓，囊缩舌硬，谵语，昏不知人，两手搐搦，津枯邪滞。宜鲜生地、芦根、生首乌、鲜稻根等味。若脉有力，大便不通，大黄亦可加入。雄按：吴本无此条。汪按：首乌味涩，似未妥。

胃津劫夺，热邪内据，非润下以泄邪则不能达，故仿承气之例，以甘凉易苦寒，正恐胃气受伤，胃津不复也。

【点评】本条讨论湿热化燥，热结阴伤之痉厥的证治。本证为阳明胃热引动肝风且劫烁阴液致抽搐、神昏，证属危重。薛氏提出仿承气之例，以甘凉易苦寒，药用鲜生地、芦根、生首乌、鲜稻根滋养阴液，属"增水行舟"之法。汪按称"首乌味涩，似未妥"，但此处用其养阴通腑泄热便之效，只是该药对肝脏有一定的毒性，不宜大量或长期使用。若腑实较甚，脉有力而便秘者，也可用大黄。

三十六、湿热证，发痉撮空，神昏笑妄，舌苔干黄起刺，或转黑色，大便不通者，热邪闭结胃腑。宜用承气汤下之。雄按：此下十一条，从吴本补入。

撮空一证，昔贤谓非大实即大虚。虚则神明涣散，将有脱绝之虞；实则神明被逼，故多撩乱之象。今舌苔黄刺干涩，大便闭而不通，其为热邪内结阳明，腑热显然矣。徒事清热泄邪，止能散络中流走之热，不能除胃中蕴结之邪，故假承气以通地道。然舌不干黄起刺者，不可投也。雄按：第二十八条有曾开泄下夺之文，则湿热病原有可下之证。惟湿未化燥，腑实未结者不可下耳！下之则利不止。如已燥结，亟宜下夺，否则垢浊熏蒸，神明蔽塞，腐肠烁液，莫可挽回，较彼伤寒之下不嫌迟，去死更速也。杨云：通透之论。

承气用硝、黄，所以逐阳明之燥火实热，原非湿热内滞者所宜用。然胃中津液为热所耗，甚至撮空撩乱，舌苔干黄起刺，此时胃热极盛，胃津告竭，湿火转成燥火，故用承气以攻下。承气者，所以承接未亡之阴气于一线也。湿温病至此，亦危矣哉！汪按：治温热与伤寒异，而温热坏证多与伤寒同。

雄按：董废翁云："外感之邪，既不得从元腑透达，则必向里而走空隙。而十二脏腑之中，惟胃为水谷之海，其上有口，其下有口，最虚而善受，故诸邪皆能入之。邪入则胃实矣，胃实则津液干矣，津液干则死矣"。杨乘六云："此言道尽感证致死根由，彼肆用风燥之剂劫液，夭人生命者，正坐不知此义耳"。余谓凡治感证，须先审其胃汁之盛衰，如邪渐化热，即当濡润胃腑，俾得流通，则热有出路，液自不伤，斯为善治。若恃承气汤为焦头烂额之客，讵非曲突徙薪之不早耶？杨云：陈修园自谓读《伤寒论》数十年，然后悟出"存津液"三字，而其用药仍偏辛燥，不知其所悟者何在？得孟英反复申明，迷者庶可大悟乎。汪按：此条语语破的。杨评亦妙。存津液固为治温暑诸证之要务，然非专恃承气汤急下存津一法也。

【点评】本条继续讨论湿热化燥致热结阳明，波及厥阴出现痉厥变证的证治。

三十七、湿热证，壮热口渴，自汗身重，胸痞，脉洪大而长者，此太阴之湿与阳明之热相合。宜白虎加苍术汤。

热、渴、自汗，阳明之热也。胸痞身重，太阴之湿兼见矣。脉洪大而长，知湿热滞于阳明之经，故用苍术白虎汤以清热散湿，然乃热多湿少之候。雄按：徐氏云：暑不挟湿，苍术禁用。

白虎汤，仲景用以清阳明无形之燥热也。胃汁枯涸者，加人参以生津，名曰白虎加人参汤；雄按：余于血虚，加生地；精虚，加枸杞；有痰者，加半夏，用之无不神效。身中素有痹气者，加桂枝以通络，名曰桂枝白虎汤，而其实意在清胃热也。是以后人治暑热伤气，身热而渴者，亦用白虎加人参汤；热渴汗泄，肢节烦疼者，亦用白虎加桂枝汤；胸痞身重兼见，则于白虎汤中加入苍术，以理太阴之湿；寒热往来兼集，则于白虎汤中加入柴胡，以散半表半里之邪。雄按：余治暑邪炽盛，热渴汗泄而痞满气滞者，以白虎加厚朴极效。凡此皆热盛阳明，他证兼见，故用白虎清热，而复各随证以加减。杨云：此论极圆活，可悟古方加减之法。苟非热渴汗泄，脉洪大者，白虎便不可投，辨证察脉，最宜详审也。雄按：热渴汗泄而脉虚者，宜甘药以养肺胃之津。汪按：若大汗脉虚，身凉不热，口润不渴，则为亡阳脱证，非参附回阳不能挽救。《洄溪医论》谓"阳未亡，则以凉药止汗；阳已亡，则以热药止汗"。此中转变介在几微，辨之精且详矣，学者宜究心焉。

【点评】讨论热重湿轻之候证治，即清热为主兼以化湿，用白虎汤清阳明实热，佐以苍术化太阴之湿。

三十八、湿热证，湿热伤气，四肢困倦，精神减少，身热气高，心烦溺黄，口渴自汗，脉虚者，用东垣清暑益气汤主治。

同一热渴自汗，而脉虚、神倦，便是中气受伤，而非阳明郁热，清暑益气汤乃东垣所制，方中药味颇多，学者当于临证时斟酌去取可也。

雄按：此脉此证，自宜清暑益气以为治，但东垣之方，虽有清暑之名，而无清暑之实。观江南仲治孙子华之案、程杏轩治汪木工之案可知，故临证时须斟酌去取也。汪按：清暑益气汤，洄溪讥其用药杂乱固当，此云无清暑之实尤确。余每治此等证，辄用西洋参、石斛、麦冬、黄连、竹叶、荷秆、知母、甘草、粳米、西瓜翠衣等，以清暑热而益元气，无不应手取效也。汪按：此方较东垣之方为妥，然黄连尚宜酌用。

【点评】本条讨论湿热未净而津气已伤的证治。湿邪易伤脾气，热邪多伤胃津，故湿热病常见脾胃气阴两伤之证。文中所述为湿热病瘥后，湿热余邪未净，正气未复之候。所用东垣清暑益气汤益气力强，生津力较弱，兼可除湿。但王氏认为此方有清暑之名而无清暑之实，并出一治暑验方，即被后人称作王氏清暑益气汤。该方重点在于生津，适用于暑热未净，津虚较甚而无湿之证。两方作用各有偏重，适应证有所不同，临床当辨证使用。

三十九、暑月热伤元气，气短倦怠，口渴多汗，肺虚而咳者，宜人参、麦冬、五味子等味。汪按：徐洄溪谓麦冬、五味咳证大忌，惟不咳者可用是也。

此即《千金》生脉散也。与第十八条同一肺病，而气粗与气短有分，则肺实与肺虚各异，实则泻而虚则补，一定之理也。然方名生脉，则热伤气之脉虚欲绝可知矣。汪按：脉虚为的验，若弦数者，岂可轻试乎。

雄按：徐洄溪云：此伤暑之后，存其津液之方也。观方下治证，无一字治暑邪者，庸医以之治暑病，误之甚矣。其命名之意，即于复脉汤内取用参、麦二味，因止汗故加五味子。近人不论何病，每用此方收住邪气，杀人无算。用此方者，须详审其邪之有无，不可徇俗而视为治暑之剂也。

【点评】本条讨论暑热耗伤津气，气虚肺失肃降而致虚证咳喘的证治。生脉散有甘酸敛津，益气养阴之功，只用于暑病之气阴亏虚者，而不是清暑之剂。故王氏告诫"用此方者须详审其邪有无，不可循俗而视为治暑之剂也。"

四十、暑月乘凉饮冷，阳气为阴寒所遏，皮肤蒸热，凛凛①**畏寒，头痛头重，自汗烦渴，或腹痛吐泻者，宜香薷、厚朴、扁豆等味**。汪按：香薷惟暑月受凉无汗者宜之，有汗者宜慎用。

此由避暑而感受寒湿之邪，虽病于暑月，而实非暑病。昔人不曰暑月伤寒湿，而曰阴暑，以致后人淆惑，贻误匪轻，今特正之。其用香薷之辛温，以散阴邪而发越阳气；厚朴之苦温，除湿邪而通行滞气；扁豆甘淡，行水和中。倘无恶寒头痛之表证，即无取香薷之辛香走窜矣；无腹痛吐利之里证，亦无取厚朴、扁豆之疏滞和中矣。故热渴甚者，加黄连以清暑，名四味香薷饮；减去扁豆，名黄连香薷饮；湿盛于里，腹膨泄泻者，去黄连，加茯苓、甘草，名五物香薷饮；若中虚气怯，汗出多者，加入参、芪、白术、橘皮、木瓜，名十味香薷饮。然香薷之用，总为寒湿外袭而设，杨云：古人亦云：夏月之用香薷，犹冬月之用麻黄。不可用以治不挟寒湿之暑热也。略参拙意。汪按：十味香薷饮用药亦太杂。

【点评】本条所述为暑月寒湿外袭，见有表证的证治。宜用清

---

① 凛凛：指寒冷，此形容畏寒怕冷的样子。

暑化湿散寒之法，方用三物香薷饮，方中香薷辛温散寒，兼能宣化湿邪。前人有"夏月之用香薷，犹冬月之用麻黄"之说，可见香薷辛温散寒，更宜于无汗者。临床每见暑湿内蕴而兼外感寒邪者，常用黄连香薷饮或吴鞠通的新加香薷饮，与本条所述仅见寒湿证候而无暑湿内蕴表现者不同，应注意鉴别。

四十一、湿热内滞太阴，郁久而为滞下，其证胸痞腹痛，下坠窘迫，脓血稠黏，里结后重，脉软数者，宜厚朴、黄芩、神曲、广皮、木香、槟榔、柴胡、煨葛根、银花炭、荆芥炭等味。汪按：柴葛终嫌不妥。凡病身热，脉数是其常也。惟痢疾身热脉数，其证必重。

古之所谓滞下，即今所谓痢疾也。由湿热之邪，内伏太阴，阻遏气机，以致太阴失健运，少阳失疏达，热郁湿蒸，传导失其常度，蒸为败浊脓血，下注肛门，故后重气壅不化，仍数至圊而不能便。伤气则下白，伤血则下赤；气血并伤，赤白兼下；湿热盛极，痢成五色。汪按：昔人有谓"红痢属热，白痢属寒"者，谬说也。痢疾大抵皆由暑热，其由于寒者千不得一。惟红属血、白属气则为定论。故用厚朴除湿而行滞气，槟榔下逆而破结气，黄芩清庚金之热，木香、神曲疏中气之滞，葛根升下陷之胃气，柴胡升土中之木气。汪按：蛮升无益而有害。热侵血分而便血，以银花、荆芥入营清热。汪按：地榆炭、丹皮炭亦可用。若热盛于里，当用黄连以清热；大实而痛，宜增大黄以逐邪。昔张洁古制芍药汤以治血痢，方用归、芍、芩、连、大黄、木香、槟榔、甘草、桂心等味。而以芍药名汤者，盖谓下血必调藏血之脏，故用之为君，不特欲其土中泻木，抑亦赖以敛肝和阴也。然芍药味酸性敛，终非湿热内蕴者所宜服。汪按：芍药、甘草乃治痢疾腹痛之圣剂，与湿热毫无所碍，不必疑虑。倘遇痢久中虚，而宜用芍药、甘草之化土者，恐难任芩、连、大黄之苦寒，木香、槟榔之破气。若其下痢初作，湿热正盛者，白芍酸敛滞邪，断不可投，汪按：

初起用之亦无碍，并不滞邪，已屡试矣。此虽昔人已试之成方，不敢引为后学之楷式也。

雄按：呕恶者忌木香，汪按：后重非木香不能除，则用木香佐以止呕之品可也。无表证者忌柴、葛。汪按：即有表证亦宜慎用。盖胃以下行为顺，滞下者垢浊欲下而气滞也，杂以升药，浊气反上冲而为呕恶矣。汪按：升清降浊则可，今反升浊，岂不大谬？至洁古芍药汤之桂心，极宜审用。苟热邪内盛者，虽有芩、连、大黄之监制，亦恐其有跋扈之患也。若芍药之酸，不过苦中兼有酸味，考《本经》原主除血痹，破坚积，寒热疝瘕，为敛肝气、破血中气结之药，仲圣于腹中满痛之证多用之。故太阴病脉弱，其人续自便利，设当行大黄、芍药者，宜减之，以胃气弱易动故也。盖大黄开阳结，芍药开阴结，自便利者宜减，则欲下而窒滞不行之痢，正宜用矣。杨云：是极。芍药汤治湿热下利，屡有奇效，其功全在芍药，但桂心亦须除去为妥。汪按：白芍开结，佐以甘草和中，必不有碍胃气，乃治痢必用之品，不但治血痢也。况白芍之酸，嗽证尚且不忌，则治痢用之有何顾忌乎？

【点评】本条讨论湿热痢疾的证治。薛氏提出张洁古的芍药汤中芍药味酸性敛，非湿热内蕴者所宜。而诸注家则认为芍药为治痢要药，既可缓急止痛又能和血，且治痢常配伍清化导滞之品，可使白芍酸敛之性得以制约，故无需顾忌。在临床上还须根据痢疾之性质，以不同的配伍进行治疗，既不能滥用白芍，又不能完全否定白芍的使用。

四十二、痢久伤阳，脉虚滑脱者，真人养脏汤加甘草、当归、白芍。

脾阳虚者，当补而兼温。然方中用木香，必其腹痛未止，故兼疏滞气。用归、芍，必其阴分亏残，故兼和营阴。汪按：果系虚寒滑脱，固宜温涩。今既云阴分亏残，岂可妄投温燥以速其死乎？但痢虽脾疾，久必传肾，以肾为胃关，司下焦而开窍于二阴也。汪按：所伤者肾阴，非肾阳也，蛮助肾阳何益？况火为土母，欲温土中之阳，必补命门之火。若虚寒甚而滑脱者，当加附子以补阳，不得杂入阴药矣。汪按：虚寒滑脱，诚宜参、附、粟壳，然忘却此篇本专论湿热病矣。

　　雄按：观此条似非一瓢手笔，而注则断非本人自注。汪按：当亦后人所附评语。叶香岩云："夏月炎热，其气俱浮于外，故为蕃秀之月，过食寒冷，郁其暑热，不得外达，汪按：亦有不食寒冷而患痢者。食物厚味，为内伏之火，煅炼成积。伤于血分则为红；伤于气分则为白；气滞不行，火气逼迫于肛门，则为后重；滞于大肠，则为腹痛。故仲景用下药通之，河间、丹溪用调血和气而愈，此时令不得发越，至秋收敛于内而为痢也"。汪按：亦有夏月即痢者。此理甚明，何得误认为寒，而用温热之药？余历证四十余年，治痢惟以疏理、推荡、清火而愈者，不计其数。观其服热药而死者甚多，汪按：余生平治痢必宗叶氏之论，惟曾误服温涩者每多不救，其余无不愈者。同志之士，慎勿为景岳之书所误以杀人也。汪按：可谓苦口婆心，无如世之宗景岳者，必不肯信从也。聂久吾云："痢疾投补太早，锢塞邪热在内，久而正气已虚，邪气犹盛，欲补而涩之则助邪；欲清而攻之则愈滑，多致不救。"汪按：幸而不死，亦必成休息痢，终身不瘳。徐洄溪云："夏秋之间，总由湿热积滞，与伤寒三阴之利不同，汪按：学者切记。后人竟用温补，杀人无算，触目伤怀。"尤拙吾云："痢与泄泻，其病不同，其治亦异。泄泻多由寒湿，寒则宜温，湿则宜燥也；痢多成于湿热，热则宜清，湿则宜利也。虽泄泻有热证，毕竟寒多于热；痢病亦有寒证，毕竟热多于寒。是以泄泻经久，必伤于阳，而肿胀喘满之变生；痢病经久，必损于阴，而虚烦痿废之疾起。痢病兜涩太早，湿热流注，多成痛痹；泄泻疏利过当，中虚不复，多作脾劳。此余所亲历，非臆说也。或问：热则清而寒则温是矣。均是湿也，或从利，或从燥，何欤？曰：寒湿者，寒从湿生，故宜苦温燥其中；湿热者，湿从热化，故宜甘淡滑石之类。汪按：茯苓通草亦是。利其下。盖燥性多热，利药多寒，便利则热亦自去；中温则寒湿俱消。寒湿必本中虚，不可更行清利，湿热郁多成毒，不宜益以温燥也。"合诸论而观之，可见痢久伤阳之证，乃绝无而仅有者。然则真人养脏汤，须慎重而审用矣。犹谓其杂用阴药，岂未闻下多亡阴之语乎？须知阳脱者亦由阴先亡而阳无依，如盏中之油，干则火灭也。汪按：辨得明畅，庶免误人。

【点评】本条讨论痢久损伤脾阳的证治。包括王孟英在内的诸注家提出本条非薛氏原文，可供参考。

四十三、痢久伤阴，虚坐努责①者，宜用熟地炭、炒当归、炒白芍、炙甘草、广皮之属。

里结欲便，坐久而仍不得便者，谓之虚坐努责。凡里结属火居多，火性传送至速，郁于大肠，窘迫欲便，而便仍不舒，故痢疾门中，每用黄芩清火，甚者用大黄逐热。若痢久血虚，血不足则生热，亦急迫欲便，但久坐而不得便耳。此热由血虚所生，故治以补血为主。里结与后重不同，里结者急迫欲便，后重者肛门重坠。里结有虚实之分，实为火邪有余，虚为营阴不足。后重有虚实之异，实为邪实下壅，虚由气虚下陷。是以治里结者，有清热养阴之异；治后重者，有行气升补之殊。虚实之辨，不可不明。汪按：辨析精细允当，言言金玉。

雄按：审属痢久而气虚下陷者，始可参用升补。若初痢不挟风邪，久痢不因气陷者，升、柴不可轻用。故喻氏逆流挽舟之说，尧封斥为伪法也。

---

① 虚坐努责：指时时欲便，但登厕努挣而不排便。

【点评】本条为痢久伤阴的证治。关于逆流挽舟法，是治疗痢疾之一法，固然对气虚下陷者可用，但如属痢疾初起，有正虚之象者，亦可使用，似不可一概斥为伪法。总之升补之法，对于痢疾的治疗属于变法，在特殊的情况下可以酌情使用。

四十四、暑湿内袭，腹痛吐利，胸痞脉缓者，湿浊内阻太阴。宜缩脾饮。

此暑湿浊邪，伤太阴之气，以致土用不宣，太阴告困，故以芳香涤秽，辛燥化湿为制也。

雄按：虽曰暑湿内袭，其实乃暑微湿盛之证，故用药如此。汪按：此有脉缓可征，故宜用温药。

【点评】本条讨论湿困脾阳而致吐利的证治。本证性质实已属寒湿，脾阳受伤，故治疗宜缩脾饮温运脾阳。

四十五、暑月饮冷过多，寒湿内留，水谷不分，上吐下泻，肢冷脉伏者，宜大顺散。

暑月过于贪凉，寒湿外袭者，有香薷饮；寒湿内侵者，有大顺散。夫吐泻肢冷脉伏，是脾胃之阳为寒湿所蒙，不得升越，故宜温热之剂调脾胃，利气散寒，然广皮、茯苓似不可少。此即仲景治阴邪内侵之霍乱，而用理中汤之旨乎。略参拙意。

雄按：此条明言暑月饮冷过多，寒湿内留，水谷不分之吐利，宜大顺散治之。是治暑月之寒湿病，非治暑也，读者不可草率致误。若肢冷脉伏，而有苔黄、烦渴、溲赤、便秽之兼证，即为暑热致病，误投此剂，祸不旋踵。汪按：洄溪论大顺散语见第五卷本方下。

【点评】本条讨论寒湿内侵脾胃而致吐利的证治。本条病证性质较上条寒湿更甚，故治以温脾祛寒化湿之大顺散投之。

四十六、肠痛下利，胸痞，烦躁，口渴，脉数大、按之豁然空者，宜冷香饮子。

此不特湿邪伤脾，抑且寒邪伤肾，烦躁热渴，极似阳邪为病。惟数大之脉，按之豁然而空，知其躁渴等证，为虚阳外越，而非热邪内扰，故以此方冷服，俾下咽之后，冷气既消，热性乃发，庶药气与病气，无扞格之虞也。

雄按：此证亦当详审，如果虚阳外越，则其渴也，必不嗜饮，其舌色必淡白或红润，而无干黄黑燥之苔，其便溺必溏白而非秽赤，苟不细察，贻误必多。《医师秘笈》仅载前三十五条，江白仙本与《温热赘言》于三十五条止采二十条，而多后之十一条，且编次互异，无从订正。偶于友人顾听泉学博处见钞本《湿热条辨》云：曩得于吴人陈秋坨赞府者，虽别无发明，而四十六条全列，殆原稿次序固如是耶？今从之，俾学者得窥全豹焉！

又按：喻氏云：湿温一证，即藏疫疠在内，一人受之则为湿温，一方受之则为疫疠。杨云：以下论治疫之法，纲领已具，学者于此究心焉，庶免多歧之惑。余谓此即仲圣所云，清浊互中之邪也。石顽亦云：时疫之邪，皆从湿土郁蒸而发，土为受盛之区，平时污秽之物，无所不容，适当邪气蒸腾，不异瘴雾之毒，或发于山川原陆，或发于河井沟渠，人触之者，皆从口鼻流入膜原而至阳明之经，脉必右盛于左。盖湿土之邪，以类相从而犯于胃，所以右手脉盛也。阳明居太阳之里，少阳之外，为三阳经之中道，故初感一二日间，邪犯膜原，但觉背微恶寒，头额晕胀，胸膈痞满，手指酸麻，此为时疫之报使，与伤寒一感便发热头痛不同。至三日以后，邪乘表虚而外发，则有昏热头汗，或咽肿发斑之患；邪乘里虚而内陷，或挟饮食，则有呕逆痞满，嘈杂失血，自利吐蛔之患；若其人平素津枯，兼有停滞，则有谵语发狂言，舌苔黄黑，大便不通之患；平素阴亏，则有头面赤热，足膝逆冷，雄按：此二端，亦有不属阴虚，而胃中浊气上熏，肺为热壅，无以清肃下行而使然者。至夜发热之患。若喘哕冷汗，烦扰瘛疭等证，皆因误治所致也。盖伤寒之邪，自表传里；温热之邪，自里达表。雄按：此谓伏气发为温热也。若外感风温暑热，皆上焦先受。疫疠之邪，自阳明中道，随表里虚实而发，不循经络传次也。以邪既伏中道，不能一发便尽，雄按：夏之湿温，秋之伏暑，病机皆如此，治法有区别。故有得汗热除，二三日复热如前者；有得下里和，二三日复见表热者；有表和复见里证者。总由邪气内伏，故屡夺屡发，不可归咎于调理失宜，复伤风寒饮食也。汪按：此真阅历之言。外解无如香豉、葱白、连翘、薄荷之属；内清无如滑石、芩、连、山栀、人中黄之属；下夺无如硝、黄之属。如见发热自利，则宜葛根、芩、连；雄按：葛根宜慎用，余易以滑石、银花较妥。汪按：宜用绿豆。胸膈痞满，则宜枳、桔、香附；雄按：桔梗太升，须少用；香附太燥，宜酌用。余则以厚朴主湿满，石菖蒲主痰痞，贝母主郁结皆妙。汪按：用制香附无碍。呕吐呃逆，则宜藿香、芩、连；雄按：热炽者，以竹茹、枇杷叶易藿香。衄血、下血，则宜犀角、丹皮；发斑咽痛，则宜犀角、牛蒡；亚枝云：发斑咽烂者，宜用锡类散吹之。烦渴多汗，则宜知母、石膏；愈后食复劳复，则宜枳实、栀、豉，汪按：宜加竹茹。随证加葳蕤、茯苓、丹皮、芍药之类，汪按：葳蕤宜慎用。皆为合剂。而香豉、人中黄，又为时疫之专药，以其总解温热时行、外内热毒也。顾雁庭云：喻氏治疫以解毒为主，即又可之专用大黄，叶氏之银花、金汁同用，皆此意也。雄按：松峰之青蒿、绿豆，亦犹是耳。当知其证虽有内外之殊，一皆火毒为患，绝无辛温发散之例。每见穷乡僻壤，无医药之处，热极恣饮凉水，多有浃然汗出而解者，汪按：昔人亦有多饮杀人之戒，须知。又见乡人有捣鲜车前草汁饮之者，甚妙。**此非宜寒凉，不宜辛热之明验乎？**顾雁庭云：脉证不必大凉，而服大凉之药，似有害而终无害者疫也；脉证可进温补，而投温补之剂，始似安而渐不安者疫也。雄按：疫证皆属热毒，不过有微甚之分耳。间有服温补而得生者，必本非疫证，偶病于疫疠盛行之际，遂亦误指为疫也。或热邪不重，过服寒凉，亦宜温补回春，然非疫疠正治之法，学者辨之。汪按：温补得生者，乃暑月乘凉饮冷，中于寒湿之病，与中于热毒之病大相径庭，故云本非疫证，读者不以辞害意可也。**故一切风燥辛热，皆不可犯。每见粗工用羌、独、柴、前、苍、芷、芎、防之类，引火上逆，亢热弥甚者，以风燥之药，性皆上升横散，如炉冶得鼓铸之力也；用朴、半、槟榔、青皮、木香等耗气之药，胸膈愈加痞满者，**汪按：庸手见此必指为虚。**揠苗助长之道也。**雄按：又可达原饮，必湿盛热微者可用，未可执为定法。**有下证已具，而迟疑不敢攻下，屡用芩、连不应者，此与扬汤止沸不殊也。至于发狂谵语，舌苔焦黑，而大便自利，证实脉虚，不可攻者；**雄按：清热救阴，间亦可愈。**及烦热痞闷，冷汗喘乏，四肢逆冷，六脉虚微，不受补者，皆难图治也。时疫变证多端，未能一一曲尽，聊陈大略如此。**雄按：小儿痘证，多挟疫疠之气而发。伍氏谓痘毒藏于脾经，正与此论合，故费氏专讲痘疫，以救非常痘证之偏，厥功伟矣。后人不察，訾其偏任寒凉，盖未知痘之同于疫也。审其为疫，必宗其法，又可曾亦论及，近惟王清任知之。余谓麻疹亦有因疫疠之气而发者，故治法亦与温热相埒也。习幼科者，于温热暑疫诸证因，其可不细心讨究耶？汪按：治痘专任寒凉，究非正轨，痘证本与斑疹不同也。此谓费氏之法，特以救非常之痘，则知寻常之痘未可概施。若奉费氏为治痘定法，而置温托诸法于不用，是又大误矣。即如温热病固大忌温补，而病情万变至其坏证，却与伤寒坏证无异，有必须温补挽救者，亦不可执一也，然岂可奉温补为治温热病之定法乎。

又按：李东垣云：脾胃受劳役之疾，饮食又复失节，耽病日久，及事息心安，饱食太甚，病乃大作。向者壬辰改元，京师戒严，迨三月下旬，受敌者凡半月，解围之后，都人之不受病者，万无一二，既病而死者，继踵不绝。都门十有二所，每日各门所送，多者二千，少者不下一千。似此者几三月，此百万人，岂俱感风寒外伤者耶？大抵

人在围城中，饮食失节，劳役所伤，不待言而知。由其朝饥暮饱，起居不时，寒温失所，动经两三月，胃气亏乏久矣。一旦饱食太过，感而伤人，而又调治失宜，或发表，或攻下，致变结胸发黄，又以陷胸、茵陈等汤下之，无不死者。盖初非伤寒，以误治而变似真伤寒之证，皆药之罪也。因以生平已试之效，著《内外伤辨惑论》一篇云。俞惺斋曰：此即大兵之后，继以大疫之谓也。观此论而始晓然于劳役饥饱之病源，诚哉其为内伤矣，必如是之疫，不宜凉泻，而宜温养矣。若白虎、承气、达原饮，正犯东垣所诃责也。考其时为金天兴元年，因蒙古兵退而改元耳，寻以疫后，医师僧道园户卖棺者擅厚利，命有司倍征以助国用，民生其时，岂不苦极？若太平之世，民皆逸乐饱暖，纵有劳役及饮食失节者，不过经营辛苦之辈，设不兼外感，亦不遽病，故如是之疫绝无，而恰合东垣内伤论之病亦甚少。惟饱暖思淫欲，凡逸乐者，真阴每耗，则外感病中之阴虚证反不少耳！

又按：罗谦甫云：总帅相公年近七旬，南征过扬州，俘虏万余口，内选美色室女近笄者四，置于左右。余曰：新虏之人，其惊忧之气蓄于内，加以饮食失节，多致疾病，近之则邪气传染，为害最大，况年高气弱，尤宜慎也。总帅不听，至腊月班师大雪，新虏人冻馁，皆病头疼咳嗽，自利腹痛，多致死亡。正月至汴，相公因赴贺宴，痛饮数次，遂病，脉沉细而弦，三四动一止，见证与新虏人无异，三日而卒。《内经》云：乘年之虚，遇月之空，失时之和，因而感邪，其气至骨，可不畏哉！俞惺斋曰：按喻氏论疫引仲景《辨脉篇》中"寸口脉阴阳俱紧者"一节，阐发奥理。谓清邪中上，从鼻而入于阳；浊邪中下，从口而入于阴。在阳则发热头疼，项强颈挛；在阴则足膝逆冷，便溺妄出。大凡伤寒之邪，由外廓而入，故递传六经；疫邪由口鼻而入，故直达三焦，三焦相溷，内外不通，致有口烂食断，声哑咽塞，痈脓下血，脐筑湫痛等变。治法：未病前，预饮芳香正气药，使邪不能入。若邪既入，则以逐秽为第一义，此与吴又可之论暗合，较之李、罗二家所述劳疫、忧惊、冻馁致病者迥别，然各有至理，医者须详察病因，谛参脉证而施治也。汪按：据此则知疫病之因不一，断不能执一方以概治矣。惟云因病致死，病气尸气，混合不正之气、种种恶秽，交结互蒸，人在其中，无隙可避，斯无人不病，是诚诸疫所同然。曩崇祯十六年，自八月至十月，京城大疫，猝然而死，医祷不及，后有外省人员到京，能识此证，看膝弯后有筋肿起，紫色无救，红色速刺出血可无患，以此救活多人，病亦渐息。是亦医者所当知也。盖血出则疫毒外泄，故得生也。按：又有羊毛瘟者，病人心前背后有黑点如虮蚤斑者是也，以小针于黑处挑之，即有毛出，须挑拔净尽乃愈。又《辍耕录》载：元伯颜平宋后，搜取大黄数十车，满载而去，班师过淮，俘掠之民及降卒，与北来大兵咸病疫，以大黄疗之，全活甚众。《宋元通鉴》载作耶律楚材灭夏之事，则大黄洵治疫之妙品也。又可《温疫论》赞大黄为起死神丹，原非杜撰。然则李、罗二家之说，又未可为兵后病疫之定法矣。汪按：李、罗二说，虽非定法，然亦不可不知，近年所见，颇有合于李、罗之说者，但谓之非正疫治法则可，医家大抵各明一义，全在善读书者融会贯通也。盖今世谓治疫必宜温热之剂，固属谬论，然谓疫病断无宜用温热者，则又胶滞之见矣，要在随证施治用得其当耳。

雄按：《续医说》云：王宇泰谓圣散子方，因东坡先生作序，由是天下神之。宋末辛未年，永嘉瘟疫，服此方被害者，不可胜纪。余阅《石林避暑录话》云：宣和间，此药盛行于京师，太学生信之尤笃，杀人无算，医顿废之。昔坡翁谪居黄州时，其地濒江，多卑湿，而黄之居人所感者，或因中湿而病，或因雨水浸淫而得，所以服之多效，以是通行于世，遗祸无穷也。宏治癸丑年，吴中疫疠大作，吴邑令孙磐，令医人修合圣散子，遍施街衢，并以其方刊行，病者服之，十无一生，率皆狂躁昏瞀而死。噫！孙公之意，本以活人，殊不知圣散子方中，有附子、良姜、吴萸、豆蔻、麻黄，藿香等药，皆性味温燥，反助热邪，不死何待？苟不辨证而一概施治，杀人利于刀剑，有能广此说以告人，亦仁者之一端也。余谓疫疠多属热邪，如老君神明散、务成萤火丸、仓公辟瘟丹、子建杀鬼丸，皆为禁剂。设好仁不好学，轻以传人，其祸可胜道哉！汪按：曰辨证，曰好学，皆宜著眼。此等温燥之方，本以治寒湿，乃用以治燥热，宜其杀人也。即此论而反观之，则知遇寒湿之证，而以治燥热之方，投之亦必杀人矣。故传方者，非轻淡平稳之方，切勿妄传，否则有利，亦必有害也。夫以东坡之淹博，尚有误信圣散子之事，况下此者乎。今之搢绅先生，涉猎医书，未经临证，率尔著书立说，多见其不知量也。汪按：洄溪有涉猎医书误人论，语皆切中。

【点评】本条讨论寒湿内伤脾胃，虚阳外越的证治。薛氏用冷香饮子冷服治疗本证，因虚阳上浮，投热药恐被虚阳格拒发生呕吐，故用冷服法。王氏对原文用药有许多加减之法，值得临床参考。但其中也有值得商榷之处，如原文中用芩、连、葛根，王氏提出不可用葛根，似欠妥。

余师愚疫病篇

雄按：《鸡峰普济方》论外感诸疾有云：四时之中，有寒暑燥湿风五气相搏，善变诸疾。今就五气中分其清浊，则暑燥为天气，系清邪；风寒湿为地气，系浊邪。然则仲圣所云：清邪中上者，不仅雾露之气已，而书传兵火之余，难免遗亡之憾。否则疫乃大证，圣人立论，何其略耶？后贤论疫，各有精义，亦皆本于仲圣清浊互中之旨。若但中暑燥之清邪，是淫热为病，治法又与嘉言、又可异，汪按：须知此篇乃专治燥热之疫。学者切记，自不致误用矣。后人从未道及。惟秦皇士云：

燥热疫邪，肺胃先受。故时行热病，见唇焦消渴者，宜用白虎汤。惜语焉未详。夫暑即热也，燥即火也。金石不堪其流烁，况人非金石之质乎？徐后山《柳崖外编》尝云：乾隆甲子五六月间，京都大暑，冰至五百文一斤，热死者无算。九门出榇①，日至千余。又纪文达公云：乾隆癸丑，京师大疫，以景岳法治者多死，以又可法治者亦不验。桐乡冯鸿胪星实姬人，呼吸将绝，桐城医士投大剂石膏药，应手而痊。踵其法者，活人无算。道光癸未，吾乡郭云台纂《证治针经》，特采纪说，以补治疫之一法。然纪氏不详姓氏，读之令人怅怅，越五载，毗陵庄制亭官于长芦，重镌《疫疹一得》，书出始知纪氏所目击者，乃余君师愚也。原书初刻于乾隆甲寅，而世鲜流行，苟非庄氏，几失传矣。汪按：余氏以亲所试验者笔之于书，发前人所未发，非妄作也。无如世皆崇信温补，余氏之书非所乐闻，间有信余氏之论者，又不问是否燥热为病，随手妄施，以致误人，论者益复集矢于余氏矣。此余氏之书，所以不行于时也，然岂余氏之过哉？昔王白田先生作石膏辨，力辟石膏，以为受害者甚多。岂知误用之而杀人者，善用之即可救人乎。余读之虽纯疵互见，而独识淫热之疫，别开生面，洵补昔贤之未逮，堪为仲景之功臣。不揣疏庸，节取而删润之，纂作圣经之纬。

【点评】王氏强调指出疫病的性质有多种，必须辨明治疗才能取效，而本篇乃是针对暑热所致的疫病，即疫疹，并非适用于所有的疫病，这是非常重要的。文中提出的诊治方法，特别是治疗疫疹的主方清瘟败毒饮对后世有重要的影响。

论疫与伤寒似同而异

疫证初起，有似伤寒太阳阳明证者。然太阳阳明头痛，不至如

---

① 榇(chèn 趁)：棺材。

破，而疫则头痛如劈，沉不能举。伤寒无汗，而疫则下身无汗，上身有汗，惟头汗更盛。头为诸阳之首，火性炎上，毒火盘踞于内，五液受其煎熬，热气上腾，如笼上熏蒸之露，故头汗独多，此又痛虽同而汗独异也。有似少阳而呕者，有似太阴自利者。少阳之呕，胁必痛；疫证之呕，胁不痛。因内有伏毒，邪火干胃，毒气上冲，频频而作。太阴自利，腹必满；疫证自利，腹不满。大肠为传送之官，热注大肠，有下恶垢①者，有旁流清水者，有日及数十度者，此又证异而病同也。

【点评】本条从发热、头痛、出汗、呕、利等症状讨论热疫与伤寒的区别。热疫某些初起表现类似伤寒，易被误认和误治。但病变性质则完全不同。只有对病证的寒温性质有了明确的区分，在治疗时才能做到寒温有别。

论斑疹

余每论热疫不是伤寒，伤寒不发斑疹。或曰：热疫不是伤寒，固已。至云伤寒不发斑疹，古人何以谓伤寒热未入胃，下之太早，热乘虚入胃，故发斑；热已入胃，不即下之，热不得泄，亦发斑。斯何谓欤？曰：古人以温热皆统于伤寒，故《内经》云：热病者，伤寒之类也。《难经》分别五种之伤寒，《伤寒论》辨别五种之治法。既云热入胃，纵非温热，亦是寒邪化热，故可用白虎、三黄、化斑解毒等汤以凉解也。今人不悟此理，而因以自误误人。至论大者为斑，小者为疹。赤者胃热极，五死一生；紫黑者胃烂，九死一生。余断生死，则又不在斑之大小紫黑，总以其形之松浮紧束为凭耳！如斑一出，松活浮于皮面，红如朱点纸，黑如墨涂肤，此

---

① 恶垢：指大便之污秽浊臭。

毒之松活外见者，虽紫黑成片可生；一出虽小如粟，紧束有根，如履透针①，如矢贯的②，此毒之有根锢结者，纵不紫黑亦死。苟能细心审量，神明于松浮紧束之间，决生死于临证之顷，始信余言之不谬也。

【点评】本条论述斑疹在判断温疫病情和预后方面的意义。根据斑疹的"松活""紧束"，以判断病情和预后，确有一定的临床意义。

论治疫

仲景之书，原有十六卷，今世只传十卷，岂疫疹一门，亦在遗亡之数欤？以致后世立说纷纷。至河间清热解毒之论出，有高人之见，异人之识，其旨既微，其意甚远，后人未广其说，而反以为偏。《冯氏锦囊》③亦云：斑疹不可发表。此所谓大中至正之论。惜未畅明其旨，后人何所适从？又可辨疫甚析，如头痛、发热、恶寒，不可认为伤寒表证，强发其汗，徒伤表气。热不退，又不可下，徒伤胃气。斯语已得其奥妙。奈何以疫气从口鼻而入，不传于胃而传于膜原，此论似有语病。至用达原饮、三消、诸承气，犹有附会表里之意。惟熊恁昭《热疫志验》，首用败毒散去其爪牙，继用桔梗汤，同为舟楫之剂，治胸膈手六经邪热，以手足少阳俱下膈络胸中，三焦之气为火，同相火游行一身之表，膈与六经乃至高之分，此药浮载亦至高之剂，施于无形之中，随高下而退胸膈及六经之热，

---

① 如履透针：履，鞋。喻斑疹像针穿鞋底不易透出。
② 如矢贯的：喻斑疹如箭射在靶上，穿透不易。"矢"是箭，"的"指靶。
③ 《冯氏锦囊》：50 卷，清朝冯兆张著，撰于 1702 年，又名《锦囊秘录》。

确系妙方。汪按：败毒散似未尽妥，究宜慎用。余今采用其法，减去硝、黄，以热疫乃无形之毒，难以当其猛烈，重用石膏，直入肺胃，先捣其窝巢之害，而十二经之患自易平矣，无不屡试屡验，明者察之。

【点评】本条论述疫疹的治疗原则和治疗禁忌。余氏提出，治疗疫疹的基本原则首先是"去其爪牙"，意要疏导经络，使郁于经络、胸膈之疫邪向外透达，将败毒散列为首方。其次"捣其窝巢"，意在"上升下行"，破巢逐邪。因疫为"无形热毒"，盘踞于胸膈肺胃，以桔梗汤重用石膏，直清肺胃。在"去其爪牙""捣其窝巢"的治疗原则指导下，他对热疫的主要治法，则是以气(营)血两清、解毒救阴的清瘟败毒饮为主方。

余氏强调治疗疫疹当禁忌辛温发汗与攻下。辛温之剂强行责汗，不仅耗伤表气，且助火劫阴，使热势嚣张，故不可妄用。而攻下法若在发斑之际使用，如里无燥结而误用之，会损害胃气，造成中虚邪陷的危局，故切忌妄用。

论治疹

疹出于胃。古人言：热未入胃而下之，热乘虚入胃，故发斑。热已入胃，不即下之，热不得泄，亦发斑，此指寒邪化热，误下、失下而言。若疫疹未经表下，有热不一日而即发者，故余谓热疫有斑疹，伤寒无斑疹也。热疫之斑疹，发之愈迟，其毒愈重。一病即发，以其胃本不虚，偶染疫邪，不能入胃，犹之墙垣高大，门户紧密，虽有小人，无从而入，此又可所谓达于膜原者也。有迟至四五日而仍不透者，非胃虚受毒已深，即发表攻里过当。胃为十二经之海，上下十二经，都朝宗①于胃，胃能敷布十二经，荣养百骸，毫发之间，靡所不贯，毒既入胃，势必敷布于十二经，戕害百骸，使不有以杀其炎炎之势，则百骸受其煎熬，不危何待？疫既曰毒，其为火也明矣。火之为病，其害甚大，土遇之而焦，金遇之而熔，木遇之而焚，水不能胜则涸。故《易》曰："燥万物者，莫熯乎火。"古人所谓元气之贼也。以是知火者疹之根，疹者火之苗也。如欲其苗之外透，非滋润其根，何能畅茂？一经表散，燔灼火焰，如火得风，其焰不愈炽乎？焰愈炽，苗愈遏矣。疹之因表而死者，比比②然也。其有表而不死者，乃麻疹、风疹之类。有谓疹可治而斑难治者，殆指疫疹为斑耳！夫疫疹亦何难治哉，但人不知用此法也。

【点评】本条进一步论述热疫发斑疹的机制，斑疹外发的早迟与病情轻重、预后的关系，斑疹治疗的注意事项等。文中所说的疹，实包括了斑与疹在内。

关于文中说："发之愈迟，其毒愈重"，并不是绝对的。疹发的迟早原因较复杂，固然有热毒过盛郁闭于内不能外透者，也有因正气不足一时难以托邪外出者，均属病情较为重险。但也与疾病的种类有关，有的发疹性疾病斑疹发生较快，如烂喉痧之类。另外，也有的热毒过盛，一发病就斑疹密布，热势壮盛，则属热毒直犯营血，病情危重的表现。

对于斑疹的治疗，当在清解营血热毒方中，加入辛凉透发药物，以透邪外出。若误用辛温升散，热毒不仅不能外透，反而更助长邪热，殆害不浅，也即文中所谓"疹之因表而死者，比比然也"。

---

① 朝宗：诸侯朝见天子，春见曰朝，夏见曰宗。借指百川入海。
② 比比：频频，屡次。

论疫疹之脉不能表下

疫疹之脉，未有不数者。有浮大而数者，有沉细而数者，有不浮不沉而数者，有按之若隐若见者。此《灵枢》所谓阳毒伏匿之象也。诊其脉，即知其病之吉凶。浮大而数者，其毒发扬，一经凉散，病自霍然；沉细而数者，其毒已深，大剂清解，犹可扑灭。至于若隐若见，或全伏者，其毒重矣，其证险矣！此脉得于初起者间有，得于七八日者颇多，何也？医者初认为寒，重用发表，先伤其阳。表而不散，继之以下，又伤其阴。殊不知伤寒五六日不解，法在当下，犹必审其脉之有力者宜之。疫热乃无形之毒，病形虽似大热，而脉象细数无力，所谓壮火食气也。若以无形之火热，而当硝、黄之猛烈，热毒焉有不乘虚而深入耶？怯弱之人，不为阳脱，即为阴脱。气血稍能驾驭者，亦必脉转沉伏，变证蜂起。或四肢逆冷，或神昏谵语，或郁冒直视，或遗溺旁流，甚至舌卷囊缩，循衣摸床，种种恶候，颇类伤寒。医者不悟引邪入内，阳极似阴，而曰变成阴证，妄投参、桂，死如服毒，遍身青紫，口鼻流血。如未服热药者，即用大剂清瘟败毒饮重加石膏，或可挽回。余因历救多人，故表而出之。

【点评】本条论热疫的脉象及误用汗、下等法后导致的变证及治法。余氏强调治疗热疫时不能妄用表散、攻下。所谓"表散"，是指用辛温之品强行发汗，不仅致邪热内闭而疹邪不能外发，而且助热伤阴，导致病情加重。但在疫病初起之时，如确有邪热在表之证，适当运用辛凉解表之法也是必须的。至于攻下之法，如果用之不当，可引起正伤里虚，邪陷斑隐的严重后果。但如确实出现阳明腑实之证，下法也是可以用的。对本病的治疗，余氏强调用大剂清瘟败毒饮，并重用石膏以清热泄火解毒，是治疗的主要方法，但余氏的禁表、禁下之说并非绝对之辞，临证仍当以辨证为要。

论疹形治法

松浮洒于皮面，或红或赤，或紫或黑，此毒之外见者，虽有恶证，不足虑也。若紧束有根，如从皮里钻出，其色青紫，宛如浮萍之背，多见于胸背，此胃热将烂之候，即宜大清胃热，兼凉其血，以清瘟败毒饮加紫草、红花、桃仁、归尾，务使松活色淡，方可挽回，稍存疑虑，即不能救。

论疹色治法

血之体本红，血得其畅，则红而活、荣而润，敷布洋溢①，是疹之佳境也。淡红有美有疵②，色淡而润，此色之上者也。若淡而不荣，或娇而艳、干而滞，血之最热者。深红者，较淡红为稍重，亦血热之象，凉其血即转淡红。色艳如胭脂，此血热之极，较深红为更恶，必大用凉血，始转深红，再凉其血，而淡红矣。紫赤类鸡冠花而更艳，较艳红为火更盛，不急凉之，必至变黑，须服清瘟败毒饮

---

① 洋溢：充满之意。此处形容斑疹外出广泛、分布均匀。
② 有美有疵：疵，《说文》："病也。"凡事物之有过失者，皆曰疵。此处之"美""疵"是指斑疹淡红色，其病机有轻重良恶之异。

加紫草、桃仁。细碎宛如粟米，红者谓之红砂①，白者谓之白砂②，疹后多有此证，乃余毒尽透，最美之境，愈后蜕皮。若初病未认是疫，后十日半月而出者，烦躁作渴，大热不退，毒发于颔者，死不可救。

【点评】本条论疫疹色泽变化的诊断意义及其治法。斑疹色泽的变化对判断热毒的轻重、气血的盛衰具有重要的临床意义。文中所说的"红砂""白砂"，是发生在疫疹后期，在皮肤上发生的细小红色或白色疹子，接着会出现皮肤脱屑。这是血分或气分余邪得以向外透泄之象，故由此热退脉静而愈。"发颐"是热毒不能外达而结于少阳、阳明之络所致，当属疫疹的并发症。如同时见高热、烦躁、口大渴等症状，属热毒极重，病情危险，故称"死不可救"。

论发疮

疫毒发斑，毒之散者也。疫毒发疮，毒之聚者也。初起之时，恶寒发热，红肿硬痛，此毒之发扬者。但寒不热，平扁不起，此毒之内伏者。或发于要地，发于无名，发于头面，发于四肢，种种形状，总是疮证，何以知其是疫毒所聚？寻常疮脉，洪大而数；疫毒之脉，沉细而数。寻常疮证，头或不痛，疫毒则头痛如劈，沉不能举，是其验也。稽③其证，有目红面赤而青惨者，有忽汗忽呕者，有昏愦如迷者，有身热肢冷者，有腹痛不已者，有大吐干呕者，有大泄如注者，

---

① 红砂：即皮肤出现细碎如砂粒的红色疹子。
② 白砂：即皮肤出现细碎如砂粒的白色疹子。
③ 稽：考核。

有谵语不止者，有妄闻妄见者，有大渴思水者，有烦躁如狂者，有喊叫时作若惊若惕者。病态多端，大率类是。误认寻常疮证，温托妄施，断不能救。

雄按：暑湿热疫诸病，皆能外发痈疮。然病人不自知其证发之由，外科亦但见其外露之疮，因而误事者最多，人亦仅知其死于外证也。噫！

论妊娠病疫

母之于胎，一气相连。盖胎赖母血以养，母病热疫，毒火蕴于血中，是母之血即毒血矣。苟不亟清其血中之毒，则胎能独无恙乎？须知胎热则动，胎凉则安，母病热疫，胎自热矣。竭力清解以凉血，使母病去而胎可无虞。若不知此，而舍病以保胎，必至母子两不保也。至于产后以及病中适逢经至，当以类推。若云产后经期，禁用凉剂，则误人性命，即在此言。

论闷证

疫疹初起，六脉细数沉伏，面色青惨，昏愦如迷，四肢逆冷，头汗如雨，其痛如劈，腹内搅肠①，欲吐不吐，欲泄不泄，男则仰卧，

---

① 腹内搅肠：指腹部搅痛，伴见烦躁闷乱、吐泄不得等症状。

女则覆卧①，摇头鼓颌②，百般不足，此为闷疫③，毙不终朝。如欲挽回于万一，非大剂清瘟败毒饮不可。医即敢用，病家决不敢服。与其束手待毙，不如含药而亡，虽然，难矣哉！

雄按：所谓闷者，热毒深伏于内，而不发露于外也。渐伏渐深，入脏而死，不俟终日也，固已。治法宜刺曲池、委中，以泄营分之毒，再灌以紫雪，清透伏邪，使其外越，杨云：治法精良。或可挽回，清瘟败毒饮何可试耶？汪按：本方有遏抑而无宣透，故决不可用。

【点评】本条论述"闷疫"的临床表现及其治疗方法。"闷疫"是疫疹中的危重病证，其发生急暴，病情严重，多因热毒秽浊伏闭于内，不能外达而上迫所致。"闷疫"症状与"内闭外脱"证虽相类似，而实则完全不同。一般内闭外脱证，多见于病之极期，或后期，属正虚邪陷证；闷疫则是病发初起即秽毒内闭，正与邪争而难于舒展所致。余氏提出对本证的治疗当以大剂清瘟败毒饮，辟秽开闭，清透解毒，调气活血，或可挽回于万一。但也不可不加详辨而一概用清瘟败毒饮，如王孟英认为："宜刺曲池、委中以泄营分之毒，再灌以紫雪清透伏邪，使其外越，或可挽回。"由于本证往往兼有秽浊之气内闭，故多需配合宣泄秽浊之品，正如汪曰桢所说："清瘟败毒饮有遏抑而无宣泄，故决不可用于本证。"

----

① 男则仰卧，女则覆卧：男为阳，女为阴，仰是阳的象征，覆是阴的征象，故说男仰女覆。但此并不切合实际，对辨证意义不大。

② 鼓颌：颌有多义，此处指颊车部位。所谓"鼓颌"是形容恶寒时颊车颤动，上下牙齿不断相击的状态。

③ 闷疫：病名，指突然暴发的疫病。表现为热毒秽浊闭遏于内，外有似脱的险恶症状。以闷乱阻闭为特征，故名"闷疫"。

疫疹治验

乾隆戊子年，吾邑疫疹流行。初起之时，先恶寒而后发热，头痛如劈，腰如被杖，腹如搅肠，呕泄兼作，大小同病，万人一辙，有作三阳治者，有作两感治者，有作霍乱治者，迨至两日，恶候蜂起，种种危证，难以枚举，如此死者，不可胜计。良由医者固执古方之所致也。要之，执伤寒之方以治疫，焉有不死者乎？是人之死，不死于病，而死于药。不死于药，而死于执古方之医也。疫证乃外来之淫热，非石膏不能取效。且医者，意也；石膏者，寒水也。以寒胜热，以水胜火，投之百发百中。五月间，余亦染疫，凡邀治者不能赴诊，叩其证状，录方授之，互相传送，活人无算。癸丑京师多疫，即汪副宪、冯鸿胪亦以余方传送，服他药不效者，并皆霍然。故笔之于书，名曰清瘟败毒饮。随证加减，详列于后。

雄按：吴门顾松园靖远因父患热病，为庸医投参、附所杀，于是发愤习医，寒暑靡间者，阅三十年，尝著《医镜》十六卷。徐侍郎秉义为之序，称其简而明，约而赅，切于时用而必效。惜无刊本，余求其书而不得。近见桐乡陆定圃进士《冷庐医话》，载其治汪缵功阳明热证，主白虎汤。每剂石膏用三两，两服热顿减，而遍身冷汗，肢冷发呃。郡中著名老医，谓非参、附，弗克回阳，诸医和之，群哗白虎再投必毙。顾引仲景热深厥亦深之文，及嘉言阳证忽变阴厥，万中无一之说，谆谆力辩，诸医固执不从，投参、附回阳敛汗之剂，汗益多而体益冷，反诋白虎之害。微阳脱在旦暮，势甚危，举家惊惶，复求顾诊，仍主白虎，用石膏三两，大剂二服，汗止身温。再以前汤加减，数服而痊。因著《辨治论》，以为温热病中，宜用白虎汤，并不伤人，以解世俗之惑。陆进士云：此说与师愚之论合，且《医镜》中佳方不少。其治虚劳方用生地、熟地、天冬、麦冬、龟版、龙眼肉、玉竹、茯苓、山药、人乳。《吴医汇讲》乃属之汪缵功，方中增入牛膝一味，岂顾著《医镜》一书，为汪氏所窃取耶？附及之以质博雅。汪按：虚劳而咳者，肺中必有邪，麦冬玉竹不宜用。

疫证条辨

一、头痛目痛，颇似伤寒。然太阳阳明头痛，不至于倾侧难举。而此则头痛如劈，两目昏瞀，势若难支。总因火毒达于二经，毒参阳位①，用釜底抽薪法，彻火下降，其痛立止，其疹自透。宜清瘟败毒饮增石膏、元参，加菊花。误用辛凉表散，燔灼火焰，必转闷证。

> 【点评】本条论热疫头痛与伤寒头痛的鉴别及其治疗方法。对热疫头痛的治疗余氏以清瘟败毒饮增石膏、玄参以清气凉营，解毒泄热，加菊花，清上彻下，使里热得清，火不上炎，里热不郁，则头痛可止。

二、骨节烦疼，腰如被杖。骨与腰皆肾经所属，其痛若此，是淫热之气，已流于肾经。宜本方增石膏、元参，加黄柏。误用温散，死不终朝矣。

三、热宜和，不宜躁②。若热至遍体炎炎，较之昏沉肢冷者，而

---

① 毒参阳位：指邪毒侵犯头面阳位。
② 热宜和，不宜燥："和"指热势温和；"燥"指发热急，热势高。

此则发扬，以其气血尚堪胜毒，一经清解，而疹自透。妄肆发表，必至内伏。宜本方增石膏、生地、丹皮、芩、连。

【点评】发热是温疫病过程中的主要症状，且贯穿于病情之始终。对于这种遍身高热的疫证，治当因势利导，促使邪热内清外解。

四、有似乎静而忽躁，有似乎躁而忽静，谓之静躁不常，较之颠狂，彼乃发扬，而此嫌郁遏，总为毒火内扰，以至坐卧不安。宜本方增石膏、犀角、黄连。

五、寤，从阳主上；寐，从阴主下。胃为六腑之海，热毒壅遏，阻隔上下，故火扰不寐。宜本方增石膏、犀、连，加琥珀。

雄按：火扰不寐，何必琥珀？若欲导下，宜用木通。

【点评】疫病见不寐，如确属心神不安，琥珀未必不能用，木通也未必适用。

六、初病周身如冰，色如蒙垢，满口如霜①，头痛如劈，饮热恶冷，六脉沉细，此阳极似阴，毒之隐伏者也。重清内热，使毒热外透，身忽大热，脉转洪数，烦躁谵妄，大渴思冰，证虽枭恶②，尚可为力。宜本方增石膏、丹皮、犀、连，加黄柏。若遇庸手，妄投桂、附，药不终剂，死如服毒。

七、四肢属脾，至于逆冷，杂证见之，是脾经虚寒，元阳将脱之象。惟疫则不然，通身大热，而四肢独冷，此烈毒郁遏脾经，邪火莫

---

① 满口如霜：指白色舌苔满布，口腔黏膜上也有白色如霜之物。

② 枭恶："枭"是一种凶猛的鸟；"恶"乃不善之谓。"枭恶"即凶恶之意。此处用以喻病情凶猛不善。

透，重清脾热，手足自温。宜本方增石膏。

雄按：四肢逆冷，在杂证不仅脾经虚寒，在疫证亦非毒壅脾经，增石膏原是清胃，胃气行则肢自和也。亦有热伏厥阴而逆冷者，温疫证中最多，不可不知也。

八、筋属肝，赖血以养，热毒流于肝经，斑疹不能寻窍而出，筋脉受其冲激，则抽惕若惊①。宜本方增石膏、丹皮，加胆草。

【点评】疫病抽搐较甚者，可再加羚羊角、钩藤等以息风止痉。

九、杂证有精液枯涸，水不上升，咽干思饮，不及半杯。而此则思冰饮水，百杯不足。缘毒火熬煎于内，非冰水不足以救其燥，非石膏不足以制其焰。庸工犹戒生冷，病家奉为至言，即温水亦不敢与，以致唇焦舌黑。宜本方增石膏，加花粉。

十、四时百病，胃气为本，至于不食，似难为也。而非所论于疫证，此乃邪火犯胃，热毒上冲，频频干呕者有之，旋食旋吐者有之。胃气一清，不必强之食，自无不食矣。宜本方增石膏，加枳壳。

雄按：热壅于胃，杳不知饥，强进粥糜，反助邪气。虽粒米不进，而病势未衰者，不可疑为胃败也。若干呕吐食，则本方之甘、桔、丹皮，皆不可用。宜加竹茹、枇杷叶、半夏之类。

十一、胸膈乃上焦心肺之地，而邪不易犯。惟火上炎，易及于心，以火济火，移热于肺，金被火灼，其燥愈甚。胸膈郁遏，而气必长吁矣。宜本方增连、桔，加枳壳、蒌仁。

雄按：邪火上炎，固能郁遏肺气，而为膈满，第平素有停痰伏饮

---

① 抽惕若惊：指肢体间断抽动，好似突然受惊状。

者，或起病之先，兼有食滞者。本方地、芍，未可浪投。临证须辨别施治，惟莱菔汁，既清燥火之闭郁，亦开痰食之停留，用得其宜，取效甚捷。

十二、昏闷无声者，心之气出于肺而为声，窍因气闭，气因毒滞，心迷而神不清，窍闭而声不出。宜本方增石膏、犀角、芩、连，加羚羊角、桑皮。

雄按：桑皮虽走肺，而无通气宣窍之能。宜用马兜铃、射干、通草之类；清神化毒，当参紫雪之类。

十三、胃气弱者，偏寒偏热，水停食积，皆与真气相搏而痛，此言寻常受病之源也。至于疫证腹痛，或左或右，或痛引小腹，乃毒火冲突，发泄无门。若按寻常腹痛分经络而治之，必死。如初起只用败毒散，或凉膈散加黄连，其痛立止。

雄按：疫证腹痛，固与杂证迥殊，然夹食、夹瘀、夹疝，因病疫而宿疾兼发者，亦正多也。临证处方，岂可不为顾及。

十四、筋肉瞤动，在伤寒则为亡阳，而此则不然。盖汗者心之液，血之所化也。血生于心，藏于肝，统于脾。血被煎熬，筋失其养，故筋肉为之瞤动。宜本方增石膏、生地、元参，加黄柏。

雄按：亡阳瞤动，宜补土制水。淫热瞤动，宜泻火息风。本方尚少镇静息风之品，宜去丹、桔，加菊花、胆草。

十五、病人自言胃出冷气，非真冷也。乃上升之气，自肝而出，中挟相火，自下而上，其热尤甚。此火极似水，热极之征，阳亢逼阴，故有冷气。宜本方增石膏、犀、地、丹、连，加胆草。

雄按：冷气上升，虽在别证中见之，亦多属火。不知者妄投温热，贻害可胜道哉！本方桔、芍，亦属非宜。更有挟痰者，须加海蜇、竹沥、莱菔汁之类。汪按：此证挟痰者最多。

十六、口中臭气，令人难近，使非毒火熏蒸于内，何以口秽喷人乃尔耶。宜本方增石膏、犀、连。

雄按：宜加兰草、竹茹、枇杷叶、金银花、蔷薇露、莹白金汁之类，以导秽浊下行。

十七、舌苔满口如霜，在伤寒为寒证的据，故当温散。而疫证见此，舌必厚大，为火极水化。宜本方增石膏、犀、地、翘、连，加黄柏。误用温散，旋即变黑。汪按：凡温热暑疫，见此舌者，病必见重，最宜详慎。

雄按：凡热证疫证见此苔者，固不可误指为寒，良由兼痰挟湿，遏伏热毒使然，清解方中，宜佐开泄之品为治。

十八、咽喉者，水谷之道路，呼吸之出入。毒火熏蒸，至于肿痛，亟当清解以开闭塞。宜本方增石膏、元、桔，加牛蒡、射干、山豆根。

雄按：加莹白金汁最妙。药汁碍咽者，亟以锡类散吹之。

十九、唇者，脾之华。唇燃肿，火炎土燥也。宜本方增石膏、翘、连，加天花粉。

二十、头为诸阳之首，头面肿大，此毒火上攻。宜本方增石膏、元参，加银花、马勃、僵蚕、板蓝根、紫花地丁、归尾。脉实者，量加酒洗生大黄。

二十一、面上燎疱①，宛如火烫，大小不一，有红有白，有紫黑相间，痛不可忍，破流清水，亦有流血水者，治同上条。

二十二、腮者，肝肾所属，有左肿者，有右肿者，有右及左、左及右者，名曰疖腮。不亟清解，必成大头②，治同上条。

———————

① 燎疱：较大的疱疹。
② 大头：即"大头瘟"的简称。

【点评】痄腮与大头的临床表现虽都以头面肿痛为主，但肿痛部位、范围、形状、皮色各有不同，是两种急性传染病。故余氏所说痄腮"不即清解，必成大头"，似无临床依据。

二十三、颈①属足太阳膀胱经，热毒入于太阳则颈肿。宜本方增石膏、元参、翘、桔，加银花、夏枯草、牛蒡、紫花地丁、山豆根。

二十四、耳后肾经所属，此处硬肿，其病甚恶。宜本方增石膏、元、地、丹、翘，加银花、花粉、板蓝根、紫花地丁。耳中出血者，不治。

雄按：坎为耳，故耳为肾水之外候。然肺经之结穴在耳中，名曰龙葱，专主乎听，金受火烁则耳聋。凡温热暑疫等证，耳聋者，职是故也。不可泥于伤寒少阳之文，而妄用柴胡以煽其焰。古云：耳聋治肺，旨哉言乎。

二十五、舌乃心之苗。心属火，毒火冲突，二火相并，心苗乃动，而嗒舌②弄舌。宜本方增石膏、犀、连、元参，加黄柏。

雄按：宜加木通、莲子心、朱砂、童溺之类。

二十六、红丝绕目，清其浮焰之火而红自退。误以眼科治之，为害不浅。宜本方加菊花、红花、蝉蜕、归尾、谷精。

雄按：加味亦是眼科之药，不若但加羚羊角、龙胆草二味为精当也。

【点评】热疫目赤，是热毒内盛，循经上攻的表现，在温热病

---

① 颈：足太阳经循背项而足阳明、足少阳经循颈，临床上多见颈肿，似应责之足阳明、足少阳经。《说文》："颈在前，项在后。"
② 嗒舌：指用舌尖抵于上腭时，下腭随即向下而舌也同时弹动的动作和发出"嗒"的声音，俗称"弹舌"。多见于小儿热病过程中。

热入气营时可见。如斑疹伤寒、恙虫病、猩红热、麻疹、肾综合征出血热等病都有结膜充血这一特征。所以目赤是以上这些全身性病变的局部表现，而不是眼病，治疗应针对热疫本病，只要本病痊愈，目赤即可消失。

二十七、头为一身之元首，最轻清而邪不易干。通身焦燥，独头汗涌出，此烈毒鼎沸①于内，热气上腾，故汗出如淋。宜本方增石膏、元参。

雄按：本方宜去芍、桔、丹皮，加童溺、花粉。

二十八、齿者，骨之余。杂证齘齿为血虚；疫证见之为肝热。宜本方增石膏、生地、丹、栀，加胆草。

雄按：齿龈属阳明，不可全责之肝也。

二十九、疫证，鼻衄如泉，乃阳明郁热上冲于脑，脑通于鼻，故衄如涌泉。宜本方增石膏、元、地、芩、连，加羚羊角、生桑皮、棕榈灰。

雄按：本方宜去桔梗，加白茅根。

三十、舌上白点如珍珠，乃水化之象，较之紫赤黄黑，古人谓之芒刺者更重。宜本方增石膏、犀、连、元、翘，加花粉、银花。

雄按：宜加蔷薇根、莹白金汁之类。

三十一、疫证初起，苔如腻粉，此火极水化。设误认为寒，妄投温燥，其病反剧，其苔愈厚，精液愈耗，水不上升，二火煎熬，变白为黑，其坚如铁，其厚如甲，敲之戛戛有声，言语不清，非舌卷也。治之得法，其甲整脱。宜本方增石膏、元参、犀、连、知、翘，加花

---

① 鼎沸：喻热毒在里，犹如鼎内之水被煮沸蒸腾之状。

粉、黄柏。

雄按：此证专宜甘寒以充津液，不当参用苦燥。余如梨汁、蔗浆、竹沥、西瓜汁、藕汁，皆可频灌。如得蕉花上露更良。杨云：蕉花上露，为清热无上妙品，但不可必得，即蕉根取汁，亦极妙也。若邪火已衰，津不能回者，宜用鲜猪肉数斤，切大块，急火煮清汤，吹净浮油，恣意凉饮，乃急救津液之无上妙品。故友范庆簪尝谓余云：酷热炎天，正银匠熔铸各州县奏销银两之时，而银炉甚高，火光扑面，非壮盛之人，不能为也。口渴不敢啜茗，惟以淡煮猪肉取汤凉饮，故裸身近火，而津液不致枯竭。余因推展其义，颇多妙用，拙案中可证也。

三十二、舌上发丁，或红或紫，大如马乳，小如樱桃，三五不等，流脓出血，重清心火。宜本方增石膏、犀角、翘、连，加银花。舌上成坑，愈后自平。此二条乃三十六舌未有者。

雄按：亦宜加蔷薇根、金汁之类。外以锡类散，或珍珠、牛黄研细糁之，则坑易平。

三十三、舌衄乃血热上溢心苗。宜本方增石膏、黄连、犀、地、栀、丹，加败棕灰。

雄按：外宜蒲黄炒黑糁之。

三十四、齿衄乃阳明少阴二经之热相并。宜本方增石膏、元参、芩、连、犀、地、丹、栀，加黄柏。

三十五、心主神，心静则神爽，心为烈火所燔，则神不清而谵语。宜本方增石膏、犀、连、丹、栀，加黄柏、胆草。

雄按：须参叶氏《温热论》逆传治法，且此证挟痰者多，最宜谛审。

三十六、呃逆，有因胃热上冲者，有因肝胆之火上逆者，有因肺气不能下降者。宜本方增石膏，加竹茹、枇杷叶、柿蒂、羚羊角、银杏仁。如不止，用沉香、槟榔、乌药、枳壳，各磨数分，名四磨饮，仍以本方调服。

雄按：此三候固皆实证，尚有痰阻于中者，便秘于下者，另有治法。银杏仁温涩气分，但可以治虚呃，不宜加入此方。

三十七、邪入于胃则吐，毒犹因吐而得发越，至于干呕则重矣。总由内有伏毒、清解不容少缓。宜本方增石膏、甘、连，加滑石、伏龙肝。

雄按：甘草宜去，伏龙肝温燥之品，但可以治虚寒呕吐，不宜加入此方。本方桔梗、丹、芍，亦当去之。可加旋覆花、竹茹、半夏、枇杷叶。如用反佐，则生姜汁为妥。汪按：此方中生姜不可少。

三十八、疫毒移于大肠，里急后重，赤白相兼，或下恶垢，或下紫血，虽似痢实非痢也。其人必恶寒发热，小水短赤，但当清热利水。宜本方增石膏、黄连，加滑石、猪苓、泽泻、木通，其痢自止。误用通利止涩之剂不救。

雄按：热移大肠，恶垢既下，病有出路，化毒为宜。既知不可通利，何以仍加苓、泽等利水？毋乃疏乎。惟滑石用得对证，他如金银花、槐蕊、黄柏、青蒿、白头翁、苦参、莱菔之类，皆可采也。

三十九、毒火注于大肠，有下恶垢者，有利清水者，有倾肠直注者，有完谷不化者。此邪热不杀谷①，非脾虚也。较之似痢者，稍轻。考其证，身必大热，气必粗壮，小溲必短，唇必焦紫，大渴喜冷，腹痛不已，四肢时而厥逆。宜因其势而清利之。治同上条。

———————

① 邪热不杀谷：当热毒暴注下迫时，使水谷不能在肠中停留消化而立即排出称作"邪热不杀谷"。

雄按：唇焦大渴，津液耗伤，清化为宜，毋过渗利。惟冬瓜煮汤代茶、煎药，恣用甚佳。汪按：此及上条皆宜用绿豆。

四十、疫证大便不通，因毒火煎熬，大肠枯燥不能润下，不可徒攻其闭结而速其死也。宜本方加生大黄，或外用蜜煎导法。汪按：此证宜用麻仁。

四十一、邪犯五脏，则三阴脉络不和，血乖行度，渗入大肠而便血。宜本方增生地，加槐花、柏叶、棕灰。

雄按：棕灰温涩，即欲止之，宜易地榆炭。

四十二、膀胱热极，小溲短赤而涩，热毒甚者，溲色如油。宜本方加滑石、泽泻、猪苓、木通、通草、萹蓄。

雄按：苓、泽等药，皆渗利之品，溺阻膀胱者，藉以通导。此证既云热毒内炽，则水已耗夺，小溲自然浑赤短涩，但宜治其所以然，则源清而流洁，岂可强投分利，而为砻糠打油之事乎？或量证少佐一二味，慎毋忽视而泛施也。

【点评】疫疹过程中发生小便短赤多因热盛阴伤而致，所以渗利之法并不妥当，王氏所论甚是。

四十三、溺血，小便出血而不痛。血淋，则小腹阴茎必兼胀痛，在疫证总由血因热迫。宜本方增生地，加滑石、桃仁、茅根、琥珀、牛膝、棕灰。

雄按：设兼痛胀，忌用棕灰。汪按：亦宜用地榆炭。

四十四、发狂骂詈①，不避亲疏，甚则登高而歌，弃衣而走，逾垣上屋，力倍常时。或语生平未有之事，未见之人，如有邪附者，此阳明邪热，上扰神明，病人亦不自知。僧道巫尼，徒乱人意。宜本方

———

① 詈（lì立）：意同"骂"。《韵会》云："正斥曰骂，旁及曰詈"。

增石膏、犀、连、丹、栀，加黄柏。

雄按：宜加朱砂、青黛，挟痰，加石菖蒲、竹沥之类。

四十五、疫证之痰，皆属于热，痰中带血，热极之征。宜本方增石膏、芩、地，加蒌仁、羚羊角、生桑皮、棕灰。

雄按：桑皮、棕灰可商，宜加滑石、桃仁、苇茎、瓜瓣之类。

四十六、疫证遗溺，非虚不能约，乃热不自持。其人必昏沉谵语，遗不自知。宜本方增石膏、犀、连，加滑石。

四十七、诸病喘满，皆属于热，况疫证乎？宜本方增石膏、黄芩，加桑皮、羚羊角。

雄按：杏仁、厚朴、半夏、旋覆花、枇杷叶、蒌仁、芦菔、海蛇、芦根之类，皆可随证采用。本方地、芍宜去之。汪按：下条亦宜去地、芍。

四十八、淫热熏蒸，湿浊壅遏，则周身发黄。宜本方增石膏、栀子，加茵陈、滑石、猪苓、泽泻、木通。汪按：湿盛而用石膏，似宜佐以苍术、厚朴之类。

雄按：此证亦有宜下者。汪按：青壳鸭蛋敲小孔，纳朴硝于孔中，纸封炖熟，日日服之。义取一补一消，治黄疸甚效。余尝亲试，初时便溏不爽，服朴硝而便反干畅矣。

四十九、疫证循衣摸床、撮空，此肝经淫热也。肝属木，木动风摇，风自火出。《左传》云："风淫末疾。"四末四肢也，肢动即风淫之疾也。宜本方增石膏、犀、连、栀、丹，加胆草。

雄按：桑枝、菊花、丝瓜络、羚羊角、白薇之类，皆可采用。实者宜兼通腑，虚者宜兼养阴。

【点评】本证属病情危重，王氏提出用桑枝、菊花、丝瓜络、白薇等恐难奏效，按余氏所说加强清热解毒之力或可救治。

五十、狐惑，宜本方增石膏、犀角，加苦参、乌梅、槐子。

以上五十证，热疫恶候，变态无恒，失治于前，多致莫救。慎之！慎之！

【点评】狐惑是一个病名，多属湿热毒邪久郁化火阴伤，熏蒸上下而成。在疫疹中并不多见，如有类似症状发生，可治以清热化湿解毒、活血护阴之法。

五十一、疫证热毒盘踞于内外，则遍体炎炎。夫热极之病，是必投以寒凉，火被水克，其焰必伏，火伏于内，必生外寒。阴阳相搏则战，一战而经气输泄，大汗出而病邪解矣。

五十二、疫证瘥后，四肢浮肿，勿遽温补。

雄按：宜清余热，兼佐充津。

五十三、瘥后饮食渐增，而大便久不行，亦无所苦。此营液未充，若误投通利，死不终朝矣。汪按：宜食黑脂麻。

五十四、热疫为病，气血被其煎熬，瘥后饮食渐进，气血滋生，润皮肤而灌筋骸。或痛或痒，宛如虫行，最是佳境，不过数日，气血通畅而自愈矣。

五十五、疫证失治于前，热流下部，滞于经络，以致腰膝疼痛，甚者起不能立，卧不能动，误作痿治，必成废人。宜本方小剂，加木瓜、牛膝、续断、萆薢、黄柏、威灵仙。

五十六、瘥后不欲饮食，食亦不化，此脾胃虚弱，宜健脾养胃。

雄按：不欲食，病在胃，宜养以甘凉。食不化，病在脾，当补以温运。医者须分别论治。汪按：叶香岩论脾胃辨析最明畅。余以为胜于东垣之专事升脾，学者所当师法也。

五十七、瘥后惊悸属血虚，宜养血镇惊。

雄按：亦有因痰热未清者，不可不知也。汪按：因痰者颇多。

五十八、瘥后怔忡，乃水衰火旺，心肾不交，宜补水养心。

雄按：朱砂安神丸最妙。汪按：亦有兼挟痰者。

五十九、瘥后有声不能言，此水亏不能上接于阳也，宜补水。

雄按：有痰热滞于肺络者宜清肃；有疫热耗伤肺阴者宜清养，不仅水亏为然也。

六十、瘥后声颤无力，语不接续，名曰郑声，乃气虚也。宜补中益气汤。汪按：第五卷方论不录此方，附论在清暑益气汤下。

雄按：此证虽属气虚，实由元气无根，补中益气升阳之剂，切勿误投。宜集灵膏。

六十一、瘥后喜唾，胃虚而有余热也。乌梅十个、北枣五枚，俱去核，共杵如泥，加炼蜜丸弹子大，每用一丸噙化。

雄按：此方甚佳。

六十二、言者心之声也。病中谵妄，乃热扰于心。瘥后多言，余热未净。譬如灭火，其火已息，犹存余焰也。

雄按：宜导赤散加麦冬、莲子心、朱砂染灯心。

六十三、瘥后遗精，宜交心肾。

雄按：精因火动者多，宜清余热，黄连、黄柏，最是要药。

六十四、瘥后触事易惊，梦寐不安，乃有余热挟痰也。痰与气搏，故恐惧。

雄按：宜用竹茹、黄连、石菖蒲、半夏、胆星、栀子、知母、茯苓、旋覆花、橘红等药。

六十五、瘥后终日昏睡不醒，或错语呻吟，此因邪热未净，伏于心包络所致。

雄按：宜用丹参、白薇、栀子、麦冬、甘草、木通、盐水炒黄连、竹叶、朱砂染灯心、细茶等药。挟痰者，花粉、天竺黄、石菖蒲、省头草之类。或万氏牛黄清心丸，皆可采用。

六十六、痊后自汗、盗汗，虚象也，宜分阴阳而补益。

雄按：固属虚候，多内余热未清，心阳内炽，慎勿骤补，清养为宜。如西洋参、生地、麦冬、黄连、甘草、小麦、百合、竹叶、茯苓、莲子心之类，择而为剂可也。

六十七、痊后心神不安，乃心血亏损，宜养心。

雄按：固是心营不足，亦因余热未清，治如上条可也。

六十八、痊后虚烦不寐者，血虚神不守舍也。

雄按：非神不守舍也，亦余火扰动耳！治如上法，或加阿胶，或加生鸡子黄，或加珍珠，审证而用得其宜，贵乎医者之神悟矣。

六十九、痊后余热未净，肠胃虚弱，饮食不节，谷气与热气两阳相搏，身复发热，名曰食复。

雄按：治法与伤寒食复同，更有痊后起居不慎，作劳太早，虚阳浮扰而发热者，名曰劳复，治宜调气血。

七十、痊后早犯女色而病者，名女劳复，女犯者为男劳复。其证头重目眩，腰痛肢酸，面热如烘，心胸烦闷。宜麦冬汤主之。若舌出寸余，累日不收，名曰阳强，以冰片研细糁之即缩。长至数寸者多不救。

雄按：此方甚妙，宜加竹茹、枸杞子。

七十一、男子新痊，余热未净，而女人与之交接得病者，名阳易；女人新痊，余热未清，而男子与之交接得病者，名阴易。其证男子则阴肿入腹，绞痛难忍；女人则乳抽里急，腰胯痛引腹内，热攻胸膈，头重难抬，仰卧不安，动摇不得，最危之证。

雄按：阴阳二易，余谓之热入精室证。第阴易较重于阳易，以女人疫热之气，本从阴户出也。古人用裈裆之义最精，取其能引热邪，仍由原路去。故阴易须剪所交接女人身穿未浣之裈裆，《千金》用月经赤帛，亦从此脱胎。阳易须剪所交接男子身穿未浣之裈裆，并取近阴处之数寸，烧灰服下，奏效甚捷。后人之用鼠矢，亦取其以浊导浊之义，然究不如烧裈散之贴切矣。余如竹茹、花粉、韭白、滑石、白薇、槐米、楝实、绿豆、甘草梢、土茯苓等药，并走精室，皆可随证采用。以上三条，温热病后亦同，不仅疫证尔也。

【点评】以上疫病条辨的证治内容虽然是针对疫病中的某些症状，但其中一些用药对一般温热病乃至普通的内科杂病也多有参考价值，王氏补充的用药也多可供临床借鉴。

卷　五

海宁王士雄孟英　　篆

定州杨照藜素园　　评
乌程汪曰桢谢城

钱塘任　源殿华　　参

方　论

一、甘草汤

甘草二两。水三升，煮取一升半，去滓。温服七合，日二服。

王晋三曰：一药治病，是曰奇方。

徐洄溪曰：大甘为土之正味，能制肾水越上之火。

王朴庄曰：自《灵》《素》至汉、晋、宋、齐诸古方，凡云一两者，以今之七分六厘①准之；凡云一升者，以今之六勺七抄②准之。汪按：唐人之方，则一两当古之三两。雄按：鞠通凡引古方，辄改定其分两，而轻重甚未当也，学人审之。

雄按：《伤寒类要》治伤寒心悸，脉结代；《圣济总录》治舌肿塞口；《外科精要》治一切痈疽诸发及丹石烟火药发；《兵部手集》治悬

---

① 七分六厘：分、厘均为古代重量单位，十厘为一分，十分为一钱，十钱为一两。
② 六勺七抄：勺、抄均为古代重量单位，十撮为一抄，十抄为一勺，十勺为一合，十合为一升。

痛。《直指方》治痘疮、烦渴及虫毒、药毒。《金匮玉函》治小儿撮口及小儿羸瘦；《得效方》治小儿遗溺，皆以一味甘草为方，妙用良多，总不外乎养阴、缓急、清热、化毒也。汪按：亦兼取和中利水。

二、桔梗汤

桔梗一两，甘草二两。水三升，煮取一升，去滓，分温，再服。

邹润安曰：肾家邪热，循经而上，肺不任受，遂相争竞。二三日邪热未盛，故可以甘草泻火而愈。若不愈，是肺窍不利，气不宣泄也。以桔梗开之，肺窍既通，气遂宣泄，热自透达矣。

雄按：虽以桔梗名汤，而倍用甘草以为驾驭，后人改称甘桔汤是矣。但须审证而投，不可泥为通治咽痛之方也。黄锦芳《医案求真》尝论及之，医者不可不知。

三、猪肤汤

猪肤一斤。雄按：以猪皮去其肉肥，刮如纸薄，杭人能造，名曰肉鲊。可以充馔①。水一斗，煮取五升，去滓，加白蜜一升，白粉五合，即是米粉。熬香，和令相得，温分六服。

王晋三曰：肾应彘②，而肺主肤。肾液下泄，不能上蒸于肺，致络燥而为咽痛者，又非甘草所能治矣。当以猪肤润肺肾之燥，解虚烦之热，白粉、白蜜缓中。俾猪肤比类而致津液从肾上入肺中，循喉咙，复从肺出络心，注胸中，而上中下燥邪解矣。

四、黄连阿胶汤

黄连四两，黄芩一两，芍药二两，阿胶三两，鸡子黄二枚。水五升，先煮三物，取二升，去滓，内胶烊尽，小冷，内鸡子黄，搅令相得。

---

① 馔（zhuàn 赚）：食物，食品。
② 彘（zhì 至）：猪。

温服七合，日三服。

邹润安曰：尤氏云：阳经之寒，变为热则归于气；阴经之寒，变为热则归于血。阳经或有归于血者，惟阴经之热，则必不归于气。故三阴有热结证，不用调胃承气、小承气，而独用大承气。诸下利证不已，必便脓血，是其验也。心中烦，不得卧，热证也。至二三日以上，乃心中烦，不得卧，则非始即属热矣。始即属热，心中烦，不得卧者，为阴虚，阴虚则不得泻火。今至二三日以上始见，则为阳盛，阳盛则宜泻火。然致此阳盛，亦必其阴本虚。故阿胶、芍药、鸡子黄、无非救阴之品。泻火则惟恃芩、连。而芩止一两，连乃四两，此黄连之任，独冠一方，而为补剂中泻药矣。

五、猪苓汤

猪苓去皮，茯苓、泽泻、滑石、阿胶各一两。水四升，先煮四味，取二升，去滓，内阿胶烊消。温服七合，日二。

周禹载曰：热盛膀胱，非水能解，何者？水有止渴之功，而无祛热之力也。故用猪苓之淡渗，与泽泻之咸寒，与五苓不异。而此易术以胶者，彼属气，此属血也；易桂以滑石者，彼有表，而此为消热也。然则所蓄之水去，则热消矣；润液之味投，则渴除矣。

邹润安曰：松之概挺拔劲正，枫之概柔弱易摇；松之理粗疏，枫之理坚细；松之叶至冬益苍翠而不凋，枫之叶至冬遂鲜赤而即落，是其一柔一刚，显然殊致。茯苓属阳，治停蓄之水不从阳化者。猪苓属阴，治鼓荡之水不从阴化者。是故仲景以猪苓名方者，其所治之证曰：少阴病，下利，咳而呕渴，心烦不得眠者，猪苓汤主之。若五苓散，则其治有渴者，有不渴者。至茯苓入他方，所治之病，则不渴者居多。盖渴者，水气被阳逼迫，欲得阴和而不能也。与之猪苓，使起阴气以和阳化水。譬之枫叶已丹，遂能即落也。

六、大承气汤

厚朴去皮，炙，八两，枳实炙，五枚，大黄四两，酒洗，芒硝三合。水一斗，先煎二物，取五升，去滓，内大黄，煮取二升，去滓，内硝，更上微火一二沸，温再服。得下，余勿服。

邹润安曰：柯氏云：厚朴倍大黄为大承气，大黄倍厚朴为小承气。是承气者，在枳、朴，应不在大黄矣。但调胃承气汤，不用枳、朴，亦名承气，何也？且三承气汤中，有用枳、朴者，有不用枳朴者；有用芒硝者，有不用芒硝者；有用甘草者，有不用甘草者。惟大黄则无不用，是承气之名，固当属之大黄。况厚朴三物汤，即小承气汤，厚朴分数且倍于大黄，而命名反不加"承气"字，犹不可见承气不在枳、朴乎？自金元人以"顺"释"承"，而大黄之功不显。考《本经》首推大黄通血，再以《六微旨大论》"亢则害，承乃制"之义参之，则承气者，非血而何？夫气者，血之帅，故血随气行，亦随气滞。气滞血不随之滞者，是气之不足，非气之有余。惟气滞并波及于血，于是气以血为窟宅，血以气为御侮①，遂连衡②宿食，蒸逼津液，悉化为火。此时惟大黄能直捣其巢，倾其窟穴，气之结于血者散，则枳、朴遂能效其通气之职，此大黄所以为承气也。雄按：此余夙论如此，邹氏先得我心。汪按：大黄本血分之药，故知此说确不可易。

七、白虎汤

石膏一斤，知母六两，甘草炙，二两，粳米六合。水一斗，煮，米熟汤成，去滓。温服一升，日三服。

方中行曰：白虎者，西方之金神，司秋之阴兽。虎啸谷风冷，凉风酷暑消，神于解热，莫如白虎。石膏、知母，辛甘而寒，辛者，金

---

① 御侮：抵抗外来欺侮。
② 连衡：即连横，泛指联合，联盟。

之味；寒者，金之性。辛甘体寒，得白虎之体焉。甘草、粳米，甘平而温，甘取其缓，温取其和，缓而且和，得伏虎之用焉。饮四物之成汤，来白虎之嗥啸。阳气者，以天地之疾风名也。风行而虎啸者，同气相求也；虎啸而风生者，同声相应也；风生而热解者，物理必至也。抑尝以此合大小青龙、真武而论之，四物者四方之通神也，而以命名。盖谓化裁四时，神妙万世，名义两符，实自然而然者也。方①而若此，可谓至②矣。然不明言其神，而神卒③莫之掩者，君子慎德④，此其道之所以大也。汪按："饮四物之成汤"以下数行语，多支离牵强，必宜削去。夫白虎汤清热，乃甘雨非凉风也。既备四方之神，朱鸟一方，何以独缺？且热剂而名真武，名与实爽⑤矣。医者不能研究医理，乃附会经义以自文⑥，其浅陋甚，且衍先天论太极以欺人，实则无关于辨证处方也。自明以来，庸医陋习，大率如此，学人戒之。

八、白虎加人参汤

原方加人参三两。煮服同前法。

邹润安曰：伤寒脉浮，发热无汗，其表不解者，不可与白虎汤。

汪按：洄溪云："无汗"二字，最为白虎所忌。渴欲饮水，无表证者，白虎加人参汤主之。可见白虎加人参汤之治，重在渴也。其时时恶风，则非常常恶风矣。背微恶寒，则非遍身恶寒矣。常常恶风，遍身恶寒者，谓之表证。时时恶风，背微恶寒者，表邪已经化热，特尚未尽耳，谓之无表证可也。然热邪充斥，津液消亡，用栝蒌根，生津止渴可也，何以必用人参？《灵枢·决气》篇："腠理发泄，汗出溱溱⑦，是谓津。"

---

① 方：比方，比拟。
② 至：恰当。
③ 卒：终究。
④ 慎德：注重个人修养。
⑤ 爽：违背，差失。
⑥ 自文：自为文饰，掩盖过错。
⑦ 溱溱(zhēn 真)：汗出貌。

津为水，阴属也，能外达上通则阳矣。夫是之谓阴中之阳，人参亦阴中之阳，惟其入阴，故能补阴。惟其为阴中之阳，故能入阴，使人阴中之气化为津，不化为火，是非栝蒌根可为力矣。

雄按：朱奉议云：再三汗下，热不退者，以此汤加苍术一钱，如神。

九、黄芩汤

黄芩三两，甘草炙、芍药各二两，大枣十二枚。水一斗，煮取三升，去滓。温服一升，日再，夜一服。

邹润安曰：或问黄芩汤治何等证？其证腹痛与否？若腹痛何以用黄芩？若腹不痛何以用芍药？汪按：腹痛因乎热者甚多，谓腹痛必因寒者，前人拘滞之见也。曰：其证身热不恶风，亦不恶热，或下利，或呕，腹则不痛。盖芍药、甘草、大枣，桂枝汤里药也，以不恶风，故不用姜、桂；黄芩、甘草、大枣，小柴胡里药也，以不往来寒热，故不用柴胡；以其常热，故不用人参；若不呕则并不用半夏、生姜。至芍药则并不因腹痛而用，以桂枝汤证原无腹痛也。亦不心下痞硬，故不去大枣也。又《厥阴篇》云：伤寒脉迟，与黄芩汤除其热，腹中则冷不能食，可知黄芩汤证之脉必数。黄芩所治之热，必自里达外，不治但在表分之热矣。然仲景用黄芩有三耦[1]焉：气分热结者，与柴胡为耦；血分热结者，与芍药为耦；湿热阻中者，与黄连为耦。以柴胡能开气分之结，不能泄气分之热；芍药能开血分之结，不能清迫血之热；黄连能治湿生之热，不能治热生之湿。譬之解斗[2]，但去其斗者，未平其致斗之怒，斗终未已也。故黄芩协柴胡能清气分之热，协芍药，能泄迫血之热，协黄连，能解热生之湿也。汪按：前人方解，不过望文生义，必

---

① 耦：与"偶"同义，古时候两人并耕称为耦，此处当作配伍讲。
② 解斗：使争斗的双方和解。

如邹氏诸条，始觉有味可咀矣。

十、黄芩加半夏生姜汤

原方加半夏半升，生姜三两。煮服法同前。

邹润安曰：呕而脉数、口渴者，为火气犯胃，不宜加此。

雄按：章虚谷云：生姜性热，仅能治寒，不可泛施于诸感也。汪按：伤寒一百十三方，用姜者五十七。则此味原非禁剂。然温暑证最宜慎用，用之不当，或致杀人。洄溪谓虽与芩连同用，亦尚有害是也。又古时未有炮制之法，凡方用半夏无不兼用姜者，义取制半夏之毒。其所以治病者，功在半夏，不在姜也。今所用半夏，必先已姜制，可不必兼用姜矣。后人不察，但见古方用姜者不少，遂不论何证，随手妄施，其中必有误人而不自觉者，戒之。

十一、栀子豉汤

栀子十四枚，香豉四合，绵裹。水四升，先煮栀子得二升半，内豉，煮取升半，去滓。分为二服，温进一服，得吐，止后服。

徐洄溪曰：此剂分两最小，凡治上焦之药皆然。按此汤加减七方，既不注定何经，亦不专治何误。总由汗、吐、下之后，正气已虚，尚有痰涎滞气，凝结上焦，非汗、下之所能除。雄按：温暑、湿热之证，每有痰涎滞气，凝结上焦，不必在汗、吐、下后也。既非汗、下可除，尤忌妄投补剂。《经》所云"在上者，因而越之①"，则不动经气，而正不重伤，此为最便，乃不易之法也。古方栀子皆生用，故入口即吐。后人作汤，以栀子炒黑，不复作吐，全失用栀子之意。然服之于虚烦证亦有验，想其清肺除烦之性故在也。汪按：欲取吐者，必宜生用。

十二、一物瓜蒂汤

瓜蒂二个，剉②。水一升，煮取五合，去滓。顿服。

---

① 因而越之：指用升散或者涌吐的方法治疗。

② 剉(cuò 错)：折损，铡切。

尤在泾曰：暑之中人也，阴虚而多火者，暑即寓于火之中，为汗出而烦渴，宜白虎加人参，以清热生阴。阳虚而多湿者，暑即伏于湿之内，为身热而疼重。故暑病恒以湿为病，而治湿即所以治暑。瓜蒂苦寒，能吐能下，去身面四肢水气。水去而暑无所依，将不治而自解矣。此治中暑兼湿者之法也。

十三、炙甘草汤—名复脉汤

甘草四两，炙，生地黄一斤，麦冬、麻仁各半斤，桂枝、生姜各三两，人参、阿胶各二两，大枣三十枚。方中行曰：地黄上不当有"生"字。清酒七升，水八升，先煮八味，取三升，去滓，内胶烊消尽。温服一升，日三。

沈亮宸曰：此汤为千古养阴之祖方也。

邹润安曰：地黄分数，独甲于炙甘草汤者，盖地黄之用，在其脂液能荣养筋骸，经脉干者、枯者，皆能使之润泽也。功能复脉，故又名复脉汤。脉者原于肾而主于心，心血枯槁，则脉道泣涩。此《伤寒论》所以"脉结代"与"心动悸"并称，《金匮要略》又以"脉结悸"与"汗出而闷"并述。至肺痿之心中温温液液①，涎唾多，则阴皆将尽之孤注，阳仅膏②覆之残焰，惟此汤可增其壳③内络外之脂液也。

十四、瓜蒂散

瓜蒂熬黄、赤小豆各一分。汪按：赤小豆乃小粒赤豆，俗名米赤者是也。勿误用相思子。各别筛为散已，合治之，取一钱匕，以香豉一合，用热汤七合，煮作稀糜，去滓。取汁和散，温顿服之。不吐者，少少加，得快吐为止。诸亡血虚家，不可与之。

---

① 温温液液：温温、液液均指润泽貌，这里指心中泛恶欲吐。
② 膏：心下部心尖的脂肪，是药力所达不到的地方。
③ 壳：躯壳。

卢子繇曰：瓜象①实在须蔓间也，蒂，瓜之缀蔓处也，性遍蔓延。末繁于本，故少延辄腐。《尔雅》云：其绍②瓞③。《疏》云：继本曰绍，形小曰瓞。故近本之瓜常小，近末之瓜转大也。凡实之吮抽津液，惟瓜称最。而吮抽津液之枢惟蒂，是以瓜蒂具彻下炎上之用，乃蒂味苦而瓜本甘，以见中枢之所以别于上下、内外，诚涌泄之宣剂、通剂也。

十五、麻黄连轺赤小豆汤

麻黄、连轺、甘草炙、生姜各二两，赤小豆、生梓白皮各一升，杏仁四十个，大枣十二枚。潦水一斗，先煮麻黄，再沸，去上沫，内诸药，煮取三升。分温三服，半日服尽。

邹润安曰：《本经》胪列④连翘之功，以寒热起，以热结终。此条"瘀热在里"句，适与连翘功用不异。郭景纯《尔雅》注：一名连苕。苕、轺声同字异耳。而今本《伤寒论》注曰：连轺即连翘根，遂以《本经》有名未用，翘根当之。陶隐居云：方药不用，人无识者，故《唐本草》去之。岂仲景书有此，六朝人皆不及见，至王海藏⑤忽见之耶？噫！亦必无之事矣。

十六、栀子柏皮汤

栀子十五枚，黄柏二两，甘草一两。水四升，煮取升半，去滓。分温再服。

邹润安曰：栀子大黄汤、茵陈蒿汤、大黄硝石汤、栀子柏皮汤证，其标皆见于阳明。阳明者，有在经、在腑之分。发热、汗出、懊恼，皆经证也；腹满、小便不利，皆腑证也。栀子大黄汤证，经多而

---

① 象：形状，样子。
② 绍：继承，接着，连续。
③ 瓞(dié 叠)：指小瓜。
④ 胪列：罗列，列举。
⑤ 王海藏：即王好古，元代医学家，字进之，号海藏。

腑少；茵陈蒿汤证，有腑而无经；栀子柏皮汤证，有经而无腑；大黄硝石汤证，经少而腑多。

雄按：《金鉴》云：此方之甘草，当是茵陈蒿，必传写之讹也。

十七、茵陈蒿汤

茵陈蒿六两，栀子十四枚，大黄二两。水一斗，先煮茵陈，减六升，内二味，煮取三升，去滓。分温三服。小便当利，溺如皂角汁状，色正赤，一宿腹减，病从小便去也。徐洄溪曰：先煮茵陈，则大黄从小便出，此秘法也。

邹润安曰：新感之邪，为素有之热结成黄疸，此证已所谓因陈矣。故《伤寒》《金匮》二书，几若无疸不因陈者。然栀子柏皮汤证，有外热而无里热；麻黄连翘赤小豆汤证，有里热而无外热；小建中汤证，小便自利；小柴胡汤证，腹痛而呕；小半夏汤证，小便色不变而哕；桂枝加黄芪汤证，脉浮；栀子大黄汤证，心中懊侬；硝石矾石散证，额上黑，日晡发热；则内外有热，但头汗出，齐颈而还，腹满，小便不利，口渴，为茵陈蒿汤证矣。第腹满之治在大黄，内热之治在栀子。惟外复有热，但头汗出，小便不利，始为茵陈的治。其所以能治此者，以其新叶因陈干而生，清芬可以解郁热，苦寒可以泄停湿也。盖陈干本能降热利水，复加以叶之如丝如缕，挺然于暑湿蒸逼之时，先草木而生，后草木而凋，不必能发散。而清芳扬溢，气畅不敛，则新感者遂不得不解，自是①汗出不止于头矣。故曰发热汗出，此为热越，不能发黄也。

十八、抵当汤

水蛭熬、虻虫去翅、足，熬、桃仁去皮尖，各三十个，大黄三两，酒浸。上为末，以水五升，煮取三升，去滓。温服一升，不下，再服。

---

① 自是：从此。

徐洄溪曰：凡人身瘀血方阻，尚有生气者易治；阻之久，则无生气而难治。盖血既离经，与正气全不相属，投以轻药，则拒而不纳；药过峻，又能伤未败之血，故治之极难。水蛭，最喜食人之血。而性又迟缓善入，迟则生血不伤，善入则坚积易破，借其力以攻积久之滞，自有利而无害也。雄按：王肯堂云：人溺、蜂蜜，皆制蛭毒。

章虚谷曰：《经》言："阳络伤则血外溢，阴络伤则血内溢。"外溢则吐衄，内溢则便血。盖阴阳手足十二经交接，皆由络贯通，接连细络，分布周身，而血随气行，必由经络流注，表里循环。是故络伤则血不能循行，随阴阳之部而溢出，其伤处即瘀阻。阻久而蓄积，无阳气以化之，乃成死血矣。故仲景用飞走虫药，引桃仁专攻络结之血；大黄本入血分，再用酒浸，使其气浮，随虫药循行表里，以导死血归肠腑而出，岂非为至妙至当之法哉！由是类推，失血诸证，要必以化瘀、调经络为主矣。余每见有初治即用呆补之法，使瘀结络闭，不能开通，终至于死，良可慨也！雄按：王清任论虚劳亦主瘀阻。盖本大黄䗪虫丸之义而言也。

十九、文蛤散

文蛤五两。为散，以沸汤和一钱匕服，汤用五合。

二十、文蛤汤

文蛤、石膏各五两，麻黄、甘草、生姜各三两，杏仁五十粒，大枣十二枚。水六升，煮取二升。温服一升，汗出即愈。

邹润安曰：文蛤即海蛤之有纹理者，吴人谓之花蛤。雄按：王晋三云：若黯色无纹者，服之令人狂走赴水。《夏小正》：季秋之月，雀入于海为蛤。安氏云：雀，羽虫也。羽虫属火，火炎上，故鸟上飞，曷为入海而为蛤？盖九月火伏于戌，十月纯阴，金水之令，故羽虫感之而化也。蛤属水，水性下，故下潜。秋冬，水胜火，雀为蛤，象火之伏于水也。又离为火、为雉、为蚌，雀雉之类、蛤蚌之类，外刚内柔，皆离之变化也。因而思《伤寒论》反以冷水潠①灌之证，非火厄②于水而何？《金匮要略》"吐后渴欲得水"之条，非火之溺③于水而何？惟其④火在水中而病，故以火入水中而生者治之。然厄于水者恶水，恶水则火与水未相浃⑤也。故直以是使水中之火，仍畅茂得生而可已。溺于水者喜水，喜水则火与水渐相浃矣。故必合麻杏甘膏加姜、枣，以清发之，乃能已也。

二十一、五苓散

泽泻一两六铢，猪苓、茯苓、白术各十八铢。方中行曰：术上不当有"白"字。雄按：二十四铢⑥为一两，每铢重四分二厘弱⑦，六铢为锱，即二钱五分，十八铢，即七钱五分也。桂枝半两。为末。以白饮和服方寸匕，日三，多服暖水，汗出愈。

沈果之曰：中风发热，六七日不解而烦，有表里证，渴欲饮水，水入即吐者，名曰水逆，五苓散主之。盖表证为太阳不足，故用桂以宣阳气、通津液于周身，即《内经》"水精四布，五经并行"之旨，非用之以通水道下出也。里证为三焦之气化不宣，故用泻、术、二苓以通三焦之闭塞，非开膀胱之溺窍也。夫下焦之气化不宣，则腹膨而小便不利，水蓄膀胱，是为胞⑧痹。此乃水蓄于膀胱之外，不能化入膀胱，故用五苓以化之。至小便不利，汗出而渴者，亦主以是方。而不

---

① 潠（xùn 迅）：用水喷洗。
② 厄：困厄，阻遏。
③ 溺：淹没，此处指融合。
④ 惟其：正因为。
⑤ 浃：融合。
⑥ 铢：古代重量单位，一株四分二厘左右，六铢为一锱，四锱为一两。
⑦ 弱：不够，差一点儿。
⑧ 胞：膀胱。

渴者，茯苓甘草汤主之。盖渴为阳气不足，水不上升也，不升则不降，故用桂以升之，二苓、泽泻以降之，而用术以为中枢。乃①注者莫不以渴为热入膀胱，津液被劫所致。如果热入而复用桂、术以温液耗津，又加苓、泽以渗之，是热之又热，耗之又耗，速之毙矣。且不渴者，反不用五苓而用茯苓甘草汤，可知不渴则无须桂、术之蒸腾津液，而桂、术之非治太阳而治三焦，更不待言矣。

二十二、小陷胸汤

栝蒌实大者，一枚，黄连一两，半夏半升。水六升，先煮栝蒌，取三升，去滓，纳诸药，煮取二升，去滓。分温三服。

邹润安曰：观仲景之用栝蒌实，在此汤曰：小结胸，正在心下，按之则痛；在栝蒌薤白白酒汤曰：喘息咳唾，胸背痛，短气。而其脉，一则曰浮滑，一则曰寸口沉迟，关上小紧数，是皆阴中有阳，且踞于阳位者也。夫胸背痛，较按之方痛则甚，痹则较结为轻，咳唾喘息，是其势为上冲，而居于心下，按之才痛，似反静而不动，此其机总缘气与饮相阻，寒与热相纠。热甚于寒者，其束缚反急而为结；寒甚于热者，其蔽塞自盛而为痹。是故结胸之病伏，胸痹之病散，伏者宜开；散者宜行。故一则佐以连、夏之逐饮泄热；一则佐以薤、酒之滑利通阳。栝蒌实之裹无形，攒聚有形，使之滑润而下则同，能使之下，似是治实之方；仅能使之下，不能使其必通，又非纯乎治实之道矣。何以知不能使之必通？盖有停饮，痛甚至不得卧，即当加半夏。若兼胸满胁下逆抢心，则仍加枳、朴、桂枝。倘竟能通，又何必如是哉？是知栝蒌实之治，大旨在火与痰结于阳位，不纯乎虚，亦不纯乎实者，皆能裹之而下，此其擅长矣。

---

① 乃：竟然。

二十三、白散

桔梗、贝母各三分，巴豆一分，去皮心膜，熬黑，研如脂。雄按：古人以六铢为一分，"分"字去声，即二钱五分也。为末，内巴豆，更于臼中杵之。以白饮和服，强人半钱，羸者减之。病在膈上必吐，在膈下必利。不利，进热粥一杯；利过不止，进冷粥一杯。汪曰桢按：半钱者，以铜钱取药末，仅没钱文之半，即半钱匕，而省"匕"字，非若今人以五分为半钱也。

邹润安曰：寒实结胸，无热证者，治以白散。散中用桔梗为疏通气分之主。夫开导胸中之气，仲景于大承气汤、栀子厚朴等汤，莫不用枳、朴，此偏不用何哉？盖病有上下，治有操纵①。结在上者，宿痰停饮也。故凡结胸，无论热实、寒实，宁用甘遂、葶苈、巴豆，不用枳、朴，如大陷胸汤丸、白散是也。结在中下，始热与实浃，气随热化，则于荡涤邪秽中，疏利其与邪为伍之气，大小承气诸汤是也。况桔梗之用，使气上越，而不使气下泄。今病在至高，固宜操上而纵下，不使中下无过之地，横被侵陵。故曰，病在膈上必吐，在膈下必利也。热邪与停饮结，治以栝蒌，而佐之者，反用半夏、黄连；寒邪与停饮结，治以巴豆，而佐之者，反用桔梗、贝母。于寒因热用、热因寒用之中，反佐以取之，可谓精义入神②以致用者矣。

二十四、调胃承气汤

大黄四两，去皮，清酒浸，甘草二两，炙，芒硝半升。水三升，先煮大黄、甘草，取一升，去滓，内芒硝，更上火微煮令沸。少少温服之。

徐洄溪曰：芒硝善解结热之邪，大承气用之，以解已结之热邪；此方用之，以解将结之热邪，其能调胃，则全赖甘草也。

---

① 操纵：收与放。
② 精义入神：精研微妙的义理，达到神妙的境界。

二十五、升麻鳖甲汤

升麻、当归、甘草各二两，蜀椒炒，去汗，一两，鳖甲手指大一片，炙，雄黄半两，研。水四升，煮取一升。顿服之。老小再服，取汗。《金匮要略》阳毒用此方；阴毒去雄黄、蜀椒。《肘后》《千金方》阳毒用升麻汤，无鳖甲，有桂；阴毒用甘草汤，即本方无雄黄。《活人书》阳毒升麻汤，用犀角、射干、黄芩、人参，无当归、蜀椒、鳖甲、雄黄。

徐洄溪曰：蜀椒辛热之品，阳毒用而阴毒反去之，疑误。《活人书》加犀角等四味，颇切当。

二十六、百合知母汤

百合七枚，知母三两。先以水洗百合，渍一宿，当白沫出，去其水，别以泉水二升，煎取一升，去滓。别以泉水二升，煎知母取一升后，合煎取一升五合。分温再服。

王朴庄曰：百合入药，以野生极小者为胜。

二十七、百合鸡子黄汤

百合七枚，鸡子黄一枚。先煎百合，如前法了，内鸡子黄搅匀，煎五分。温服。

二十八、百合滑石代赭汤

百合七枚，擘，滑石三两，碎，绵裹，代赭石如弹丸大一枚，碎，绵裹。先煎百合如前法，别以泉水二升，煎滑石、代赭，取一升，去滓后，合和重煎取一升五合。分温再服。

二十九、百合地黄汤

百合七枚，擘，生地黄汁一升。先煮百合如前法了，内地黄汁，煎取一升五合。分温再服，中病勿更服，大便当如漆。

三十、百合滑石散

百合一两，炙，滑石三两。为散。饮方寸匕，日三服。当微利者，止服，热则除。

邹润安曰：玩①百合知母汤，可以见汗则伤气，邪搏于气分，为消渴热中也。玩百合鸡子黄汤，可以见吐则伤上，邪扰于心，为烦懊不寐也。玩百合代赭汤，可以见下则伤血，邪搏于血分，为血脉中热也。玩百合地黄汤，可以见不经吐、下、发汗，则系百脉一宗，悉致其病，无气血上下之偏矣。所谓百脉一宗者何？《平人气象论》曰：胃之大络，名曰虚里，出于左乳下，其动应衣，为脉宗气，是最近于心，乃著邪焉。是以见证行卧不安，如有神灵，皆心中辗转不适之状。口苦，小便数，身形如和，其脉微数，皆心中热郁气悗②之征。以此例之，《本经》：百合主邪气腹满心痛。盖有若合符节③者，而治法始终不外百合，则以心本不任受邪，心而竟为邪扰，则不责将之谋虑不审，即责相之治节不行。今邪阻于上而不下行，为肺之不主肃降，无能遁矣。故欲征其愈期，极宜验其小便。凡溺时，必肺气下导，小便乃出。今气拄于头，即欲下行，上先有故，则肺形之轩举不随，气之支结不降，亦又何疑。乃头中之不适，复分三等：其最甚者，至气上拄而为痛；其次则不痛而为淅淅然；又其次则因小便通而快然。即此验其轩举④支结之浅深微甚，既了如指掌矣。况合之以百合地黄汤下云：大便当如漆。百合滑石散下云：微利者止服，热则除。则百合之利大小便，又与《本经》吻合矣。

三十一、栝蒌牡蛎散

栝蒌根、牡蛎_熬，等分。为细末。饮服方寸匕，日三服。

---

① 玩：研讨，反复体会。
② 气悗（mán 瞒）：烦闷。
③ 符节：古代派遣使者或调兵时用做凭证的东西。用竹、木、玉、铜等制成，刻上文字，分成两半，一半存朝廷，一半给外任官员或出征将帅。
④ 轩举：高举飞扬貌。

邹润安曰：百合病至一月不解，而变成渴，以百合汤洗之。而仍不瘥，则病为伤中上之阴无疑。虽然，仅曰渴，不曰欲饮水，且不烦不热，究竟病无驻足之所，仅渴之一端，为得所依藉耳！于此见昔之百脉一宗，悉致其病者，今则上焦已化，而在下者尚未化也。上焦已化，百脉之病已蠲①其半，百合遂无所用之。而下焦之未化者，不得不选用牡蛎，使之召阳归阴。而其主脑，尤在治上焦之已化者，故方中配以从阳化阴之栝蒌根，两物等分，标名则升栝蒌于牡蛎之上，为一方之统摄也。

三十二、甘草泻心汤

甘草四两，炙，黄芩、人参、干姜各三两，半夏半升，黄连一两，大枣十二枚。《伤寒论》无人参。水一斗，煮取六升，去滓，再煎取三升。温服一升，日三。

王晋三曰：甘草泻心，非泻结热。因胃虚不能调剂上下，水寒上逆，火热不得下降，结为痞。故君以甘草、大枣和胃之阴；干姜、半夏启胃之阳。坐镇下焦客气，使不上逆；仍用芩、连，将已逆为痞之气，轻轻泻却，而痞乃成泰②矣。

三十三、赤豆当归散

赤小豆三升，浸，令芽出，曝干，当归十分。杵为散。浆水服方寸匕，日三。汪按：赤小豆，乃赤豆之小种。今药肆以半红半黑之相思子为赤小豆，医者亦多误用。然相思子不能出芽，即此方可证其讹。

三十四、二妙散

茅山苍术生用，川黄柏炒黑。为末。捣生姜，煎沸汤，调服。

王晋三曰：此偶方之小制也。苍术生用入阳明经，能发二阳之

---

① 蠲：除去，免除。

② 泰：平安，安定。

汗；黄柏炒黑入太阴经，能除至阴之湿。一生一熟，相为表里，治阴分之湿热，有如鼓应桴①之妙。

三十五、生姜泻心汤

生姜四两，甘草炙、人参、黄芩各三两，半夏半升，黄连、干姜各一两，大枣十二枚。水一斗，煮取六升，去渣，煎取三升。温服一升，日三。

徐洄溪曰：汗后而邪未尽，必有留饮在心下，其证甚杂。而方中诸药，一一对证。内中又有一药治两证者；亦有两药合治一证者，错综变化，攻补兼施，寒热互用，皆本《内经》立方诸法，其药性又皆与《神农本草》所载无处不合，学者能于此等方，讲求其理而推广之，则操纵在我矣。

三十六、半夏泻心汤

半夏半升，黄芩、干姜、甘草炙、人参各三两，黄连一两，大枣十二枚。水一斗，煮取六升，去渣，再煎取三升。温服一升，日三。

方中行曰：半夏、干姜，辛以散虚满之痞；黄芩、黄连，苦以泄心膈之热；人参、甘草，甘以益下后之虚；大枣，甘温润以滋脾胃之液。曰泻心者，言满在心膈，而不在胃也。

三十七、大黄黄连泻心汤

大黄二两，黄连一两。麻沸汤二升，渍之，须臾绞去滓。分温再服。

尤在泾曰：成氏云：此导虚热之方也。按②所谓虚热者，对燥矢而言也。盖邪热入里，与糟粕相结，则为实热；不与糟粕相结，则为

---

① 桴：击鼓的槌。
② 按：考查，研求。

虚热，非阴虚、阳虚之谓。本方以大黄、黄连为剂，而不用枳、朴等药者，盖以泄虚热，非以荡实热也。雄按：不但不用枳、朴等药也。二味仅以麻沸汤①渍须臾即绞②，其味甚薄，乃可泄虚热。若久渍味厚，虽无枳、朴，亦能下走肠胃也。

汪按：尤氏解释极精妙，梦隐更以煎法释之，亦妙！

三十八、附子泻心汤

大黄二两，酒浸，黄连炒、黄芩炒，各一两，附子一枚，去皮，别煮取汁。以麻沸汤二升，渍三味，须臾绞去渣，内附子汁。分温再服。

徐洄溪曰：前方乃法之最奇者，不取煎而取泡，欲其轻扬清淡，以涤上焦之邪。此法更精，附子用煎，三味用泡。扶阳，欲其热而性重；开痞，欲其生而性轻也。雄按：观此可知用药之道。

邹润安曰：心之为体，于卦象离，今被邪逼，则外阳内伐，内阴沸腾。故半夏、甘草、生姜三泻心汤，治阴邪之未化者也。大黄黄连、附子二泻心汤，治阴邪之已化者也。阴邪已化，不逼心阳，则在内之沸乱略定，惟在外之邪气尚阻，则取二黄之泄热，荡去其邪，邪去正自安矣。恶寒汗出者，在上之阴邪才化，在下之阴气复逆，故轻取二黄之气，以荡热除秽。重任附子之威，以追逐逆阴，使之异趋同归，相成而不相背也。其未化者，阳馁胸③于阳位，而恣肆于阴分，邪盘踞于清道，而溃泄于下焦，非干姜、半夏、生姜之振散阴霾，不足以廓清④心之外郭⑤；非人参、黄连之养阴泄热，不足以安抚⑥心之

---

① 麻沸汤：指刚开始冒泡的开水。

② 绞：挤压，扭拧。绞渣，为了充分将中药的有效成分滤出，所以将药渣放进双层纱布或者透水性较好的棉布中绞取药汁，滤出的药液与煎好的药液同服。

③ 馁胸(nǔ nù)：馁，气馁、泄气；胸，亏缺，不足。

④ 廓清：澄清，肃清。

⑤ 外郭：内城外围加筑的一道城墙。

⑥ 安抚：安定，安抚。

内讧也。

又曰：余治疟，发时先呕者，用半夏泻心；吐泻交作者，用生姜泻心；胸痞下利者，用甘草泻心，皆应如桴鼓。

三十九、小承气汤

大黄四两，厚朴二两，枳实三枚。水四升，煮取一升二合，去滓。分温二服。初服汤，当更衣；不尔者，尽饮之。若更衣，勿服。

雄按：于大承气汤，既去芒硝而减枳、朴，复以大黄同煎，而缓其荡涤之性。古人谓之和胃之剂，故曰小承气汤。

四十、牛黄清心丸

陕西牛黄二分五厘，镜面朱砂一钱五分，生黄连五钱，黄芩、山栀各三钱，郁金二钱。为末，蒸饼为糊丸，如黍米大。每服七八丸。

王晋三曰：此丸古有数方，其义各别。若治温邪内陷包络，神昏者，惟万氏此方为妙。盖温热入于心包络，邪在里矣。草木之香，仅能达表，不能透里，必借牛黄幽香物性，乃能内透包络，与神明相合，然尤在佐使之品，配合咸宜。万氏用芩、连、山栀以泻心火；郁金以通心气；辰砂以镇心神，合之牛黄相使之妙。是丸调入犀角、羚羊角、金汁、甘草、人中黄、连翘、薄荷等汤剂中，颇建奇功。

雄按：周公谨云：《局方》牛黄清心丸，止是前八味至蒲黄而止，自山药以后，凡二十一味，乃补虚中山芋丸，当时不知何以误并为一，因循不曾改正，贻误后人匪细。凡此之类，读书者不可不知也。一方用牛黄、雄黄、黄连、黄芩、栀子、犀角、郁金、朱砂各一两，真珠五钱，冰片、麝香各二钱五分，研，炼蜜丸，每重一钱，金箔为衣，蜡匮。功效较万方为胜。汪按：万方太轻，此方较有力。

四十一、至宝丹

生乌犀角、生玳瑁、琥珀、镜面朱砂研，飞、雄黄研，飞，各一两，西牛黄五钱，龙脑研、麝香研，各一钱，安息香一两五钱，为末，酒研，飞净一两，熬膏，用水安息尤妙，金箔、银箔各五十片，研细为衣。先将犀、玳为细末，入余药研匀，将安息香膏重汤煮，凝成后，入诸药中，和搜成剂，丸如梧子大，蜡护。临服剖，用人参汤化下三丸至五丸。《本事方》有人参、南星、天竺黄。

王晋三曰：此治心脏神昏，从表透里之方也。黄、犀、玳、珀，以有灵之物，内通心窍；朱、雄、二箔，以重坠之品，安镇心神；佐以脑、麝、安息，搜剔幽隐诸窍。东垣云：冰、雄、牛、麝，入骨髓，透肌肤。《抱朴子》言：金箔、雄黄，合饵①为地仙②，若与丹砂同用为圣金，饵之可以飞升。故热入心包络，舌绛，神昏者，以此丹入寒凉汤药中用之，能祛阴起阳，立展神明，有非他药所可及。徐氏云：安神定魄，必备之方，真神丹也。若病因头痛而即神昏不语者，此肝虚，魂升于顶，当用牡蛎救逆以降之，又非至宝丹所宜轻试。

四十二、凉膈散一名连翘饮子

连翘四两，大黄酒浸、芒硝、甘草各二两，黄芩酒炒、薄荷、栀子各一两。为粗末。每服三五钱，加竹叶七片，水一碗半，煎一碗，去滓，入生白蜜一匙，微煎，温服。与四物各半服，能和营泄热，名双和散。《本事方》加赤芍、干葛，治诸热，累效。《玉机》云：轻者，宜桔梗汤。汪按：此方与第二方桔梗汤名同实异。即本方去硝、黄，加桔梗舟楫③之品，浮而上之，去膈中无形之热，且不犯中下二焦也。雄按：此

---

① 饵：服食，吃。
② 地仙：方士称住在人间的仙人。
③ 舟楫：船桨。

方加减法，详《宣明论》。

　　徐洄溪曰：此泻中上二焦之火，即调胃承气加疏风清火之品也。

　　余师愚曰：热淫于内，治以咸寒，佐以苦甘，故以连翘、黄芩、竹叶、薄荷升散于上；大黄、芒硝推荡其中。使上升下行，而膈自清矣。余谓疫疹乃无形之热，投以硝、黄之猛烈，必致内溃，因去硝、黄，加生石膏、桔梗，使热降清升，而疹自透，亦上升下行之义也。

　　雄按：法本《宣明》，剪裁甚善。

四十三、犀角地黄汤

　　暹罗犀角磨汁、连翘各三钱，生地五钱，生甘草五分。水二盅，武火煎三物至八分，去滓，入犀汁和服。

　　王晋三曰：温热入络，舌绛烦热，八九日不解，医反治经，寒之、散之、攻之，热势益炽，得此汤立效者，非解阳明热邪，解心经之络热也。按《本草》：犀角、地黄能走心经，专解营热；连翘入心，散客热；甘草入心，和络血。以治温热证热邪入络，功胜《局方》。

四十四、导赤散

　　生地、木通、甘草梢各等分。雄按：生地、木通不应等分。水煎服，或加淡竹叶。汪按：古方淡竹叶，即竹叶也。淡竹，乃竹名耳。今药肆所售淡竹叶草，是小青之别种，性能凉胃，不能清心，医人每多误用。雄按：本方去甘草，加黄芩、蜜丸，名火府丹，亦治心热、溺涩、淋、渴等证。本方加升麻、黄连、丹皮，名升麻清胃汤，轻清凉血，乃秦皇士透化斑疹之良剂。

四十五、理中丸

　　人参、甘草炙、术、干姜各三两。捣筛为末，蜜和为丸，如鸡子黄大。以沸汤数合，和一丸，研碎温服之。日三四服，夜二服。腹中未热，益至三四丸。雄按："未热"二字，须著眼，腹中不冷者，其可服乎？然不及汤。汤法：以四味依两数切，用水八升，煮取三升，去渣。温服一升，日三。

徐洄溪曰：此仲景治寒多霍乱之方也，盖亦伤寒之类。后人以暑月之吐利当之，而亦用此方，更造为大顺散者，皆无稽之论也。

四十六、四君子汤

人参、白术炒、茯苓各二钱，甘草炙，一钱，生姜三片，大枣二枚。水煎。温服。

徐洄溪曰：此补脾之主方。

四十七、玉女煎

生石膏三五钱，熟地三五钱，或一两，麦冬二钱，知母、牛膝各一钱五分。水一盅半，煎七分服。

雄按：陈修园力辟此方之谬。然用治阴虚胃火炽盛之齿痛，颇有捷效。若治温热病，地黄宜生，牛膝宜删。叶氏引用，决不泥守成方。近读《景岳发挥》，果与陈氏之论印合。

四十八、四物汤

生地、当归各三两，芎䓖一两五钱，芍药二两。哎咀。每服四钱，水二盏，煎八分，去滓。温服。

张路玉曰：四物为阴血受病之专药，非调补真阴之药也。

汪按：调补真阴宜集灵膏，不宜四物，而人多误会。

四十九、小柴胡汤

柴胡半斤，黄芩、人参、甘草炙，生姜各三两，半夏半升，大枣十二枚。水一斗二升，煮取六升，去滓，再煎取三升。温服一升，日三。

尤拙吾曰：热入血室三条，其旨不同。第一条是血舍①空而热乃入者，空则热不得聚而游其部，故胁满痛；第二条是热邪与血俱结于血室者，血结亦能作寒热，柴胡亦能去血结，不独和解之谓矣；第三

---

① 血舍：即血室，一种说法是指子宫，一种说法是指肝脏，还有一种说法是指冲脉。

条是热邪人而结经尚行者，经行则热亦行而不得留，故必自愈。无犯胃气及上中二焦，病在血而不在气，在下而不在上也。若诛伐无过①，变证随出，乌②能自愈耶？

沈再平曰：今人治疟，必用此汤。若非此汤，即不足以为治者。故致辗转淹滞③，变生不测，竟能殒命。则知疟本非死证，惟概以柴胡治疟者，杀之也。夫柴胡为少阳表药，若其疟果发于少阳，而以柴胡治之，无不立愈。若系他经用之，则必使他经之邪辗转而入少阳，迁延以毙。乃既死犹曰：柴胡为治疟主药，吾开手即用之，不知其何以死？病家亦以柴胡治疟而竟不效，真其命之当死也。彼此昏迷，不得一悟，良可浩叹！<small>雄按：《内经》论疟，既分六经，又分脏腑，并不泥定少阳一经，医家绎④之。</small>

雄按：本方柴、半各八两，准今得六钱零八厘；参、草、芩、姜各三两，准今得二钱二分八厘；枣十二枚，以水一斗二升，准今得八合零四抄。煮至减半，去滓，再煎至减半，夫煎而又煎，只取四分之一，其汤之浓郁甘柔可知。喻氏谓和药取其各药气味之相和。余谓和者，取其气缓味厚，斯为补正托邪之剂。故惟风寒正疟，邪在少阳者，可以按法而投。则参、甘、姜、枣，补胃充营，半夏利其枢，柴、芩解其热，病无不愈矣。犹之今人于疟发之先，饱啖羊肉酒饭，亦能取效。<small>汪按：疟疾寒来之时，强食过饱，往往一寒不能复热而死，吾见甚多，不可不戒。</small>盖风寒自表而受，胃腑空虚，自能安谷，治必先助中气，托邪外出，即御外邪，杜其内入，诚一举两全之策也。若温热、暑湿诸疟，邪从口鼻而受，肺胃之气先已窒滞，病发即不饥恶谷，脘闷，苔

---

① 诛伐无过：指用药太过，与病不相当。
② 乌：文言疑问词，怎么，何。
③ 淹滞：拖延，久留。
④ 绎：引出头绪，寻求事理。

黄。苟不分别，但执此汤，奉为圣法，则参、甘、姜、枣，温补助邪，骤则液涸神昏，缓则邪留结痞，且有耗伤阴血而成疟劳者。即不用全方，而专以柴胡为治疟主药，亦惟营阴充裕，或温热、暑湿之邪，本不甚重，及兼感风寒之表邪者，始可见功。汪按：治正疟，必宜此汤。温暑亦有正疟，不独风寒方用。黄芩是清热非祛寒也，且柴胡主少阳半表半里，黄芩里药，亦非以治表邪，但当辨其是否正疟耳。若似疟非疟，妄用柴胡，必提成长热不退，或两耳大痛，甚至神昏，更或引动肝风，痉厥立至。生平见之屡矣。故倪涵初所定三方，亦愈病者稀而加病者多也。汪按：疟疾强止变成臌胀者多不救。而人但知其臌胀而死，未尝归咎于治疟之不善。故医者终身误人而不自知，虽告之不信也。世人凡患疟，不究病因，辄以姜、枣汤灌之，其弊类此，羊肉亦然。凡属时疟，虽愈后亦忌食，食则必复。此时疟之所以异于正疟也，可不察哉？

五十、桂枝红花汤

《伤寒》桂枝汤加红花。原方：桂枝、芍药、生姜各三两，甘草炙，二两，大枣十二枚。

五十一、葱豉汤

葱白一握，香豉三合。水煎，入童子小便一合。日三服。雄按：芦根、桑叶、滑石、蔗浆之类，皆可随证佐用。

张路玉曰：本方药味虽轻，功效最著。凡虚人风热、伏气发温及产后感冒，靡不随手获效。

尤拙吾曰：温邪之发，阴必先伤，设有当行解散者，必兼滋阴之品于其中。昔人于葱豉汤内加童便，于栀豉汤中加地黄、麦冬，亦此意也。雄按：二方加减，古法最详。

华岫云曰：在内之温邪欲发，在外之新邪又加，葱豉汤最为捷径，表分可以肃清。

邹润安曰：栀子与葱白，一系泄热，一系通阳。泄热者纵，通阳者横。纵则能通上下之道，此所以宜于汗、吐、下后，表邪已解之时；横则能达外内之情，此所以宜于病初起，卒难识别之际。而豆豉擅开发上焦郁抑，宣导阴浊逗留。故在先在后，咸借以奏功也。

雄按：叶氏"春温篇"，于新邪引动伏邪，亦主是方。盖此汤为温热初病，开手必用之剂。鞠通不察，舍近而图远，遂为喻氏臆说所惑，以桂枝汤为初感之治，仍不能跳出伤寒圈子矣。意欲绍述①仲圣乎？则祖上之门楣，不可夸为自己之阀阅②也。拘守其迹，岂是心传？尤氏云：桂枝汤为伤寒表病而里和者设。温病伏寒变热，少阴之精已被劫夺，虽有新旧合邪，不可更用辛温助热而绝其本也，吴氏殆未之闻耶？

五十二、清心凉膈散——名桔梗汤

即凉膈散去硝、黄，加桔梗。余氏又加生石膏，为治疫疹初起之良剂。

五十三、苇茎汤

苇茎二斤，薏苡仁、瓜瓣各半斤，桃仁五十枚。水一斗，先煮苇茎，得五升，去滓，纳诸药，煮取二升。服一升，再服。

雄按：邹氏《续疏》云：苇茎形如肺管，甘凉清肺，且有节之物，生于水中，能不为津液阂隔③者，于津液之阂隔而生患害者，尤能使之通行。薏苡色白味淡，气凉性降，秉秋金之全体，养肺气以整肃，凡湿热之邪客于肺者，非此不为功也。瓜瓣即冬瓜子，冬瓜子依于瓤内，瓤易溃烂，子不能浥，则其能于腐败之中，自全④生气，即善于气血凝败之中，全人生气，故善治腹内结聚诸痈，而涤脓血浊痰也。桃仁入

---

① 绍述：继承。
② 阀阅：功绩和经历。
③ 阂隔：隔绝，不相通。
④ 自全：保全自身。

血分而通气，合而成剂，不仅为肺痈之妙药，竟可瘳肺痹之危疴。

五十四、泻白散

桑白皮、地骨皮_{各一两}，甘草_{五钱}。为粗末。每服一二钱，入粳米百粒，水煎。

徐洄溪曰：此方能治肺中之饮。

雄按：此泻去肺热而保定肺气之方也。若肺不伤于热而伤于风寒者，诚有如鞠通所谓必将邪气恋定，而渐成劳怯矣。故用药必先议病也。

五十五、葶苈大枣泻肺汤

葶苈_{熬，令黄色，捣丸，如鸡子大}，大枣_{十二枚}。水三升，煮枣，取二升，去枣，内葶苈，煮取一升。顿服。

雄按：《外台》用葶苈、杏仁各一升，大枣六十枚，合杵如膏，加蜜作丸桐子大，桑白皮汤下六七十丸，以大便通利为度。《本事方》无杏仁，有陈皮、桔梗，枣肉丸梧子大。每服五七丸，饮下，名枣膏丸。《元戎》于本方加麻黄、五味子，_{汪按：此二味并用，似嫌夹杂。}并治痰实饮闭而为喘胀者。余治虚弱人患实痰哮喘者，用葶苈炒黄，煎汤去渣，以汤煮大枣食之。亦变峻剂为缓剂之一法也。

五十六、竹叶石膏汤

竹叶_{二握}，生石膏_{一斤}，半夏_{半斤，洗}，人参_{三两}，甘草_{二两，炙}，麦门冬_{一斤}，粳米_{半斤}。_{雄按：陈修园曰：《伤寒论》用人参者有数方。皆因汗、吐、下之后，亡其津液，故取甘凉以救其阴也。}水一斗，先煮六味，取六升，去滓，内粳米，煮米熟汤成，去米。温服一升，日三。《集验》此方加生姜，治呕最良。_{雄按：余用此方治暑疟，极妙。}

徐洄溪曰：此治伤寒解后，虚羸少气之善后方也。盖大病之后，必有留热，治宜清养。后人俱概用峻补以留其邪，则元气不能骤复，愈补愈虚矣。雄按：此理惟喻氏知之，叶氏精之。

五十七、清燥救肺汤

经霜桑叶三钱，去筋，杏仁七分，去皮尖，炒黄，麦门冬一钱二分，生石膏二钱五分，人参七分，阿胶八分，胡麻仁一钱，枇杷叶去毛、筋，一片，甘草一钱。水一碗，煎六分，食远服。痰多加贝母、栝蒌；血枯加生地；热甚加犀角、羚羊角，或加牛黄。

柯韵伯曰：古方用香燥之品以治气郁，不获奏效者，以火就燥[①]也。惟缪仲淳知之，故用甘凉滋润之品，以清金保肺立法。喻氏宗其旨，集诸润剂而制此汤，用意深矣。汪按：此治秋燥证之神方，胜于东垣清燥汤多矣。

五十八、妙香丸一名大圣丸

巴豆三百十五粒，去皮、心、膜，炒熟、研如面，牛黄研、腻粉研、龙脑研麝香研，各三两，辰砂飞，九两，金箔九十片，研。研匀，炼黄蜡六两，入白蜜三分，同炼令匀为丸，每两作三十丸。白汤下二丸，日二。《宣明》有水银、硼砂。此丸治惊痫百病，亦治伤寒潮热，积热，结胸，发黄，狂走，躁热，大小便不通。徐氏云：三分一丸，难于下咽，宜作一分一丸，每服三丸为妥。

五十九、六一散一名天水散

腻白滑石六两，水飞，甘草一两，炙。为细末。每服三钱，温水或新汲水调下，日三。暑湿内侵，风寒外袭者，豆豉五十粒，葱白五寸，水一盏，煮汁调下即解。甚者，三服必愈。催生下乳，温水擂胡麻浆调下，并可下死胎，解斑蝥毒。加辰砂少许，名益元散；加黄丹少许，名红玉散；加青黛少许，名碧玉散；加薄荷叶末少许，名鸡

---

① 火就燥：火往干处烧，指物之气质类似必相感应。《易·乾》："水流湿，火就燥，云从龙，风从虎……各从其类也。"

苏散。

李濒湖曰： 热散则三焦宁，而表里和；湿去则阑门①通，而阴阳利。完素以之治七十余证，赞为凡间仙药，不可缺之。雄按：小溲清长者，勿服。

六十、大顺散

甘草三十斤，剉寸长，干姜、杏仁去皮尖、肉桂去粗皮，各四斤。先将甘草同白砂炒及八分黄熟，王晋三曰：白砂即河砂，或云是白砂糖，非。次入干姜同炒，令姜裂，次入杏仁，又同炒，候不作声为度，筛去砂后，入肉桂一处捣为散。每服二钱，水煎，温服。如烦躁，井华水②调下，不拘时，沸汤调亦可。

王安道曰： 此方甘草最多，干姜、杏仁、肉桂次之。除肉桂外，三物皆炒者，原其初意，本为冒暑伏热，引饮过多，脾胃受湿，呕吐，水谷不分，脏腑不调所立。盖温中药也，内有杏仁，不过取其能下气耳。若以之治静而得之之证，吾恐不能解，而反增内烦也。世俗不明，类曰夏月阴气在内，此等方为必用之药。吁！误矣。夫阴气，非寒气也。盖夏月阳气发散于外，而阴气则在内耳！岂可视阴气为寒气，而用温热之药乎？阴果为寒，何以夏则饮水耶？汪按：若夏月必宜温药，则冬月必宜凉药乎？且大热烦躁，而更以姜、桂之燥热助之，不得已而用井华水，欲使相济，不知井华水之力不能制也，尤为进退无据③矣。

徐洄溪曰： 此治暑月内伤饮冷证，非治暑也。又甘草多于诸药八倍，亦非法。此等病百不得一，偶用之耳！而制药四十二斤，又止服二钱，其意何居？其方本不足取，而世之庸医竟以此治燥火之暑病，

---

① 阑门：七冲门之一，出自《难经·四十四难》，指大、小肠交接处，其犹如门户间之门阑，故称。
② 井华水：井泉水平旦中最先汲者。
③ 进退无据：前进和后退都失去了依据，处境窘迫，形容无处容身，也指进退两难。

杀人无算，可胜悼哉！

六十一、紫雪丹

黄金一百两，徐云：以飞金①一万页代之尤妙。寒水石、磁石、石膏、滑石各三斤。以上并捣碎，用水一斛，煮至四斗，去滓，入下药：羚羊角屑、犀角屑、青木香、沉香各五斤，丁香一两，徐云：宜用二两，元参、升麻各一斤，甘草八两，炙。以上入前药汁中，再煮取一斗五升，去滓，入下药：朴硝十斤，硝石四斤。徐云：二硝太多，宜用十分之一。二味入前药汁中，微火上煎，柳木篦搅不住，候有七升，投在木盆中半日，欲凝，入下药：朱砂三两，麝香（当门子）一两二钱五分。二味入前药中，搅调令匀，瓷器收藏，药成霜雪而色紫，新汲水调下。雄按：《鸡峰方》无磁石、滑石、硝石，其二角只用各十两，丁、沉、木香各五两，升麻六两，朴硝二斤，麝香却用三两，余六味同。又薛公望云：方中黄金不用亦可。汪按：宜用飞金箔，不可去。

徐洄溪曰： 邪火毒火，穿经入脏，无药可治。此能消解，其效如神。

六十二、禹余粮丸即针砂丸，又名蛇含石丸

蛇含石即蛇黄，大者，三两，以新铁铫盛，入炭火中烧，石与铫子一般红，用钳取蛇黄倾入醋中，候冷，研极细末，听用，禹余粮三两，真针砂五两，以水淘净，炒干，入余粮一处，用米醋二升，就铫内煮，醋干为度，后用铫并药入炭火中，烧红钳出，倾药净瓶上，候冷研细。以三物为主，其次量人虚实入下项药：羌活、川芎、木香、茯苓、牛膝、桂心、白豆蔻、大茴、蓬术、附子、干姜、青皮、三棱、白蒺藜、当归酒浸一宿，各五钱。为末，入前药拌匀，以汤浸蒸饼，挼去水，和药再杵为丸，梧子大。食前温酒、白汤任下三十丸至五十丸。最忌盐，一毫不可入口，否则发疾愈甚。但试服药，即于小便内旋去，不动脏腑，而能去病，日三服。兼以温和调补气血药助

---

① 飞金：用作装饰的金箔。

之，真神方也。雄按：此乃治水肿寒积之方，今人辄用以治胀。然胀有寒、热二证，设热胀误服，贻害非轻。丹溪云：温热之药太多，宜有加减，不可徒执其方。魏玉横云：阴虚内热而为膜胀，误服燥热石药，必死。

徐洄溪曰：此方兼治有形之积块。

六十三、牡蛎泽泻散

牡蛎、泽泻、蜀漆_{洗去腥}、栝蒌根、葶苈子、商陆根_熬、海藻_{洗去}咸，各等分。异捣，下筛为散，更入臼中杵之。白饮和服方寸匕。小便利，止后服。雄按：古云商陆水煎，能杀人。

华岫云曰：叶氏虽善用古方，然但取其法而并不胶柱①，观其加减之妙，如复脉、建中、泻心等类可知。至用牡蛎泽泻散，只取此二味。故案中有但书用某方而不开明药味者，决非尽用原方，必有加减之处，观者以意会之可也。雄按：此论通极，诸方皆当作如是观。

邹润安曰：牡蛎泽泻散证，水蓄于下，上焦之气不能为之化。故《类萃》商陆、葶苈以从上下降；泽泻、海藻以启水中清气上行；栝蒌、牡蛎则一以上济其清，一以下召②其浊，而使之化耳。

又曰：牡蛎泽泻散，治腰以下水气不行，必先使商陆、葶苈从肺及肾，开其来源之壅；而后牡蛎、海藻之软坚，蜀漆、泽泻之开泄，方能得力；用栝蒌根者，恐行水之气过骏，有伤上焦之阴，仍使之从脾吸阴，还归于上。与"常山之蛇，击其首则尾应，击其尾则首应"者不殊也。

六十四、越婢汤

麻黄_{六两}，石膏_{八两}，生姜_{三两}，甘草_{二两}，大枣_{十二枚}。水六升，煮麻黄，去沫；内诸药，煮取三升，分三服。恶风，加附子一枚。

---

① 胶柱：胶住瑟上的弦柱，以致不能调节音的高低。比喻固执拘泥，不知变通。
② 召：感化和召唤。

喻嘉言曰：越婢汤者，示微发表于不发之方也。大率取其通调营卫。麻黄、石膏二物，一甘热，一甘寒，合而用之，脾偏于阴，则和以甘热；胃偏于阳，则和以甘寒。乃至风热之阳、水寒之阴，凡不和于中土者，悉得用之，何者？中土不和，则水谷不化其精悍之气，以实营卫。营卫虚，则或寒、或热之气皆得壅塞其隧道，而不通于表里，所以在表之风水用之，而在里之水兼渴而小便自利者咸必用之，无非欲其不害中土耳。不害中土，自足消患于方萌矣。

六十五、甘遂半夏汤

甘遂大者，三枚，半夏十二枚，芍药五枚，甘草如指大，一枚。一本无甘草。汪按：王氏虽强为之释，究当从一本去甘草为是。水二升，煮取半升，去滓，以蜜半升，和药汁，煎取八分。顿服之。

王晋三曰：甘遂反甘草。反者，此欲下而彼欲上也，乃以芍药约之，白蜜润之，则虽反而甘遂仍得下渗。《灵枢》有言：约方如约囊。甘遂、半夏逐留饮弥漫于肠胃之间，虽利而续坚满。苟非以甘草、白蜜与甘遂大相反者，激而行之，焉能去其留著之根？相反为方，全赖芍药之酸可胜甘，约以监①反，庶②不溷乱③中焦而为害。然学识未优者，不可轻试于人也。

六十六、控涎丹—名妙应丸

甘遂去心、大戟去皮、白芥子各等分。为末，蒸饼糊丸。每服五、七丸至十丸，临卧姜汤服。雄按：余治虚人饮证，每以六君子汤去甘草送服，甚妥。达可谓之子龙丸，云治流注窜毒甚效。

王晋三曰：控，引也。涎，读作羡，涵涎④也，水流貌。引三焦

---

① 监：监督。
② 庶：几乎，将近，差不多。
③ 溷(hùn 混)乱：混乱。
④ 涵涎：水流的样子。

之水，涵涎流出于水道也。芥子色白，入肺而达上焦；甘遂色黄，入脾而行中焦；大戟色黑，入肾而走下焦。故曰芥子走皮里膜外之水饮，甘遂决经隧之水饮，大戟逐脏腑之水饮。三者引经各异，涵涎于水道则同，故复之为方，而名控涎也。汪按：涎，即"次"之俗字①，亦作"漾"，本指口唾，引申为痰涎。王说未当。

六十七、又控涎丹治诸痫

生川乌、半夏洗、僵蚕炒，各半两，生姜汁浸一宿，铁粉三钱，研、全蝎、甘遂面裹，煨，各二钱半。为细末，生姜自然汁为丸，如绿豆大，朱砂为衣。每服十五丸，生姜汤下。二方俱忌食甘草。

六十八、五子五皮汤

即五皮饮五加皮、地骨皮、茯苓皮、大腹皮、生姜皮。一方五加易陈皮；一方五加易桑白皮。加杏仁、苏子、葶苈子、白芥子、莱菔子。一方无杏仁、芥子，有香附、车前子。

六十九、桂苓丸

桂一两，茯苓二两。为末，蜜丸。沸汤下二钱。作汤名桂苓饮。

七十、禹功丸即禹功散

黑牵牛头入磨一次，不复再磨，四两，大茴香炒，一两。为细末。以生姜自然汁调服一二钱。或加木香一两。

七十一、防己茯苓汤

防己、黄芪、桂枝各三两，茯苓六两，甘草二两。水六升，煮取二升。分温三服。

王晋三曰： 余治太阳腰髀痛，审证借用此方，如鼓之应桴。

---

① 俗字：俗体字，异体字的一种。过去文字学家称流行于民间的文字为俗字，别于正字而言。

七十二、中满分消汤

半夏一钱，厚朴、黄连、黄柏俱姜制、川乌、干姜俱炮、开口吴萸炒、草豆蔻炒，研、木香、人参各五分，茯苓、泽泻各一钱半，生姜五片。水煎。稍热服。大忌房劳、生冷、炙煿、酒、面、糟、醋、盐、酱等物。身热，脉浮，喘满，有表证，加麻黄五分；血虚至夜烦热，加归身、黄芪各五分；阳气下陷，便溺赤涩，加升麻、柴胡各三分；脾气虚弱，饮食不磨，去黄柏，加益智仁、荜澄茄、青皮各二分。

七十三、中满分消丸

厚朴、半夏、黄连俱姜汁炒、黄芩、枳实、白术同枳实拌湿，炒焦、干生姜、茯苓、猪苓、泽泻、人参各五钱，甘草炙，一钱。汤浸蒸饼为丸，梧子大。每服百丸，沸汤下。脾胃气滞，食积胀满，加陈皮、砂仁各五钱；经脉湿滞，腹皮腿臂痛不可拊者，加片子姜黄一钱；肺热气化不行，溺闭，喘，渴者，加知母三钱。

张路玉曰： 东垣分消汤、丸，一主温中散滞，一主清热利水，原其立方之旨，总不出《内经》平治权衡，去菀陈莝[①]，开鬼门，洁净府[②]等法。其汤方主中满寒胀，乃下焦阴气逆满，抑遏中焦阳气，有似乎阴之象，故药中虽用乌头之辛热，宣布五阳，为辟除阴邪之向导，即用连、柏之苦寒以降泄之。苟非风水肤胀，脉浮，证起于表者，孰敢轻用开鬼门之法，以鼓动其阴霾四塞乎。丸方主中满热胀，

---

① 去菀陈莝：一说为中医活血之法，亦是透过通大便治疗"饮"证的方法。"菀"有郁结、积滞之意；"陈"即日久、陈积；"莝"原意为铡除杂草，故去菀陈莝可引申为去除日久积滞于体内的糟粕物质。

② 开鬼门，洁净府：是中医治疗水肿病的方法。"鬼门"即指体表的汗毛孔。在宣肺发汗的过程中，即宣发肺气，通过皮毛使汗从皮肤而出。"净府"是指膀胱，"洁净府"即是利小便的意思。

用黄芩之轻扬以降肺热，则用猪苓、泽泻以利导之，故专以洁净府为务，无事开鬼门、宣布五阳等法也。

七十四、小青龙汤

麻黄去节、芍药、细辛、干姜、甘草炙、桂枝各三两，五味子、半夏各半升。水一斗，先煮麻黄汤，减二升，去上沫，内诸药，煮取三升，去滓。温服一升。

徐洄溪曰：此方专治水气。盖汗为水类，肺为水源，邪汗未尽，必停于肺胃之间，病属有形，非一味发散所能除，此方无微不到，真神剂也。

七十五、木防己汤

木防己三两，桂枝二两，人参四两，石膏如鸡子大，二枚。水六升，煮取二升。分温再服。虚者即愈，实者复发，去石膏，加茯苓、芒硝。

尤拙吾曰：防己，桂枝，一苦一辛，并能行水气而散结气。而痞坚之处，必有伏阳①，吐下之余，定无完气，书不尽言，而意可会也。故又以石膏治热，人参益虚，于法可谓密矣。其虚者，外虽痞坚，而中无结聚，即水去气行而愈；其实者，中实有物，气暂行而复聚，故三日复发也。去石膏加芒硝者，魏伯乡云：以其既散复聚，则有坚定之物，留作包囊，故以坚投坚而不破者，即以软投坚而即破也。加茯苓者，亦引饮下行之用耳。

邹润安曰：防己之茎如木，故名木防己，后世以其出汉中，因又名汉防己，非二物也。如仲圣但以防己名汤，则曰木防己汤。连他物以名汤，则除去木字，以便称谓耳。后人以茎为木，以根为汉，及治风、治水之分，均属臆断。

---

① 伏阳：阳热之邪潜伏在体内。

七十六、藿香正气散

厚朴、陈皮、桔梗、白术、半夏各二两，大腹皮换槟榔亦可，或用苍术白芷、茯苓、苏叶、藿香各三两，甘草炙，一两。为粗末。每服三钱，姜三片，枣一枚，煎热服。汪按：《兰台轨范》无白术。

七十七、不换金正气散

苍术泔浸，去皮，麻油拌，炒黄，四两，厚朴去皮，姜汁炒、陈皮去白、甘草炙，各三两，藿香、半夏各二两。为粗末。每服三钱，水煎温服。或加香豉。

雄按：二方皆治风寒外感，食滞内停，或兼湿邪，或吸秽气，或伤生冷，或不服水土等证，的是良方。若温暑热证不兼寒湿者，在所切禁。今人谓其统治四时感证，不审病情，一概乱用，殊可笑也。

七十八、六和汤

香薷二两，人参、茯苓、甘草炙、扁豆、厚朴姜制、木瓜、杏仁去皮、尖、半夏各一钱，藿香、砂仁炒，研，各六分，生姜三片，大枣一枚。水煎，热服。一方无香薷，有白术。汪按：宜用香薷，为暑月受凉闭汗，故表之也。

雄按：此亦治暑月外感风寒，内伤生冷之剂。香薷饮之方不一，主治略同。皆非治暑之药也，用者辨之。

七十九、五积散

苍术，厚朴，陈皮，甘草，麻黄，桂枝，炮姜，半夏，茯苓，枳壳，桔梗，芍药，当归，川芎，白芷，生姜，葱白。为粗末。每服三钱，水煎服。汪按：麻黄亦为闭汗而设。

雄按：此治外受寒湿，内挟冷食之剂。

八十、益黄散

陈皮、青皮下食，入太阴之仓、丁香去脾胃中寒，各二钱，诃子肉五钱，能开胃消食止痢，甘草炙，三钱。为末。每服一二钱，水煎。钱仲阳用治脾土虚寒，呕吐泄泻。汪按：徐洄溪谓诃子肉水煎涩难入口，此方似宜末服，不必水煎。

八十一、又益黄散

人参、陈皮去白，各一钱，黄芪二钱，生甘草、炙甘草各五分，芍药七分，黄连少许。为末。每服二钱，水一杯，煎五分服。李东垣用治慢脾风①。

八十二、星附六君汤

即六君子汤四君子加陈皮半夏是也。加制南星、白附子。
附：连香饮缺，俟考②。
雄按：本论主治热气深伏，烦渴呕逆，必以黄连之苦降泄热为君，或谓即香连丸，则木香与火升作呕者，非所宜也。若寒呕，则石莲丁香饮甚妙。

八十三、黄连竹茹橘皮半夏汤药即汤见。

雄按：此方于橘皮竹茹汤，去生姜之温、甘草之甘，加黄连之苦寒，以降诸逆冲上之火；半夏之辛开，以通格拒抟结之气，用治呕哕，其效如神。

八十四、来复丹

太阴元精石、舶上硫黄、硝石各一两，用硫黄为末，微火炒，结成砂子大，橘红、青皮去白、五灵脂澄去砂，炒，令烟尽，各二钱。为末，醋糊丸，豌豆大。每服三十丸，白汤下。

八十五、七香饼

香附、丁香皮各一两二钱，甘松八钱，益智仁六钱，砂仁、蓬术、广

---

① 慢脾风：即慢惊风的脾肾阳衰证，为虚极之候，阳虚极而生内风。
② 俟考：有待考证。

皮各二钱。为末，神曲糊调匀，捏成饼子，每重一二钱，干之。用时杵碎，水煎服。

八十六、平胃散

茅山苍术去粗皮，米泔浸，五两，紫厚朴去皮，姜汁炒、陈皮去白，各三两二钱，甘草炙，二两。为末。每服二钱，水一盏，姜一片，同煎七分。温服。

柯韵伯曰：《内经》以土运太过曰敦阜①，其病腹满；不及曰卑监②，其病留满痞塞。三承气汤，调胃土之敦阜；此方平胃土之卑监也。培其卑者而使之平，非削平之谓，犹温胆汤用凉剂而使之温，非用温之谓也。

雄按：柯氏此论，虽已超越前贤，而义犹未畅也。三承气汤，调胃土之敦阜，是矣。若卑监者，乃是脾德有惭，土不胜湿，健运失职，阳气不升，非胃病也。夫脾字从卑，原为阴土，其性恶湿，燥补相宜。既知脾湿去而不滞，脾得补而健运，则是方也，乃调脾土之卑监，而名曰平胃者，以脾气健而升，则胃自平而降耳，本非削平之谓也。

八十七、胃苓汤 即平胃合五苓也。

八十八、桃核承气汤

桃仁五十个，去皮、尖，大黄四两，甘草、桂枝、芒硝各二两。水七升，煮取二升半，去滓，内芒硝，更上火，微沸，下火。先令温服五合，日三服。当微利。徐云：微利则仅通大便，不必定下血也。

徐洄溪曰：热甚则血凝而上干心包，故神昏而如狂。血得热而

---

① 敦阜：指土运太过。敦，厚也；阜，高也。
② 卑监：五运主岁中，土运不及的名称。

行，苟能自下，则邪从血出，亦能自愈。但小腹急结，是蓄血见证，宜此主之。

邹润安曰：瘀血一证，《伤寒论》《金匮要略》论之最详。大凡已见热标①，而无热证，脉无热象者，瘀也；有所阻则应有所不通，有所阻而气化仍通者，瘀也；并无所阻，而自谓若有所阻者，瘀也；有燥象而不渴，不应渴而反渴者，瘀也。盖气以化而行，血以行而化，气已行而结者，犹结，则非气病。况血应濡而不濡②，实非枯而似枯，是非有瘀，何由得此哉？雄按：余治李氏妇崩后溺涩，暨③顾氏妇产后小便不通，皆以瘀行而愈。可见病机多幻，虽圣人亦有所不能尽也。故许知可治毗陵贵妇，用桃仁煎而愈，古之人有行之者矣。王清任论病专究瘀血，即叶氏所云"病久入络"，义皆本于仲景也。

八十九、白虎加桂枝汤

石膏一斤，知母六两，甘草炙，二两，粳米二合，桂枝三两，到。每服五钱，水一盏半，煎至八分，去滓。温服，汗出愈。

邹润安曰：或问：桂枝与白虎，寒热天渊，安可兼用？且论中谆谆④以表不解，禁用白虎，既可兼用，则何不加此，而必待表解乎？曰：表不解不可与白虎条，上文言脉浮、发热、无汗，乃麻黄证，非特不得用白虎，且不得用桂枝矣。白虎证者，脉大也，汗出也，烦渴欲饮水也，三者不兼即非是。今云其脉如平，身无寒，但热，时呕，皆非白虎证，亦未必可用桂枝。特既与白虎，则三者必具，再加骨节烦疼之表，则无寒不得用柴胡，有汗不得用麻黄，热多又不得用附子，不用桂枝和营通络而谁用者？且古人于病有分部，非如后世多以

---

① 标：标志，迹象。
② 濡：润泽。
③ 暨：和，及。
④ 谆谆：反复告诫、再三叮咛貌。

阴阳五行生克为言。雄按：因此遂成议药不议病之世界，积重难返，奈何？伤寒有伤寒用药之例，温疟有温疟用药之例。盖伤寒自表入里，故有一毫未化之寒，即不可与全入者并论。温疟自内出外，里既全热，但有骨节烦疼一种表证，即不得全认为热而单用白虎，故必兼桂枝使之尽化，而顷刻致和矣。

九十、四兽饮

即六君子汤加草果为散。每服四五钱，生姜三片，盐少许，乌梅一个，水煎服。

九十一、露姜饮

人参、生姜等分。阴阳水①煎，去滓，露一宿，再煎数沸。温服。

叶香岩曰：疟疾之发，由于受暑者多，若骤用温补截之，为害不浅。松江赵嘉柱疟发数次，用此法变血痢而死。雄按：此方必邪衰正馁而缠绵不已者，始可用以截之。白露降而炎暑消，故取秋露以涤余邪。若秋前露自地升，不能取也。

九十二、鳖甲煎丸

鳖甲十一分，炙，乌扇即射干，烧、鼠妇熬、干姜、黄芩、大黄、桂枝、石韦去毛、厚朴、紫葳、阿胶各三分，柴胡、蜣螂熬，各六分，芍药、牡丹皮、䗪虫熬，各五分，葶苈熬、半夏、人参各一分，瞿麦、桃仁各二分，蜂窠四分，炙，赤硝十二分。为末，取锻灶下灰一斗，清酒一斛五斗，浸灰。俟酒尽一半，著鳖甲于中，煮令泛烂如胶漆，绞取汁。内诸药煎，为丸如梧子大。空心服七丸，日三服。雄按：凡用介类之药入丸剂，皆当仿此圣法，庶无流弊。

王晋三曰：鳖甲煎丸，都用异类灵动之物，若水陆飞潜，升者、

---

① 阴阳水：指凉水和开水，或井水和河水合在一起的水。明·李时珍《本草纲目·水·生熟汤》："以新汲水百沸汤合一盏和匀，故曰生熟。今人谓之阴阳水。"

降者、走者、伏者咸备焉。但恐诸虫扰乱神明，取鳖甲为君守之，其泄厥阴、破癥瘕之功，有非草木所能比者。阿胶达表息风，鳖甲入里守神，蜣螂动而性升，蜂房毒可引下，䗪虫破血，鼠妇走气；葶苈泄气闭，大黄泄血闭；赤硝软坚，桃仁破结；乌扇降厥阴相火，紫葳破厥阴血结；干姜和阳退寒，黄芩和阴退热。和表里则有柴胡、桂枝，调营卫则有人参、白芍；厚朴达原，劫去其邪；丹皮入阴，提出其热；石韦开上焦之水，瞿麦涤下焦之水；半夏和胃而通阴阳；灶灰性温走气，清酒性暖走血。统而论之，不越厥阴、阳明二经之药，故久疟邪去营卫而著脏腑者，即非疟母，亦可借以截之。《金匮》惟此方与薯蓣丸药品最多。皆治正虚邪著，久而不去之病。非汇集气血之药，攻补兼施，未易奏功也。雄按：有形癥瘕，按之不移者，即非疟母，亦可借以缓消。

九十三、六神汤

即四君子汤加山药、扁豆。雄按：二陈汤去甘草，加旋覆花、石菖蒲、胆南星，亦名六神汤，治癫狂、昏厥诸痰证，极效。

九十四、三黄汤

黄连酒煮、黄芩酒炒、大黄酒浸，各等分。《金匮》倍大黄，名泻心汤。麻沸汤二升渍之，须臾绞去滓。分温再服。为末，炼白蜜丸，梧子大，名三黄丸；去大黄，加黄柏等分煎，名金花汤；更加栀子，名栀子金花汤；即黄连解毒汤。为末，蜜丸，名金花丸。金花汤为末，蜜丸，名三补丸。三黄丸加黄柏等分，滴水丸，名大金花丸。

张石顽曰： 金花汤止芩、连、柏三味。作丸名三补金花丸，较汤多栀子，作汤名解毒，更加大黄，则名大金花汤。汤丸虽异，功用不殊，但取急攻则用汤，缓祛则用丸，微有区别耳。

九十五、甘露消毒丹—名普济解毒丹

飞滑石十五两，绵茵陈十一两，淡黄芩十两，石菖蒲六两，川贝母、

木通各五两，藿香、射干、连翘、薄荷、白豆蔻各四两。各药晒燥，生研细末。见火则药性变热。每服三钱，开水调服，日二次。或以神曲糊丸，如弹子大，开水化服亦可。

雄按：此治湿温时疫之主方也。《六元正纪》：五运分步，每年春分后十三日交二运，徵，火旺，天乃渐温。芒种后十日交三运，宫，土旺，地乃渐湿。温湿蒸腾，更加烈日之暑，烁石流金①，人在气交之中，口鼻吸受其气，留而不去，乃成湿温疫疠之病，而为发热倦怠，胸闷，腹胀，肢酸，咽肿，斑疹，身黄，颐肿，口渴，溺赤，便闭，吐泻，疟痢，淋浊，疮疡等证。但看病人舌苔淡白或厚腻，或干黄者，是暑湿、热疫之邪尚在气分，悉以此丹治之立效。并主水土不服诸病。汪按：普济消毒饮用芩、连、陈皮、元参、连翘、甘、桔、升、柴、马勃、鼠粘、薄荷、板蓝根、僵蚕，或加人参、大黄，今附载。

九十六、神犀丹

乌犀角尖磨汁、石菖蒲、黄芩各六两，真怀生地冷水洗净，浸透，捣，绞汁、银花各一斤，如有鲜者，捣汁用尤良，粪清、连翘各十两，板蓝根九两，无则以飞净青黛代之，香豉八两，元参七两，花粉、紫草各四两。各生晒研细，忌用火炒。以犀角，地黄汁、粪清和捣为丸，切勿加蜜，如难丸可将香豉煮烂。每重三钱。凉开水化服，日二次，小儿减半。如无粪清，可加人中黄四两，研入。

雄按：温热暑疫诸病，邪不即解，耗液伤营，逆传内陷，痉厥昏狂，谵语发斑等证。但看病人舌色干光，或紫绛，或圆硬，或黑苔，皆以此丹救之。若初病即觉神情昏躁而舌赤口干者，是温暑直入营分。酷暑之时，阴虚之体，及新产妇人，患此最多。急须用此，多可

---

① 烁石流金：指温度极高，能将金石熔化，形容酷热。烁，通"铄"。

挽回。切勿拘泥日数，误投别剂，以偾①事也。兼治痘瘄②毒重，夹带紫斑危证，暨痘疹后，余毒内炽，口糜咽腐，目赤神烦诸证。方中犀角为君，镑③而煎之，味极难出，磨则需时，缓不及待，抑且④价昂，非贫人所能猝办。有力者，预为合就施送，则患者易得，救活必多，贫者重生，阴功亦大。或存心之药铺，照本制售，亦方便之一端也。

九十七、温胆汤

竹茹、枳实、半夏各一两，橘红一两五钱，茯苓七钱，甘草炙，四钱。每服四五钱，生姜一片，红枣一枚，水一钟五分，煎七分服。

罗东逸曰：胆为中正之官，清静之府，喜宁谧，恶烦扰，喜柔和，不喜壅郁。盖东方木德，少阳温和之气也。是以虚烦惊悸者，中正之官，以熇⑤热而不宁也。热呕、吐苦者，清静之府，以郁久而不谧也。痰气上逆者，土家湿热反乘⑥，而木不得遂其条达也。如是者，首当清热及解利三焦。方中以竹茹清胃脘之阳；而臣以甘草、橘、半，通胃以调其气；佐以枳实，除三焦之痰壅；使以茯苓平渗，致中焦之清气。且以驱邪，且以养正，三焦平而少阳平，三焦⑦正而少阳正，胆家有不清宁而和者乎？和，即温也。温之者，实凉之也。晋三亦云：胆气退热为温，非谓胆寒而温之也。雄按：此方去姜、枣，加黄连，治湿热挟痰而化疟者，甚妙。古人所未知也。

九十八、麻黄杏仁甘草石膏汤药即汤见。

张石顽曰：此大青龙汤去桂枝、越脾汤加杏仁也。雄按：彼二方有

---

① 偾：跌倒，败坏。
② 瘄(cù 促)：指疹子。
③ 镑：削，磨。
④ 抑且：况且，而且。
⑤ 熇：火势旺盛的样子。
⑥ 乘：是以强凌弱的意思。五行中的相乘，是指五行中某"一行"对被克的"一行"克制太过，从而引起一系列的过度克制反应。
⑦ 焦：原作"阳"，据上下文义改。

姜、枣。专祛上焦湿热痰气，与苓桂术甘汤互发。彼藉苓、术，专祛心下之支饮；此藉石膏，专祛膈上之湿热也。汪按：此语可商。石膏除热，非祛湿之品也。

尤在泾曰：汗出而喘，无大热者，其邪不在经腠而在肺中，故非桂枝所能发。麻、杏辛甘，入肺散邪气；肺被邪郁而生热，石膏辛寒入肺，除热气；甘草甘温，安中气，且以助其散邪清热之用，乃肺脏邪气发喘之的剂也。

又曰：大青龙主散表寒而兼清里热，故麻黄多于石膏；此清肺热而兼散肺邪，故石膏多于麻黄。

九十九、白头翁汤

白头翁_{二两}，秦皮、黄连、黄柏_{各三两}。水七升，煮取二升，去滓。温服一升。

柯韵伯曰：三阴俱有下利证，自利不渴者，属太阴，是脏有寒也；自利渴者，属少阴，以下焦虚寒，津液不升，故引水自救也；惟厥阴下利属于热，以厥阴主肝而司相火，肝旺则气上撞心，火郁则热利下重。湿热秽气，奔迫①广肠②，魄门③重滞而难出，《内经》云"暴注下迫"者是矣。脉沉为在里，弦为肝脉，是木郁之征也。渴欲饮水，厥阴病则消渴也。白头翁，临风偏静，长于驱风，用为君者，以厥阴风木，风动则木摇而火旺，欲平走窍之火，必宁摇动之风。秦皮，木小而高，得清阳上升之象为臣，是木郁达之，所以遂其发陈④之性也。黄连泻君火，可除上焦之渴，是苦以发之。黄柏泻相火，可止下焦之利，是苦以坚之也。治厥阴热利有二：初利，用此方以升阳散

---

① 奔迫：急促，匆忙。
② 广肠：人体部位名。指包括乙状结肠和直肠的肠段。
③ 魄门：指肛门。
④ 发陈：为藏久外达之势。发，放散，散开；陈，指陈久，与新生相对。

火，是谓"下者举之"，寒因热用法；久利，则用乌梅丸之酸以收火，佐以苦寒，杂以温补，是谓"逆之从之"，随所利而行之，调其气使之平也。_{雄按：徐氏亦云，乌梅丸治久痢之圣方也。}

一百、缩脾饮

缩砂仁、乌梅肉、草果仁_煨、甘草_{炙，各四两}，干葛、白扁豆_{各二两}。每服四钱，水一碗，煎八分。水放冷服以解烦，或欲温、欲热，任意服。

雄按：脾为阴土，喜燥而恶湿，贪凉饮冷，则脾阳为湿所滞，而缓纵解㑊①，不能宣运如常矣。故以砂仁、草果，快脾而去其所恶之湿；臣以甘草、扁豆，甘淡以培其正气；即②佐葛根、乌梅，一以振其敷布之权，一以缩其缓纵之势。况梅能生液，湿去津生，最为可法。

一百一、三甲散

鳖甲、龟甲_{并用酥炙黄，为末，各一钱；如无酥，各以醋炙代之}、穿山甲_{土炒黄，为末}、蝉蜕_{洗净，炙干}、白僵蚕_{切，生用}、牡蛎_{煅，为末}、当归_{各五分}、白芍_{酒炒，七分}、甘草_{三分}、䗪虫_{三个，干者劈碎，鲜者杵烂，和酒少许，取汁入汤药同服，其滓入诸药同煎}。水二盅，煎八分，滤去滓。温服。

雄按：此方从《金匮》鳖甲煎丸脱胎。

一百二、白虎加苍术汤

即白虎汤加苍术一味。

叶香岩曰：知母，气味苦寒，入足阳明；甘草，气味甘平，入足太阴；石膏，气味辛寒，入手太阴、足阳明。苍术，气味苦辛温，入

---

① 缓纵解㑊：这里指脾阳虚弱，失于健运。缓纵，松弛乏力；解，松懈；㑊，散失。
② 即：就在某时某处。

足太阴；粳米，气味甘平，入手、足太阴。此治暑湿相搏而为湿温病者，以苦寒、辛寒之药清其暑；以辛温雄烈之药燥其湿；而以甘平之药缓其中，则贼邪、正邪①皆却，正自安矣。

一百三、清暑益气汤

人参、黄芪、白术、广皮、神曲、泽泻各五分，苍术、升麻各一钱，麦冬、炙草、葛根、当归、黄柏各二分，青皮二分半，五味子九粒。水二盏，煎一盏，去滓。温服。雄按：《治法汇》止用参、芪、术、草、归身、橘皮、五味、麦冬、黄柏九味，加姜、枣。汪按：东垣此方，洄溪已讥②其用药杂乱，此去苍术、升麻、葛根是矣，然犹不免近杂。用此方者，加减尚宜斟酌。

王晋三曰：此治膏粱之体③，因避暑而袭凉饮冷，内伤脾胃，抑遏真阳之剂，故方中以清解与补益兼施。

尤拙吾曰：元气本虚，而又伤于暑湿，以致四肢倦怠，精神短少，懒于动作，胸气短促，不思饮食，脉浮缓而迟者，雄按：其脉如是，乃气虚湿盛，兼吸微暑也。可用此方。若体实脉盛，或虽虚而不甚，及津涸烦渴多火者，则不可混投也。雄按：《湿热病篇》第三十八条后，余有清暑益气法可用也。汪按：梦隐所定清暑益气方，用西洋参、石斛、麦冬、黄连、竹叶、荷秆、知母、甘草、粳米、西瓜翠衣十味，较东垣之方为妥。然临证尚宜加减斟酌。又按：伤暑倦怠，投参、麦、五味立效，然必审其无外感者，若有暑邪投之，其危立至。不可不慎也。

雄按：东垣专事升阳，徐洄溪、章杏云皆深非之。此方亦从补中益气加味。魏柳洲云：补中益气汤，为东垣治内伤外感第一方。后人

---

① 贼邪、正邪：五种病邪指"虚邪""实邪""贼邪""微邪""正邪"等五种。这是从五行生克关系来说明五脏受病的情况。凡病邪从生我母的方面传来，称为"虚邪"；病从我生子的方面传来，称为"实邪"；病邪从克我的方面传来，称为"贼邪"；病邪从我克的方面传来，称为"微邪"；本脏受到同一属性的病邪侵犯而致病的，称为"正邪"。见《难经·五十难》。

② 讥：指责，批评。

③ 膏粱之体：是指平时养尊处优，荣养充沛，身无真病的人。

读其书者，鲜不奉为金科玉律。然不知近代病人类多真阴不足，上盛下虚者十居八九。即遇内伤外感之证，投之辄增剧，非此方之谬，要知时代禀赋各殊耳。陆丽京尝言：阴虚人误服补中益气，往往暴脱，司命者①审诸。今人吸烟者多，阴液既已耗伤，痰气极易升逆。按：丹溪云：素无痰者，服升、柴不致满闷。孙文垣云：《经》谓：升降浮沉必顺之。又曰：天时②不可伐。虽宜升提之病，而冬之闭藏，实为春令发生之本，天人一理。若不顾天时，而强用升提之法，是伐天和，而泄元气，根本既亏，来春何以发生？此等至理，皆不可不知也。余谓东垣立方，命名本错，设当时立此培中举陷之法，名曰补中升气汤，则后人顾名思义，咸知其为升剂矣。原以升药举陷，乃既曰补中，复云益气。后人遂以为参、术得升、柴，如黄芪得防风，而功愈大，既能补脾胃之不足，又可益元气之健行，凡属虚人，皆堪服饵。而忘其为治中虚兼外感之方，再经立斋之表章，每与肾气丸相辅而行。幸张会卿一灵未泯，虽好温补，独谓此方未可浪用。奈何以卢不远之贤，亦祖新甫③，甚矣！积重之难返也。惟叶天士谓立斋用药，每执死法，未免有不中肯綮④者。汪按：洄溪亦以立斋为庸医之首。

一百四、生脉散

方见《湿热病篇》第三十九条。

一百五、香薷饮

四味香薷饮、黄连香薷饮、五物香薷饮、十味香薷饮，并见《湿热病篇》第四十条。

---

① 司命者：司命，星名，三台中的上台二星。《晋书·天文志》中载""三台……上台为司命，主寿。"传说中掌管生死的神，这里指掌管病患生命的医者。
② 天时：自然运行的时序。
③ 立斋……新甫：薛己（1487—1559），中国明代医学家，号立斋，字新甫。
④ 肯綮：筋骨结合的地方，比喻要害或最重要的关键。

一百六、真人养脏汤

人参、白术炒焦，各钱半，肉桂、诃子肉、木香、肉豆蔻、罂粟壳各五分。水煎，温服。一方有白芍、甘草。甚者，加附子五分。

雄按：此治久泻而脾肾虚寒，脏气不摄之方也。汪按：此方诃子肉、罂粟壳并用，较益黄散更涩，亦宜末服，不宜煎服。又按：此方必纯属虚寒者方可用。若用以治暑热之痢，则必噤口告危，杀人如草矣。

一百七、冷香饮子

附子炮、陈皮、草果各一钱，炙甘草一钱五分，生姜五片。水一盅，煎滚即滤，井水顿冷服。

雄按：此方与大顺散，皆治阴寒冷湿之气，客于太、少二阴而为霍乱吐下之方也。多由畏热而浴冷卧风，过啖冰瓜所致。乃暑月之中寒证，非病暑也。若痢疾门中，可用此方之证，甚属罕见。苟谛审未确，切须慎之。万一误投，噬脐奚及①。洄溪云：如有暑邪者，姜断不可用，虽佐芩、连，不可救也。况姜、附同用，而无监制之品可乎？俞东扶云：昔罗谦甫治商参政与完颜小将军二案，俱用热药，俱不名曰暑病。又吴球治远行人一案，虽在暑月，直曰中寒。盖恐后世误以热药治暑，特举病因以称之，可谓名正言顺矣。盖寒暑者，天地一定之阴阳，不容混淆。隆冬既有热病，盛夏岂无寒病？故辨证为医家第一要务。辨证既明，自然不惑于悠悠②之谬论，而无倒行逆施③，遗人夭殃④之虑矣。

一百八、败毒散

羌活，独活，柴胡，前胡，川芎，枳壳，桔梗，茯苓，甘草，薄

---

① 噬脐奚及：亦作"噬脐莫及"，指自咬腹脐够不着，比喻后悔不及。
② 悠悠：荒谬。
③ 倒行逆施：违背常理。
④ 夭殃：指夭折死亡。

荷。为细末。每服二钱。水一盏，煎七分。温服，或沸汤点服，亦得。雄按：此即《活人》本方去人参、姜，加薄荷。

余师愚曰：此足三阳药也。羌活入太阳而理游风；独活入太阴而理伏邪，兼能除痛；柴胡散热升清，协川芎和血平肝，以治头痛、目昏；前胡、枳壳，降气行痰，协桔梗、茯苓以泄肺热，而除湿消肿；甘草和里；更以薄荷为君，取其清凉，气味皆薄，疏导经络，表散能除高巅邪热。方名败毒，良有以也①。疫证初起，服此先去其爪牙，雄按：爪牙者，表邪之谓也。无表邪者，不可用也。使邪不盘踞经络，有斑即透，较升、葛、荆、防，发表多多矣。如口干舌燥加黄芩；喉痛加山豆根、倍甘、桔。雄按：虽加苦寒之品，终嫌升散，必恶寒无汗者，始可用也。古方引用生姜，生姜性太热，与疫证不宜，以葱白易之可也。

雄按：喻氏论疫，推服此方为第一，极言其功效之神，后人从而和之。然羌、独、柴、芎，类属温升，考《活人书》治伤寒，瘟疫，风湿，风眩，拘蜷，风痰，头痛，目眩，四肢痛，憎寒壮热，项强，睛疼。则所治者，原是风寒湿障杂感之伤寒瘟疫，并非兼治暑燥之病者。余氏因熊氏先剪爪牙之说，遂谓温热之疫，初起亦当先服此方。虽每服二钱，尚是小剂，但必外挟风寒湿之表邪者，始为合拍。否则热得风而愈炽，能无亢逆之忧乎？惟桔梗汤最为中窾②，用者审之。

一百九、清瘟败毒饮

生石膏大剂六两至八两，中剂二两至四两，小剂八钱至一两二钱，小生地大剂六钱至一两，中剂三钱至五钱，小剂二钱至四钱，乌犀角大剂六钱至八钱，中剂三钱至五钱，小剂二钱至四钱，真川连大剂四钱至六钱，中剂二钱至四钱，小剂一钱至一钱半，

---

① 良有以也：指某种事情的产生是很有些原因的。良：很，甚；以：所以，原因。
② 中窾(kuǎn 款)：窾，空窍。后因以"中窾"谓切中要害，引申为恰当、合适。

栀子、桔梗、黄芩、知母、赤芍、元参、连翘、甘草、丹皮、鲜竹叶。先煮石膏数十沸，后下诸药，犀角磨汁和服。

此十二经泄火之药也。凡一切火热，表里俱盛，狂躁烦心，口干咽痛，大热干呕，错语不眠，吐血衄血，热甚发斑，不论始终，以此为主方。盖斑疹虽出于胃，亦诸经之火有以助之。重用石膏，直入胃经，使其敷布于十二经，退其淫热；佐以黄连、犀角、黄芩，泄心肺火于上焦；丹皮、栀子、赤芍，泄肝经之火；连翘、元参，解散浮游之火；生地、知母，抑阳扶阴，泄其亢甚之火，而救欲绝之水；桔梗、竹叶，载药上行；使以甘草和胃，此大寒解毒之剂。重用石膏，则甚者先平，而诸经之火，自无不安矣。若疫证初起，恶寒发热，头痛如劈，烦躁谵妄，身热肢冷，舌刺唇焦，上呕下泄，六脉沉细而数，即用大剂；沉而数者，即用中剂；浮大而数者，用小剂。如斑一出，即加大青叶，并少佐升麻四五分，引毒外透。此内化外解，浊降清升之法，治一得一，治十得十。以视升提发表而加剧者，何不俯取^①刍荛^②之一得乎？雄按：观此说，则初起不必用剪爪牙之法也。又秦皇士治斑，用升麻、黄连、生地、丹皮、甘草、木通，名升麻清胃汤，轻清凉血，亦是透化斑疹之妙法。误食荤腥者，加山楂、砂仁。乾隆甲申，余客中州^③，先君^④偶染时疫，为群医所误，抱恨终天，曷其有极^⑤！思于此证，必有以活人者，公之于世，亦以稍释余怀。因读《本草》，言石膏性寒，大清胃热；味淡气薄，能解肌热；体沉性降，能泄实热。恍然大悟，非石膏不足以治热疫，遇有其证辄投之，无不得心应手。三十年来，颇堪自信，活

① 俯取：采取，这是谦虚恭敬的说法。
② 刍荛：割草打柴的人。认为自己的意见很浅陋的谦虚说法。
③ 中州：中原。
④ 先君：已故的父亲。
⑤ 曷其有极：指痛苦什么时候才能结束啊。

人所不治者，笔难馨述①。然一人之治人有限，因人以及人无穷，因著为《疫疹一得》，公之于世，使天下有病斯疫者，起死回生，咸登寿域②，余心庶稍安焉！桐城余霖漫识。

吴种芝曰：甲寅夏，久无雨，暑气盛行，人多疾病，病则必死，医家齐束手不治。师愚辄予以石膏、黄连等剂，无不立效。其得之则生，不得则死者，不可更仆数。而余门下奎氏兄弟，一存一夭，尤属明征。然存活日多而谤者日益众，谓师愚非石膏不立剂，是诬人。甚至以谤师愚之故，并谓石膏为断不可用，岂不更诬药哉！诬人既已不可，诬药而愚者信焉，妄者传焉，虽遇热证凶危，仍以柴、葛当之，不效，则投以丹、芩，又不效，则投以人参、桂、附。雄按：粗工伎俩，大率如此。至于一误再误，死而后已，医者犹诩诩得意曰：非我也。命也！是以谤师愚之故，而累及无辜，置人之生死于弗顾也，岂不大可叹哉！

庄制亭曰：此方分两太重，临证时不妨量裁一二味，或减轻分两，如石膏由三五钱以至二三两皆可取效。汪按：石膏体重，若止用三五钱，似嫌太少。

雄按：余君治祁某案后云：此方医家不敢用，病家不敢服，甚至药肆不敢卖。有此三不敢，疫证之死于误者，不知凡几。纪文达公于癸丑年曾目击师愚之法，活人无算，而谓其石膏有一剂用至八两，一人服至四斤，因而疑为司天运气所值，未可执为通例。余氏书中，亦罗列运气之说，然则甲子、甲申、戊子、丙午、癸丑、甲寅等年，岁运并不同，何以案中治法皆同乎？此司天在泉③之不可泥，但察其时

---

① 馨述：尽述，全部说出。

② 寿域：谓人人得尽天年的太平盛世。

③ 司天在泉：运气术语。司天与在泉的合称。司天象征在上，主上半年的气运情况；在泉象征在下，主下半年的气运情况。如子午年是少阴君火司天，则阳明燥金在泉；卯酉年为阳明燥金司天，则少阴君火在泉。司天与在泉，可推算一年中岁气的大体情况，及由于气运影响与发生疾病的关系。

之旱潦①，见证之宜否为可凭也。道光中，归安江笔花②治一时疫发斑，用石膏至十四斤而斑始透，盖深得师愚之法者。而王予中太史《白田集》有"石膏辨"云：目击受石膏之害者甚多，深以缪仲淳、袁体庵为不可法。贤者尚尔，无怪乎庸耳俗目之谤师愚也。夫停食不消，因而致死者多矣，岂可归罪于五谷？以为神农、后稷作俑，而令天下人辟谷耶？况物性之中和，莫如谷矣。而霍乱痧胀，一口米汤下咽，即难救治。盖一病有一病之宜忌，用得其宜，硝、黄可称补剂；苟犯其忌，参、术不异砒、砌。故不可舍病之虚实、寒热而不论，徒执药性之纯驳，以分良毒也。补偏救弊，随时而中，贵于医者之识病耳！先议病，后议药，中病即是良药。汪按：凡药能治病者，误用即能杀人，参、术与硝、黄无异也，贵于中病而已。乃世人无病者偏好服药，及有病又不议病而议药。医者欲其道之行，藉以谋生，相率阿世取容。偶有特立之士，力排众论，别出心裁，如师愚者，且群目为怪物矣。欲求医学之昌明，何可得乎？此数语乃医者之良箴③，处方之轨范。吾愿世之医人，取而三复之。然读书以明理，明理以致用。苟食而不化，则粗庸偏谬，贻害无穷，非独石膏为然矣。搢绅先生，博览之余，往往涉猎岐黄家言，或笔之于书，或参赞亲友之病，世人因信其知儒，遂并信其知医。孰知纸上谈兵，误人不浅，吕晚村④是其尤者也。安得如徐洄溪者，一一而砭之哉！汪按：洄溪有"涉猎医书误人论"，言皆切中，可以垂戒。而《医贯砭》一书，尤极有功于医学，无如世之庸耳俗目，推尊晚村者，终不肯信也，可叹！

一百十、锡类散

象牙屑焙、珍珠各三分，飞青黛六分，梅花冰片三厘，壁钱俗名喜儿窠，

---

① 旱潦：指旱涝。
② 江笔花：江氏名秋，字涵暾，号笔花，浙江归安人，著《笔花医镜》。
③ 良箴：疗效好的针砭。比喻有益的劝诫。
④ 吕晚村：吕留良，一字用晦，号晚村，别号耻斋老人、吕医山人、东海夫子、南阳布衣。晚年削发为僧，更名耐可，字不昧，号何求老人，浙江崇德(今浙江桐乡县)人。是明末清初的思想家和著名学者，又是诗人和出版家。

二十个；用泥壁上者，木板上者勿用，西牛黄、人指甲男病用女，女病用男，分别合配，各五厘。研极细粉，密装瓷瓶内，勿使泄气。专治烂喉时证，及乳蛾、牙疳、口舌腐烂。凡属外淫为患，诸药不效者，吹入患处，濒死可活。

雄按：此方尤鹤年附载于《金匮翼》，云张瑞符传此救人而得子，故余名之曰"锡类散"。功效甚著，不能殚述①。

一百十一、朱砂安神丸

透明朱砂另研、黄连各五分，生地三钱，当归、甘草各二钱。为细末，酒泡蒸饼丸，如麻子大，即以朱砂为衣。每服三十丸，卧时津液咽下。

叶仲坚曰：《经》云：神气舍心，精神毕具。又云：心者，生之本，神之舍也。且心为君主之官，主不明则精气乱，神太劳则魂魄散。所以寤寐②不安，淫邪发梦。轻则惊悸怔忡，重则痴妄癫狂。朱砂具光明之体，赤色通心，重能镇怯，寒能胜热，甘以生津，抑阴火之浮游，以养上焦之元气，为安神之第一品。心苦热，配黄连之苦寒泻心热也。更佐甘草之甘以泻之。心主血，用当归之甘温归心血也，更佐地黄之寒以补之。心血足则肝得所藏，而魂自安；心热解、则肺得其职，而形自正也。

一百十二、集灵膏

人参、枸杞子各一斤，天冬、麦冬、生地、熟地各二十八两，怀牛膝酒蒸，四两。甜水，砂锅熬膏，将成，加炼白蜜六两，滚数沸收之，白汤或酒调服。

① 殚述：详尽叙述。
② 寤寐：睡梦。

雄按：先大父云：此方始见于《广笔记》，云出内府①。又载于《治法汇》，而无牛膝，方后注：血虚，加当归四两；脾弱，加白术四两或半斤。且云治一切气血两虚，身弱咳嗽者，罔不获效。凡少年但觉气弱倦怠，津液少，虚火上炎，急宜服之。后惟魏玉横善用此方，《续名医类案》内极著其功效，实即人参固本加味也，或又加仙灵脾。余谓峻滋肝肾之阴，无出此方之右者。若兼带下、遗精者，宜去牛膝，加黄柏；大便易滑者，亦去牛膝，重加生薏仁。《理虚元鉴》治劳嗽，用本方去人参、牛膝，加元参、甘、桔。

一百十三、麦冬汤

麦冬一两，炙甘草二两，鲜竹叶十五瓣，北枣肉两枚。为细末。每服五钱，粳米汤盏半，煎至一盏，温服。不能服者，绵渍点口中，如加人参更妙。

雄按：此海藏方也。即《金匮》麦门冬汤去半夏，加竹叶。治房劳复之气欲绝者，服之大效。然《外台》于此证，主一味竹皮汤。以竹皮坚韧，能固气液之脱，而清虚火，方中似不可缺。又枸杞子纯甘多液，能补精神气血之耗伤。凡气喘吸促，根蒂欲漓者，可加入两许，殊胜人参、熟地也。即不因房劳而气液两亏，不能受重剂峻补者，余亦用此法，接续其一线之生机，每多获效。推而广之，可以养心营，可以润肺燥，汪按：嗽证，肺虽虚而尚有邪者，麦冬究宜慎用。可以缓肝急，可以补脾阴，其用多矣，宜易其名曰"小复脉汤"。

---

① 内府：是皇宫内负责监管制造器具的部门，就是内务府。

方名索引